健康体检与健康管理

主　编　李玉芳　翟艳华　田　鑫
副主编　魏月芳　董军芳　侯成财
编　委　（按姓氏笔画排序）
　　　　田　鑫　邢美英　李玉芳
　　　　李美芳　侯成财　董军芳
　　　　翟艳华　魏月芳

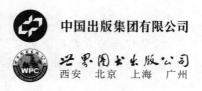

中国出版集团有限公司

世界图书出版公司
西安　北京　上海　广州

图书在版编目(CIP)数据

健康体检与健康管理/李玉芳,翟艳华,田鑫主编.—西安:世界图书出版西安有限公司,2023.3
ISBN 978-7-5232-0308-8

Ⅰ.①健… Ⅱ.①李…②翟…③田… Ⅲ.①体格检查—高等学校—教材②健康—卫生管理学—高等学校—教材 Ⅳ.①R19

中国国家版本馆 CIP 数据核字(2023)第 055081 号

书　　名	健康体检与健康管理	
	JIANKANG TIJIAN YU JIANKANG GUANLI	
主　　编	李玉芳　翟艳华　田　鑫	
责任编辑	蔡晶芬	
装帧设计	绝色设计	
出版发行	世界图书出版西安有限公司	
地　　址	西安市雁塔区曲江新区汇新路 355 号	
邮　　编	710061	
电　　话	029-87214941　029-87233647(市场营销部)	
	029-87234767(总编室)	
网　　址	http://www.wpcxa.com	
邮　　箱	xast@wpcxa.com	
经　　销	全国各地新华书店	
印　　刷	陕西华彩本色印务有限公司	
开　　本	787mm×1092mm　1/16	
印　　张	14.25	
字　　数	255 千字	
版　　次	2023 年 3 月第 1 版	
印　　次	2023 年 3 月第 1 次印刷	
国际书号	978-7-5232-0308-8	
定　　价	59.00 元	

(版权所有　翻印必究)

(如有印装错误,请与出版社联系)

前　言

　　健康体检是预防保健工作的基本内容,是人们对于疾病和疾病前状态做到早期发现、早期诊断、早期治疗和采取有效干预措施的重要途径与保证,也是社会人群开展健康评估和健康管理工作的前提条件。健康管理是对个体或群体的健康进行全面监测、分析、评估,提供健康咨询和指导,以及对健康危险因素进行干预的全过程。健康管理是可持续发展的最佳选择,可以充分发挥个人和整个社会的积极性,源源不断地提高国民的健康水平。

　　随着我国社会经济的快速发展和人民生活水平不断提高,人民开始对健康问题越来越重视。也正是因为人们思想观念的变化和保健意识的增强,健康体检已经成为人们对社会保障体系中医疗卫生服务的普遍需求,各级健康体检机构也随着人们对健康问题的重视而蓬勃发展起来,从事体检专业的医务人员的队伍不断壮大,这对维护人们身体健康、规范人们生活方式具有重要的指导意义。

　　本书首先对健康体检和健康管理进行了简要概述,分别介绍了健康体检的流程、健康体检的一般项目检查及健康管理的内容与服务对象等相关内容。在健康体检方面,本书从体格检查、实验室检查及放射影像与磁共振检查等方面对健康体检做了详细阐述,并针对一些常见疾病的防治进行简要介绍;在健康管理方面,探讨了健康教育与健康促进、心理健康与干预,并针对相应疾病给出科学的膳食指导与运动处方管理与指导。在此基础上,本书还介绍了心理健康的基本知识,并就相应的心理健康问题给出了指导意见与建议。

　　本书内容翔实,阐述清晰。在撰写过程中,参考和引用了有关健康体检与健康管理方面的理论著作及期刊论文,在此向相关学者表示诚挚的谢意。通过阅读本书,对医疗行业从业者开展健康体检和健康管理工作的开展有一定的理论和实践意义,亦能对有从事健康体检与管理工作意向的人士提供一定的参考价值。

　　由于时间仓促,且编者水平有限,书中难免存在欠妥之处,敬请各位专家和读者给予批评指正。

编者

2023 年 2 月

目 录

第一章 健康体检概论

第一节 健康与健康体检概述

一、健康的定义和标准

人生最大的财富是健康，健康是生命的源泉、事业发展的本钱、家庭幸福的基础、民族兴旺的标志、国家昌盛的保障。那么，什么是健康？健康的标准是什么？

健康是一个动态的概念，人类的健康标准是随着社会的发展和生活水平的提高而不断变化的。20世纪以前，人们对健康的认识就是不生病，仅此而已。1984年，世界卫生组织（WHO）提出了健康新概念，即健康不仅是不生病和不虚弱，而且是身体、心理和社会适应能力三方面的完美状态。1990年，WHO对健康定义的阐述增加了道德健康。1992年，WHO倡导"合理膳食、适量运动、戒烟限酒、心理平衡"的健康四大基石。2000年，WHO又提出了"合理膳食、戒烟、心理健康、克服紧张压力、体育锻炼"的促进健康新准则。

近年来，WHO在以上基础上又提出了衡量人体健康的一些具体标准：①精力充沛，能从容不迫地应付日常生活和工作的压力，不感到过分紧张。②处世乐观，态度积极，乐于承担任务而不挑剔。③善于休息，睡眠良好。④应变能力强，能适应各种环境的各种变化。⑤对一般感冒和传染病有一定抵抗力。⑥体重适当，体形匀称，头、臂与臀的比例协调。⑦眼睛明亮，反应敏锐，眼睑不发炎。⑧牙齿清洁，无缺损，无疼痛，齿龈颜色正常，无出血现象。⑨头发光泽，无头屑；肌肉、皮肤富有弹性，走路感觉轻松。

WHO对人的心理健康制定了七条标准：①智力正常。②善于协调和控制情绪。③具有较强的意志和品质。④人际关系和谐。⑤能动地适应并改善现实环境。⑥保持人格的完整和健康。⑦心理行为符合年龄特征。

国内外众多社会心理学家、医学心理学家都曾提出过一些大致相同或相近的内容。一种良好的心理状态，应包括情绪的稳定、心理的成熟等。健康的其他参考标准包括但不限于：①对环境有较强或很强的适应力，能根据环境的需要改变自己。②充分了解自己，能正确评价自己的能力，做到自尊、自爱和爱人。这些标准具体化、全面化地对健康的内容进行了真正的阐述。

WHO 提出的健康新定义和具体衡量标准，反映了医学模式的转变，是人类健康观的重大发展。从宏观来看，整个社会赋予了健康更重要的使命，这里的健康已不仅属于医学的范畴，还属于社会学、经济学的范畴。因为这里的健康不仅指身体，也包括了心理；不仅指健康的个人，也包括了健康的民族、健康的城市、健康的国家。健康被赋予了高度的社会责任感和使命感，这在当今社会显得尤为重要。

二、健康体检的内涵及必要性

(一)健康体检的概念

健康体检是综合临床医学和预防保健的具体措施，是指对招生招工、公务员录用、征兵、结婚、出国等社会人群进行预防性体格检查，以及对学生、官兵、企事业单位职工、城乡居民进行定期体格检查，人们通常简称为"体检"，如招生体检、招工体检、征兵体检、结婚体检、职业病体检、出国体检等。其目的是升学、就业、入伍、结婚、出国等，或者是为进行工伤、职业病劳动鉴定，或者早期发现自己身体的潜在疾病及对危险因子的评估，因此，检查的项目和内容比较全面。

健康体检和临床体格检查的诊断学基础、诊断标准是一致的，是医师通过望、触、叩、听、嗅五种方法，使用简单的工具(如血压计、听诊器、视力表等)进行检查。内科、外科、妇科、耳鼻喉科、眼科及影像学检查等医技专科检查，均属于体检范畴。

(二)健康体检的意义

对社会人群进行预防性、定期性健康检查是党和政府关心人民身心健康的具体体现，是贯彻预防为主的卫生工作方针的重要措施。因此，对社会人群开展健康检查是各级政府义不容辞的责任，是各级各类医疗卫生单位的具体业务之一。具体说来，开展健康检查的意义如下。

（1）招生、招工、公务员录用、征兵体检，是升学、就业、入伍过程中的一项重要工作，是保障新生、新工、公务员、新兵体格素质及培养合格人才的重要手段。

（2）对学生、官兵、企事业单位职工和城乡居民定期进行健康检查，可以早期发现、早期诊断多发病、职业病、传染病、地方病，为早期治疗、早期预防提供科学依据，从而达到有病早治、无病早防的目的。

（3）对出国人员、服务行业从业人员进行健康体检，及时发现传染病，是控制传染源、切断传播途径的重要措施，从而使社会人群免受感染，同时也能保证被检查者的健康。

（4）开展婚前健康体检，在婚前发现配偶双方的遗传病、性病、传染病及其他暂缓或宜放弃结婚的疾病，是保证婚后家庭幸福、减少和预防遗传病发生、提高人口素质的重要手段。

（5）对职工工伤和职业病进行诊断和劳动力鉴定，体现了国家和企事业单位对职工因公致残的关心，同时也是抚恤伤病人员的医学依据，关系到因公致伤残者的切身利益。因此，做好职工工伤和职业病致残程度鉴定，对稳定社会安定团结、调动广大职工的劳动积极性具有积极意义。

（三）健康体检的必要性

经历了严重急性呼吸综合征（SARS）后，人们更加珍惜生命，对"健康"的认识有了质的飞跃。因此，人们除了抓紧健身外，也非常重视健康体检。

健康体检是变被动看病为主动检查、变消极治病为积极防病的一种新的自我保健方式。相关健康专家认为，看似健康的人也应该每年或至少每两年进行一次体检，因为定期体检能够早期发现一些无痛或症状不明显的疾病。2001 年某单位职工在某医院体检中心进行健康体检，被检总人数为 1462 人，其中妇女 506 人。通过此次体检，查出高血压 182 人，占12.45%；高血脂 208 人，占 14.23%；脂肪肝 167 人，占 11.42%；糖尿病 64 人，占 4.38%；肝癌 2 人，占 0.14%；乳房疾病 54 人（其中乳腺癌 1 人），占 10.67%（体检妇女）。另有中科院某研究所的一次健康体检发现，被检查的 66 名中年知识分子中，有 35 人患有不同程度的患有各种疾病，其中有 2 人为早期肿瘤。再如深圳市某保健中心曾对全市 26 000 名青年干部职工的健康档案进行调查分析，结果表明，30～45 岁年龄段中，高血压发病率近 10%，高血脂发病率约占 25%，脂肪肝发病率约占 20%，以上数字是触目惊心的。健康体检的重要性就在于使这些潜伏在身体里的"定时炸弹"及早暴露，并得到及时治疗。

从医学角度讲，疾病的发生可分为五个阶段：①易感染期。此时疾病尚未发生，但危险因子已经存在，如出现超重、肥胖、抽烟、酗酒、血压过高等情形。②临床前期。此时疾病因子已在人体内某部位产生病理性变化，但在外观及日常生活尚未有症状出现。③临床期。此时疾病的症状逐渐显现出来。④残障期。⑤疾病晚期。

一般情况下，人们都会等到疾病症状出现时才会想到去找医师，其实此时的疾病已达到临床期了。如果大部分慢性疾病可以在临床期之前发现，并及早治疗，效果会比在症状显现后治疗的效果要更好，而且康复概率也比较高。如果疾病到临床期才发现，所花费的时间与精力就会相对增加，而且治愈率也较低。因此，健康体检的目的是趁着人体尚未出现症状时，早期检查出来，达到早期发现、早期治疗的效果，从而抑制疾病继续恶化，以期稳定身体的健康状态。

总而言之，做健康检查的目的可归为下列三点：①早期发现潜在的致病因子，及时有效地治疗。②观察身体各项功能反应，适时予以改善。③加强对自我身体功能的了解，改变不良的生活习惯，避免危险因子的产生，提高健康水平。

三、健康体检的类型

根据健康检查的不同目的和时间，可将健康检查分为以下四类。

(一)预防性健康体检

预防性健康检查是指检查目的是保证工作人员的某项体格标准，在未从事该项工作之前进行体格检查，以发现职业禁忌证；或是为了发现某些人群中的传染病、遗传病，以防传播、扩散。例如，招生、招工、征兵、结婚、出国人员进行的健康检查，均属于预防性健康检查。由于预防性健康检查具有选拔性，因此也可以简称为选拔性健康检查。对于招工、公务员录用、招生、征兵进行的健康检查，也可称之为就业健康检查。

(二)定期性健康体检

定期性健康检查是指对老干部、知识分子、厂矿企事业单位职工、官兵、城乡居民等社会人群定期进行的健康检查。这种体检能早期发现、早期诊断一些常见病、多发病、职业病、传染病、地方病、遗传病，并从前后健康检查资料的对比分析中了解掌握被检者健康状态的动态变化，进行追踪观察，为早期治疗、早期预防和制定卫生政策提供科学依据。每年对学生进行的体检，以及每年对企业职工或士兵做的体检，均属于定期性健康体检。

(三)鉴定性健康体检

鉴定性健康体检是指对职工工伤与职业病致残程度鉴定时进行的体格检查，或者是在医疗事故、交通事故中，对事故承受者进行的体检。鉴定性健康体检往往以有关部门颁布的"鉴定标准"为依据，通过体格检查确定伤、病、残的程度和性质。

第二节　健康体检的流程

一、健康体检的程序

(一)明确健康体检的任务和要求

在健康检查之前，应进行周密而细致的设计。体检设计的内容和要求主要如下。

1. 明确体检目的：在进行体检之前，必须明确体检的具体任务和要求是什么，将解决哪些问题，达到什么目的。考虑并计划在统计分析中分析哪些项目和采用哪种分析方法，并对结果进行估计。如果体检目的很明确，这些问题就容易考虑得很具体。

2. 确定受检对象和受检单位：受检对象就是受检的"总体"。"总体"指的是性质相同(就一定条件而言)的许多个体所组成的集体。确定受检对象，就是要根据受检目的来明确规定总体的范围，制订受检对象的项目。

3. 拟定体检项目和内容：体检项目是根据体检目的提出的具体项目，每一项都应有明确的规定，以保证标准统一，便于填写。

4. 制作体检表格：现在公务员录用、征兵、普通高等学校(军校)招生等都有统一专用体检表。体检表一般由如下两个部分组成。①校核项目。主要是被检者的照片、身份证号、姓名、性别、年龄、职业、住址、电话、编号等，用于核实或复查原始资料。②体检项目。主要是根据体检目的拟定的体检项目，这是体检表的主要内容。

5. 编制填表说明：主要任务是帮助体检者正确理解体检项目，以便正确填写体检表，统一填写体检表的符号（自动化检查单位确定好"条码"）、单位和记录书写方式。

6. 确定体检诊断和体检结论标准：若国家已经颁布有体检诊断和体格标准，按国家颁布的标准执行。若国家没有颁布诊断标准和体格标准，根据体检目的，参考有关文献资料，编制诊断标准和体格标准，为体检诊断和体检结论提供依据。

7. 确定体检中心（科室）的组成人选：包括体检组的行政负责人、主检医师及各科医师、护士，以及体检者的培训方式和责任分工。现在二级医院以上的医疗机构大多设置了体检科。

8. 确定体检的组织领导及宣传发动方式，配合协同单位的分工。

9. 进行体检设计和经费的预算。

10. 通知体检的时间、要求和安排。

11. 进行体检场地的设置和体检程序的安排。

12. 当进行大规模体检时，应先进行小规模实检，以考察体检计划是否制订周密，是否可行，并根据初步获得的经验修订计划内容，使之更加完善。

（二）体检诊断和体格标准的确定原则

正确掌握体检诊断标准，准确执行体检标准是控制体检质量的重要环节，也是保证体检质量的关键。

体检诊断和体检标准确定的原则应根据体检目的和受检对象来确定：第一，除职业病以外，疾病的诊断标准按临床医疗工作中执行的诊断标准进行诊断。第二，职业病诊断和职工工伤与职业病致残程度鉴定，应执行国家颁布的诊断标准和鉴定标准。第三，招生体检应执行教育部和国家卫生健康委员会颁布的招生体检标准。第四，公务员录用应按公务员录用体检通用标准执行，招工体检按国家或当地省、市、自治区劳动人事部门制定的体格标准执行。第五，职业消防员体检标准按《消防员职业健康标准》执行。

（三）体检表的设计与形式

体检表格应根据体检目的、受检对象、检查项目和内容进行设计，不管为何种目的进行的体检，体检表一定要有编号、照片、姓名、性别、出生年月、民族、婚姻状况、文化程度、职业、既往病史、现病史、检查项目、体检者签名、体检结论、主检签名及体检年月日等基本内容，设计要突出重点检查项目，条理分明，立项准确，版面清晰，便于填写。

（四）体检的基本程序

健康检查的程序大体可按确定受检对象、体检项目设计、体检准备、体格检查、体检诊断与体检结论、体检资料统计分析、体检总结报告、建立体检档案、追踪观察（体检管理）等步骤进行。

（五）实事求是做好体检总结

体检总结是对健康检查进行全面系统的回顾、分析、评价而写成的报告。其报告的种类有两大类。

第一类是总结报告。总结报告又分为两种：①全面总结报告，这种总结涉及面较广，涉及问题较多，能够展现体检工作的全貌。如体检中心的半年、年终总结等，写这种总结报告是为了向主管部门或当地卫生行政部门汇报工作，以便及时得到上级的指导与支持。②专题总结报告，这类总结比起全面总结报告使用得更加广泛，是一项经常性的工作。写这类报告的目的是向受检单位或某一地区的卫生行政部门、卫生防疫部门、政府机关反映被检者的健康状况、常见病、多发病、职业病的发病情况，以及建议采取的防治措施。

第二类是被检者的体检结论。根据被检者的检查资料，做出健康评估，针对体检发现的问题提出防治建议，这部分是总结报告中最重要的，必须特别注意写好。这部分的内容大体有以下四点：①各种疾病的检出率。②对危害被检者健康的常见病、多发病、职业病的危害因素、发病原因、发病机制等方面进行综合分析、评价。③被检者健康状况预测。④防治措施和建议。

总之，不论写哪类总结报告，都必须做好以下几点：第一，认真、细致的体格检查，真实可靠的医技科室检查结果，是写好总结报告的前提。第二，掌握好国家颁布的有关体检标准、诊断标准和处理原则，是提高体检品质的基础。第三，坚持实事求是的科学态度，对受检查的资料进行综合分析、评价；对被检者的健康状况进行客观评估，提出的防治建议可操作性强，也是做好体检结论、提高体检品质的重要环节。第四，加强体检单位的组织管理，提高体检工作人员的专业技术水平，保证体检工作有条不紊地进行，是写好总结报告、提高体检品质的重要保证。

二、健康体检的质量管理

体检质量是衡量一家医院、一家体检机构（中心、科室、队、组）服务思想、技术水平和管理水平的主要标志。

（一）体检质量管理的必要性

1. 体检是保证征兵、招生、公务员录用质量的关键措施之一，是关系到国家现代化建设及人才培养的大事。体检过程中稍有误差，都会直接影响征兵、招生、公务员录用的质量，进而使国家现代化建设及人才培养受到直接影响。

2. 体检关系到每个被检者的切身利益和前途。例如，结婚体检关系到一个家庭的幸福，征兵、招生、公务员录用体检关系到被检者的前途，伤残鉴定则更与被检者的切身利益相关，所以检查者必须具有高度的责任心和较高的学识水平，以确保检查质量。

3. 体检要投入人力、物力、财力，还会直接影响被检者的工作和学习，因此必须保证体检质量。

综上所述，对体检实行质量控制，强化质量管理，这是体检工作的核心，是完成体检目的、提高体检品质的保证。

（二）影响体检质量的因素

体检涉及面较广，影响体检质量的因素有很多，具体来说，可以有以下六个方面。

1. 体检单位（机构）的组织管理因素：公务员录用、招生、招工体检大多在医院体检中心（科）进行，一些医技科室、实验室往往是日常医疗工作与体检工作同时进行，体检工作有可能受到日常医疗工作的冲击和影响，易造成检查结果延长或结果误判。此外，科室间的经济利益关系也会对体检工作有所影响。

2. 仪器设备档次、仪器操作人员技术水平的高低，也直接影响体检质量。如超声仪器分辨率差、图像清晰度不是很好，一些较小的病变就有可能被漏诊，影响疾病的早期诊断。

3. 检验标本的采集、送检时间以及检查时间等都直接影响检验结果的准确性。

4. 被检者能否配合：如征兵、招生、公务员录用等就业性体检时，因被检者怕查出问题，易导致弄虚作假，不按体检前的要求准备；同样，鉴定性体检中，如伤残评定、劳动力鉴定，被检者希望伤残评定的结果越重越好，于是采取多种措施干扰体检。这时，体检医师掌握政策和标准就显得十分重要了。另外，职业病体检要求受检单位达到90%以上的参检率，若只有60%~70%人参检，就不能真实反映该单位人群的健康水平。

5. 体检流程管理好坏：参检医护人员对体检标准、诊断标准、技术操作规范是否熟练掌握，体检中各种供应保障工作是否到位，体检环境、体检程序是否良好，主检医师政策水平、技术水平、医德医风等，都是决定体检质量的重要因素。领导者管理好体检中的流程管理十分重要。

6. 社会因素的影响：尤其在征兵、招生、国家公务员录用等体检时，来自被检者、监督单位、执行体检单位三个环节的影响，以及社会人际关系的互相干扰，导致一些不良现象，如冒名顶替、涂改体检结果等，都会直接影响体检质量。

（三）体检质量控制的基本原则

1. 在制定体检质量控制内容及整个检查过程中，应正确贯彻执行国家有关体检标准。

2. 应对被检者负责，为被检者服务，一定要对被检者进行认真细致的检查，客观、真实地为被检者做出体检诊断和体检结论。

3. 体检工作的质量控制是许多部门联合实现的，它包括内部的协作和外部的协作。体检科室需要同医技科室密切配合，医技科室对体检质量有着重要的影响。因此，体检质量控制要有全局观念。

（四）控制体检质量的措施

1. 加强体检工作的组织领导。体检任务确定后，体检单位应有一名领导负责，医疗机构组织全院协调，体检中心（科室）主任具体实施，组织好体检工作。体检参与人员应为副主任技师及以上人员参加，分工明确。

2. 认真掌握体检政策标准、体检诊断标准。如对国家或由上级主管部门制定的政策标准理解不一致，可提请上级主管部门裁决，不要轻易下结论。体检诊断标准以国家颁布的标准为准；国家没有颁布诊断标准的疾病，应以全国近期学术会议或近期国际专业会议制定的诊断标准为依据。

3. 对参加体检工作的全体人员进行职业教育，提高其职业素养，制订体检工作制度，保证按时高标准完成体检任务。

4. 加强部门与单位之间的协调配合，同时也要加强对被检者的宣传教育，以保证体检工作顺利进行。

5. 实行体检质量的标准化、信息化、自动化管理。由于各单位对体检工作的重视，不少体检中心与软件设计单位合作，研究设计了较实用的体检软件系统，从而推动了体检工作向标准化、自动化方向发展，促进了体检质量的不断提高。

（五）评价体检质量的主要指标

1. **体检组织管理评价指标**：指与体检技术实施有直接关系、保证体检工作正常运转的指标。这些指标大体可分为①体检技术组织管理制度指标，包括各种体检管理制度、岗位责任制度等。②组织方法指标，包括工作安排、调度程序和信息管理程序等。③体检仪器装备指标，主要包括装备规模和先进完好程度。④体检药品、器材是否完好、齐备。⑤工作效率的评价指标。

2. **体检人员的评价指标**：主要包括体检医师的技术素质和职业道德素质。

3. **体检效益评价指标**：以社会效益为主，并确定取得经济效益的合理程度。

4. **体检技术效果评价指标**：一是诊断质量指标，这是体检工作质量的主要评价指标。体检诊断技术质量的高低可用疾病检出率、漏诊率等作为指标。二是医技科室工作质量指标，包括检验、X线和心电图、超声、内窥镜、CT、磁共振等物理诊断技术，应按已有各自的质量控制标准、患者标准进行评价。

（1）诊断技术性指标：按照疾病的诊断标准及检出数设计的统计分析指标。①疾病检出率=疾病检出人数/实检人数×100%；②某疾病检出率=某疾病检出人数/实检人数×100%；③疾病漏诊率=疾病漏诊人数/实检人数×100%；④疾病误诊率=疾病误诊人数/实检人数×100%；⑤某疾病误诊率＝某疾病误诊人数/实检人数×100％；⑥某疾病漏诊率＝某疾病漏诊人数/实检人数×100％。

（2）政策技术性指标：指根据国家颁布的有关招生、招工、征兵等体格标准和体检要求，设计出的统计分析指标。①政策技术性误淘率＝误淘人数/实检人数×100％；②政策技术性体检合格率＝体检合格人数/被检人数×100％；③政策技术性淘汰率＝体检淘汰人数/被检人数×100％；④政策技术性某疾病淘汰率＝某疾病淘汰人数/被检人数×100％。

（3）职业责任性指标：根据受检方、监督方、体检执行方的职业责任设计的统计分析指标。①职业责任性漏检率＝漏检人数/实检人数×100％；②职业责任性误诊率＝误诊人数/实检人数×100％；③职业责任性舞弊率＝舞弊人数/实检人数×100％。（4）体检工作效率和经济效益指标：①受检率＝实际受检人数/应检人数×100％。②日平均体检量＝受检总人数/日数。

体检经济效益指标：成本是体检过程中各项费用的总和，是已经消耗掉的物化劳动。物化劳动的货币表现可用以下公式计算：

每1体检人次消耗＝体检总消耗/体检总人数（元）

体检消耗补偿回收：为了维持体检工作的正常进行，所有消耗均需补偿，并因此确定体检费标准和盈利率。体检总收入应大于体检总消耗方能盈利。体检总收入少于体检总消耗则会出现亏损，或需要上级给予业务经费政策性补偿。

体检盈（亏）利率＝体检总收入（元）/体检总消耗（元）×100％

上述诊断技术性指标可直接反映检查医师掌握体检诊断技术的水平和间接反映医技诊断水平及诊断仪器的先进程度。行政政策技术性指标可直接反映体检医师对体检政策标准掌握的水平和间接反映体检组织管理规章制度的完善程度和执行情况。职业责任性指标（控制外来干扰的指标已纳入该指标之内）可反映体检医师的政治素质、工作责任心。日平均体检量和经济收入指标可用来衡量一个体检单位的工作效益。为了科学评价健康检查的质量，这里运用疾病检出率这项指标。用疾病检出率和其发病率的对比差异值来衡量体检质量的优劣，可以预定检出率和发病率差异的标准值及其变动的上下限范围，如果其标准值波动在上下限范围之内，可视为体检业务质量运转正常，如果波动超出上下限，可判定为体检质量失控。

一个体检组织日均体检量要控制在 150 人以下。其他各项指标标准值要控制在 0.1% 以下，要以被检者、被检单位、监督单位、体检执行单位的反馈信息的错判数作为各项指标的计算基数。例如，在一次体检中，被检者5000 人，经全面体检，按体检标准判定，4900 人合格，被淘汰 100 人，后经体检"三方"信息反馈，经复查核对，被淘汰被检者中有 6 名受检者符合体检标准。误淘率超过标准值 0.1%，就判定为体检质量失控。合格的被检者中有 4 人与体检标准不符，误合率为 0.08%，应视为质量控制正常。

体检报告质量及体检资料管理也列入了质量管理评价指标。近年来，国内部分医院体检中心实现了自动化，体检报告成为一本综合性资料，有些单位将体检报告输入网站，便于被检者在网上查询，如高校招生体检、征兵体检、单位体检等。故有些单位将体检报告水平、资料管理的好坏也列入体检质量的指标。总之，对体检质量的评价，应坚持实事求是原则，对具体情况具体分析与评价。

第三节　健康体检的项目

为指导和规范健康体检服务，卫生健康委员会组织专家在广泛征求意见的基础上制定了《健康体检项目目录》。《健康体检项目目录》包括基本项目和备选项目两个部分。

基本项目是为达到健康体检目的所设定的项目，共 14 大项 59 小项。建议被检者全面了解自身健康状况时使用。

备选项目是基本体检结束后，发现被检者存在某种疾病风险时开展的体检项目及体能项目，由医疗机构和被检者共同确定。

《健康体检项目目录》的制定坚持了以下原则：第一，达到健康体检的目的。即了解被检者的健康状况，并早期发现疾病隐患，如肿瘤和常见慢性疾病等。第二，区分健康体检项目和疾病诊断项目。主要用于疾病诊断用途的技术和方法不列入健康体检项目。第三，保证健康体检的质量和安全。采用临床证明已经成熟、准确、敏感的诊断技术和方法。侵入性和存在较大风险的项目不列入健康体检项目。第四，有利于体现健康体检成本效益最优原则。引导健康体检合理进行，避免浪费。第五，根据需要定期进行修订。

一、健康体检的基本项目

健康体检基本项目见表1-1。

表1-1　健康体检基本项目

项目编号	项目类别	项目	仪器/设备
1	问卷问诊	1.1 生活方式(饮食习惯，烟酒嗜好，运动，体力活动，生活起居等)	
		1.2 个人史(既往疾病或伤残史、手术史，用药、输血及过敏史、婚姻状况、妇女月经及婚育史等)	
		1.3 家族史(遗传病史、慢性病家族史等)	
		1.4 健康体检史(首次体检时间、主要阳性发现、跟踪管理处置情况等)	
2	一般检查	2.1 血压静息收缩压/舒张压，脉压等，毫米汞柱(mmHg)	
		2.2 身高(cm)	测量尺、身高体重仪
		2.3 体重(kg)	
		2.4 体重指数(BMI 体重/身高^2)	
		2.5 腰围(平脐腰围(cm))	
		2.6 臀围(cm)	
3	内科	3.1 肺部	
		3.2 心脏	
		3.3 肝	
		3.4 脾	
		3.5 神经系统	
4	外科	4.1 皮肤黏膜	
		4.2 头颈	
		4.3 脊柱	
		4.4 四肢	
		4.5 关节	
		4.6 浅表淋巴结	
		4.7 甲状腺	
		4.8 肛诊	
		4.9 外生殖器(男性)，乳腺(女性)	

项目编号	项目类别	项目	仪器/设备
5	眼科	5.1 视力	
		5.2 辨色力	
		5.3 外眼检查	
		5.4 裂隙灯检查	裂隙灯
6	耳鼻咽喉科	6.1 耳(外耳道、鼓膜)	
		6.2 粗测听力(音叉或耳语)	
		6.3 鼻(鼻腔)	
		6.4 咽喉	
7	口腔科	7.1 黏膜	
		7.2 牙齿	
		7.3 牙龈	
		7.4 颞颌关节	
		7.5 腮腺	
8	妇科	8.1 外阴	
		8.2 内诊	
		8.3 宫颈涂片	显微镜
9	实验室常规检查	9.1 血常规(白细胞计数 WBC、红细胞计数 RBC、血红蛋白测定 Hb、血细胞比容 Hematocrit、平均红细胞体积 MCV、平均红细胞血红蛋白 MCH、平均红细胞血红蛋白浓度 MCHC、红细胞体积分布宽度 RDW、血小板计数 PLT、白细胞五项分类 WBC Differential Count)	
		9.2 尿常规(外观、尿蛋白定性、尿糖定性、尿胆红素、尿胆原、尿潜血、尿酮体、尿亚硝酸盐、尿血细胞、尿比重、尿 pH)	
		9.3 便常规(大便一般性状、镜检)	
		9.4 便潜血(OB)	

续表

项目编号	项目类别	项目	仪器/设备
10	实验室生化检查	10.1 肝功 5 项［丙氨酸氨基转移酶（ALT）、γ-谷氨酰基转肽酶（GGT）、总胆红素（TBIL）、白蛋白（ALB）、球蛋白（GLB）］	
		10.2 肾功 2 项［尿素氮（BUN）、肌酐（Cr）］	
		10.3 血脂 4 项［总胆固醇（TC）、三酰甘油（TG）、低密度脂蛋白胆固醇（LDL-C）、高密度脂蛋白胆固醇（HDL-C）］	
		10.4 空腹血糖（FBG）	
		10.5 尿酸［尿酸（UA）］	
11	实验室免疫学检查	11.1 乙肝五项（HBsAg、抗 HBs、HBeAg、抗 HBe、抗 HBc）	
		11.2 丙肝抗体（抗 HCV）	
		11.3 梅毒抗体（TP）	
		11.4 艾滋病抗体（抗-HIV）	
12	常规心电图	十二导联同步心电图	十二导联同步心电图机
13	X 线检查	13.1 胸部正位片/胸透（肺脏、胸膜、心脏、肋骨）	X 线光机（DR）
		13.2 颈腰椎 X 线检查（颈腰椎结构及形态）	X 线机
14	超声检查	14.1 腹部超声（肝、胆、胰、脾、肾）	B 型超声检查仪
		14.2 妇科 B 超/前列腺膀胱 B 超［膀胱，子宫、附件（女），前列腺（男）大小、结构及占位］	彩色 B 超
		14.3 乳腺 B 超（乳腺结构及占位）	彩色 B 超

二、健康体检的备选项目

健康体检备选项目见表1-2。

表1-2 健康体检备选项目

检查种类	项目类别	项目	仪器/设备
体适能检查	力量	握力(kg)	握力计
	耐力	下蹲试验/仰卧起坐(次1分)×分	
	柔韧性	坐位体前屈(cm)	
	肺活量	最大呼气量(ml)	肺活量计
实验室检查	肿瘤标志物	AFP(甲胎蛋白-肝癌)、PSA(男,前列腺特异性抗原)、CEA(癌胚抗原-结肠癌、胃癌、胰小肠肺肝乳腺癌)、CA199(癌抗原-胰腺、胃癌、结、直肠癌、胆囊癌)、CA150、CA50、CA153(癌抗原-乳腺癌)、CA125(癌抗原-卵巢、子宫内膜癌)、NSE等	放免仪/发光仪
仪器检查	眼底照相	眼底动脉走行及硬化表现	眼底彩色照相仪
	颈动脉超声	内径大小、内中膜厚度(IMT)、斑块、狭窄程度、血流频谱速度,等	彩色超声诊断仪
	心脏超声	腔室大小,结构,形态,瓣膜,室壁运动,血流速度、方向等	彩色超声诊断仪
	骨密度检查	T值(同性青年峰值平均值),Z值(同性同龄平均值)	双能X线骨密度测试仪/超声骨密度测试仪
	宫颈癌筛查	有无异常细胞	高倍显微镜

第四节　健康体检的注意事项

一、体检前准备

被检者主动做好体检前准备，有利于提高检查结论的可靠性。

第一，注意饮食要求：许多血液生化检验在采血之前要禁食、禁酒，这是因为食物中的一些成分可直接影响到检验结果。如食物中的三酰甘油，不仅可使血清混浊，还可使被检者所测的三酰甘油偏高，有报道称，若进高脂肪饮食后查三酰甘油，要比空腹时高 5～10 倍；再如肌酸磷酸激酶（CPK、CK）、尿素氮（BUN）、尿酸（UA）、胆红素（Bil）等，在餐后血液浓度有升高趋势。对于一些特殊项目的检查，禁食食谱和禁用时间更需注意，如查血肌酐（Cr）时应禁食肉类食品 3 天，并不饮茶、咖啡。空腹采血，禁食约需 12 小时，并非越长越好。有些人为了次晨采血，从下午 5 时晚餐后就不进食，到次晨 9 时左右饥饿难受，甚至产生低血糖虚脱等。只要有一定的体检常识，这类情况完全可以避免，被检者可根据次日的采样时间把握好进食时间。如果一时难以把握，尽量空腹到医院，这样可以在当天完成各项检验的采样。

第二，重视药物的影响：药物在体内不仅可以干扰检验测定过程中的化学反应，还可以改变某些物质在体内的代谢。如维生素 C 具有还原性，且应用比较广泛，它对检验结果可以造成很大影响，可以使天门冬氨酸氨基转移酶（AST）、胆红素、肌酐（Cr）、尿酸等检测结果偏高，可以使乳酸脱氢酶（LDH）、三酰甘油（TC）等测定结果偏低；再如用口服避孕药或雌激素类药可使三酰甘油升高等。因此，在进行检验前或分析解释检验结果时，应了解被检者当时是否服药以及所服药物对拟检测或已检测项目是否有影响等。必要时停药后再采样，特别是进行酶学检查、激素测定等，更以停药后进行为佳。药物影响易被忽视，被检者应注意主动配合医师，这样有助于提高检验结果的可靠性。

第三，避免剧烈活动。运动锻炼和激烈的体力活动会影响许多项目的检测结果，尤以一些酶的测定更为明显，如常用的丙氨酸氨基转移酶（ALT）、天门冬氨酸氨基转移酶肌酸磷酸激酶，在体力活动增加后就会升高，有报道 ATL 及 CK 升高最为显著，可达 1 倍以上，甚至休息 1 小时后仍可偏高 30%。如果大学生体检时 ALT 增高，可能与正值军训或在早晨出操训练后受检查有关，所以学校在学生采血当日早晨应暂停军训出操。有学者报道，慢跑后血中肌酐可增高45%，血尿素氮可增高31%。故而要求在受检前2天起要保持常态活动量，不要在激烈活动后采血样。

第四，注意操作因素影响。采血时常用止血带或由被检者用手压迫（非规范动作），时间稍长后可使静脉扩张，压迫处液体从血管内漏出等，进而影响被测项目的准确性。如检测血尿素氮，扎止血带后80秒开始下降，120～200秒可下降4%。再如AST、铁、钙等，扎止血带3分钟后均升高5%～10%。

采血针头过细或从针管内推入容器中用力过猛，以及运送过程中的剧烈震动等，均能造成溶血。溶血使细胞内含量高的物质进入血清，使得以血清为检测标本的实测值升高，如血细胞中的钾离子比血浆中高22倍，AST高80倍，因而以溶血标本所测值不准确，溶血的标本不宜作为检验标本。有时血样在医院外采取，由被检者送检，若受剧烈震动、高温等，都可能造成溶血，一旦发生此类事件，应重新取样。

第五，酶的检验应用越来越广。酶标本存放的温度和时间对检验结果有明显的影响，如血清标本存放在25℃的环境中，淀粉酶的检测可稳定7天。不同的标本，不同的检验目的，有相应的存放环境要求。

第六，做肝、胆B超时应空腹。做膀胱、前列腺、子宫、附件B超时，应憋尿；若无尿，需饮水至膀胱充盈。

第七，做X线、CT磁共振检查要注意，宜穿棉布内衣，不要穿带有金属纽扣的衣服、文胸；摘去项链、手机、手表、钢笔、钥匙等所有金属物品。孕妇不宜做X线检查。经颅多普勒检查时，须停服对脑血管有影响的药物3天以上；做脑电图检查前一天，应洗头。

第八，女性月经期间，不宜做妇科检查及尿检；做妇科检查前应排空大小便，以免影响检查结果；乳腺近红外线检查最好选择在月经干净后1周。

第九，心电图检查。检查前应安静休息5分钟左右，不能在跑步、饱餐、吃冷饮或吸烟后进行检查，这些因素都可以导致心电图异常，从而影响对疾病的判断。双倍二级梯运动试验检查前，还应于检查当日禁食。

第十，各科检查时，被检者应自然放松，不必紧张，主动配合医师完成各项检查。

二、保证质量

健康检查是一项政策性和技术性都很强的工作，必须保证质量。

1. 挑选好体检医师。体检医师是控制、保障体检质量的关键，要挑选医学基础理论知识比较牢固、医疗技术操作规程熟练、具有一定临床经验、工作认真负责、作风正派并具有副主任医师及以上资格的各科医师参加体检。

2. 检查时医师要举止端庄，态度和蔼，关心体贴被检者，具有高度的责任感和高尚的医德修养。尽量避免被检者过劳、受凉或增加被检者的痛苦，不应该单纯将被检者作为检查对象，也不能不顾被检者的痛苦和经济负担而做各种不必要的检查。

3. 健康检查既要求全面、系统，又要有重点。发现异常体征时，应做重点检查，必要时应增加特殊检查项目，以便为确诊提供依据。

4. 要注意为被检者保守秘密，不可随意传播被检者不愿让人知晓的疾病和个人隐私。

5. 体检诊断及体检结论一定要实事求是，不得弄虚作假。

6. 体检表和各种检查报告单是体检全部经过的真实记录，是体检诊断和体检结论的依据。因此，体检医师应当以极度负责的精神和实事求是的科学态度填写好体检表。其内容要求完整、准确、重点突出、条理清楚、次序分明。文字要通顺精练，字迹要清楚，标点符号要正确，不得任意涂改，记录结束时要签全名，以示负责。主检签名要注明具体日期。若是自动打印报告，则各种检查结果输入电脑时一定要核对清楚，做到准确无误。

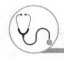 # 第二章　体格检查

第一节　一般体格检查

一、性别

1. 某些疾病的发生率与性别有关：①甲状腺疾病和系统性红斑狼疮以女性为多见。②甲型血友病仅见于男性。

2. 某些疾病对性征的影响：①肾上腺皮质肿瘤或长期使用肾上腺皮质激素可导致女性患者出现男性化特征。②肝硬化所致的睾丸功能受损。③肾上腺皮质肿瘤及某些支气管肺癌可使男性患者乳房发育。

3. 性染色体异常对性别和性征的影响：性染色体的数目和结构异常会导致染色体异常遗传病。

二、年龄

佝偻病、麻疹、白喉多发生于幼儿及儿童，结核病、风湿热多发生于少年与青年，动脉硬化性疾病及某些癌肿多发生于老年。

三、生命体征

生命体征包括体温（T）、脉搏（P）、呼吸（Bp）、血压（R），为必须检查的项目。

（一）体温

测量前被检查者应安静休息30分钟，测试体温计读数应小于35 ℃。

1. 口测法：体温计置于舌下，闭口，5分钟后读数，正常值为36.3 ~ 37.2 ℃。口测法测量结果可靠。婴幼儿或神志不清者不能使用。

2. 肛测法：被检查者侧卧位，将肛门温度计涂润滑油后，缓缓插入肛

门，深度达温度计长度的一半，5 分钟后读数，正常值为 36.5 ~ 37.7 ℃。检查结果可靠。适用于小儿或神志不清者。

3. 腋测法：测量前被检查者应安静休息并擦干腋窝，移走附近的冷热物体，将体温计放置腋窝顶部，上臂紧贴胸壁夹紧体温计，10 分钟后读数，正常值为 36 ~ 37 ℃。腋测法使用最为广泛，体温高于正常为发热，37.3 ~ 38 ℃ 为低热，38.1 ~ 39 ℃ 为中度发热，39.1 ~ 41 ℃ 为高热，41 ℃ 以上为超高热。

三种方法的适用人群、特点及正常值如表 2-1 所示。

表 2-1　三种体温检测方法比较

项目	肛测法	口测法	腋测法
适用人群	多用于婴幼儿及神志不清者	不能用于婴幼儿及神志不清者	最常用的体温测量方法
特点	较口测法高 0.3 ~ 0.5 ℃ 测值稳定	测量时嘱患者不用口腔呼吸测量结果较准确	该法简便、安全，不易发生交叉感染
正常值	36.5 ~ 37.7 ℃	36.3 ~ 37.2 ℃	36.0 ~ 37.0 ℃

（二）呼吸

观察记录患者呼吸的节律性及每分钟次数。

（三）脉搏

观察记录患者脉搏的节律性及每分钟次数。检查者以示指、中指，环指指腹平放于被检查者手腕桡动脉处，数其每分钟搏动次数，感知其节律。注意脉搏的速率、节律、强弱以及两侧是否对称。

（四）血压

血压的测量包括直接测量法和间接测量法。

1. 直接测量法：一般用于重症患者，在动脉穿刺后直接测定动脉内压力。

2. 间接测量法：使用血压计进行测量。被检查者在安静环境休息 5 ~ 10 分钟，采取仰卧或坐位，被测上肢裸露，伸直并轻度外展，肘部与心脏相平（坐位平第四肋间、卧位平腋中线）。

袖带气囊部分对准肱动脉，紧贴皮肤缚于上臂，袖带下缘在肘弯横纹上 2 ~ 3 cm（两横指），气袖松紧带以伸进 1 指为宜。检查者在肘窝处触知肱动脉搏动。将听诊器体件置于肘窝处肱动脉上，轻压体件与皮肤紧密接触，但不可压得过重，不得与袖带接触。两眼平视汞柱，向袖带内充气，待听诊肱动脉搏动消失，再将汞柱升高 20～30 mmHg 后，缓慢放气，听到第一次声响的数值为收缩压，声音消失时数值为舒张压。若测量时声响突然变弱的压力和声音消失时测定的压力相差超过 10 mmHg，则记录三个压力数值，即收缩压、变调时压力、舒张压。遇有高血压或两侧桡动脉搏动不一致者，应测量四肢血压。下肢血压测量多选用腘动脉，测量时患者取俯卧位，采用宽袖带血压计测量。

血压的正常值上肢收缩压为 90～135 mmHg，舒张压为 60～90 mmHg。

四、发育

头部的长度为身高的 1/7～1/8。胸围为身高的 1/2。双上肢展开后，左右指端的距离与身高基本一致。坐高等于下肢的长度。

巨人症：垂体前叶功能亢进，可致体格异常高大。

垂体性侏儒症：发生垂体功能减退，可致体格异常矮小。

呆小病：若发生甲状腺功能减退，可导致体格矮小和智力低下。

佝偻病：婴幼儿时期营养不良亦可影响发育，如维生素 D 缺乏。

五、体型

体型的分类及特点如表 2-2 所示。

表 2-2　体型的分类及特点

项目	正力型 (匀称型)	无力型 (瘦长型)	超力型 (矮胖型)
腹上角	≈90°	<90°	>90°
体型特点	身体各部分结构匀称适中	体高肌瘦、颈细长、肩窄下垂、胸廓扁平	体格粗壮、颈粗短、面红肩宽大、胸围大

六、营养状态

前臂屈侧或上臂伸侧下 1/3 处脂肪分布的个体差异最小，是判断脂肪充实程度最方便和最适宜的部位。

营养不良：①当体重减轻至低于正常的 10% 时，称为消瘦。②极度消瘦称为恶病质。

营养过度：①当超过标准体重的 20% 以上者称为肥胖。②可计算体重质量指数，按 WHO 的标准，男性大于 27、女性大于 25 即为肥胖症。③肥胖的最常见原因为热量摄入过多、超过消耗量，常与内分泌、遗传、生活方式、运动和精神因素有关。

七、意识状态

凡能影响大脑功能活动的疾病，均可引起不同程度的意识改变，称为意识障碍。

根据意识障碍的程度可将其分为嗜睡、意识模糊、谵妄、昏睡、昏迷。

八、语调与语态

语调指言语过程中的音调。神经和发音器官的病变可使音调发生改变，如喉部炎症、结核和肿瘤可引起声音嘶哑，脑血管意外可引起音调变浊和发音困难，喉返神经麻痹可引起音调降低和语言共鸣消失。语音障碍可分为失音（不能发音）、失语（不能言语，包括运动性失语和感觉性失语）和口吃。语态指言语过程中的节奏。语态异常指语言节奏紊乱，出现语言不畅、快慢不均、音节不清，见于帕金森病、舞蹈症、手足徐动症患者。

九、面容与表情

1. 急性病容：面色潮红，兴奋不安，鼻翼扇动，口唇疱疹，表情痛苦。多见于急性感染性疾病患者，如大叶性肺炎、疟疾、流行性脑脊髓膜炎。

2. 慢性病容：憔悴，面色晦暗或苍白无华，目光暗淡。见于慢性消耗性疾病患者，如恶性肿瘤、肝硬化、严重结核病患者。

3. 贫血面容：面色苍白，唇舌色淡，表情疲惫。见于各种原因所致的贫血患者。

4. 肝病面容：面色晦暗，额部、鼻背、双颊有褐色色素沉着。见于慢性肝脏疾病患者。

5. 肾病面容：面色苍白，舌色淡，舌缘有齿痕。见于慢性肾脏疾病患者。

6. 甲状腺功能亢进面容：面容惊愕，眼裂增宽，眼球凸出，目光炯炯，兴奋不安，烦躁易怒。见于甲状腺功能亢进症患者。

7. 黏液性水肿面容：面色苍黄，颜面浮肿，睑厚面宽，目光呆滞，反应迟钝，眉毛、头发稀疏，舌色淡、肥大。见于甲状腺功能减退症患者。

8. 二尖瓣面容：面色晦暗、双颊紫红、口唇轻度发绀。见于风湿性心瓣膜病、二尖瓣狭窄患者。

9. 肢端肥大症面容：头颅增大，面部变长，下颌增大、向前突出，眉弓及两颧隆起，唇舌肥厚，耳鼻增大。见于肢端肥大症患者。

10. 伤寒面容：表情淡漠，反应迟钝呈无欲状态。见于肠伤寒、脑脊髓膜炎、脑炎等高热衰竭患者。

11. 苦笑面容：牙关紧闭，面肌痉挛，呈苦笑状。见于破伤风患者。

12. 满月面容：面圆如满月，皮肤发红，常伴痤疮和胡须生长。见于库欣综合征及长期应用糖皮质激素者。

13. 面具面容：面部呆板、无表情，似面具样。见于帕金森病、脑炎患者。

十、体位

体位是指患者身体所处的状态。

（一）自主体位

身体活动自如，不受限制。见于正常人、轻症患者和疾病早期患者。

（二）被动体位

患者自己不能调整或变换身体的位置。见于极度衰竭或意识丧失者。

（三）强迫体位

1. 强迫仰卧位：患者仰卧，双腿蜷曲，以减轻腹部肌肉的紧张程度。见于急性腹膜炎患者。

3. 强迫侧卧位：有胸膜疾病的患者多采取患侧卧位，可限制患侧胸廓活动而减轻疼痛，有利于健侧代偿呼吸。见于一侧胸膜炎和大量胸腔积液患者。

4. 强迫坐位：亦称端坐呼吸，患者坐于床沿上，以两手置于膝盖或扶持床边。见于心、肺功能不全者。

5. 强迫蹲位：患者在活动过程中，因呼吸困难和心悸而停止活动并采用蹲踞位或膝胸位，以缓解症状。见于先天性发绀型心脏病患者。

6. 强迫停立位：在步行时心前区疼痛突然发作，患者常被迫立刻站住，并以右手按抚心前部位，待症状稍缓解后，才继续行走。见于心绞痛患者。

7. 辗转体位：患者辗转反侧，坐卧不安。见于胆石症、胆道蛔虫症、肾绞痛患者。

8. 角弓反张位：患者颈及脊背肌肉强直，出现头向后仰，胸腹前凸，背过伸，躯干呈弓形。见于破伤风及小儿脑膜炎患者。

十一、姿势

姿态是指举止的状态。

颈部活动受限提示颈椎疾病。

充血性心力衰竭患者多愿采取坐位，当其后仰时可出现呼吸困难。

腹部疼痛时可有躯体制动或弯曲，胃、十二指肠溃疡或胃肠痉挛性疼痛发作时，患者常捧腹而行。

十二、步态

1. 蹒跚步态：走路时身体左右摇摆似鸭行。见于佝偻病、大骨节病、进行性肌营养不良或先天性双侧髋关节脱位患者。

2. 醉酒步态：行走时躯干重心不稳，步态紊乱不准确，如醉酒状。见于小脑疾病、酒精中毒患者。

3. 共济失调步态：起步时一脚高抬，骤然垂落，且双目向下注视，两脚间距很宽，以防身体倾斜，闭目时则不能保持平衡。见于脊髓痨患者。

4. 慌张步态：起步后小步急速趋行，身体前倾，有难以止步之势。见于帕金森病患者。

5. 跨阈步态：由于踝部肌腱、肌肉弛缓，患足下垂，行走时必须抬高下肢才能起步。见于腓总神经麻痹患者。

6. 剪刀步态：由于双下肢肌张力增高，尤以伸肌和内收肌张力增高明显，移步时下肢内收过度，两腿交叉呈剪刀状。见于脑性瘫痪与截瘫患者。

7. 间歇性跛行：步行中因下肢突发性酸痛乏力，患者被迫停止行进，需稍休息后方能继续行进。见于高血压、动脉硬化患者。

第二节 内科体格检查

一、血压及脉搏检查

(一)血压测量

1. 上肢血压测量

(1)推荐使用的血压计

选择符合计量标准的汞柱血压计或者经国际标准(BHS. AAMI. EHS)验证合格的电子血压计进行测量。

(2)操作步骤

1)汞柱血压计:①使用大小合适的气囊袖带。大多数成年人的臂围为25~35 cm,应使用气囊长 22~26 cm、宽 12 cm 标准规格的袖带(商品血压计的袖带气囊,国内规格长 22 cm、宽 12 cm,欧洲规格长 26 cm、宽 12 cm);肥胖者或臂围大者应使用大规格气囊袖带,儿童应使用小规格气囊袖带。②被测量者至少安静休息 5 分钟。取坐位,最好坐靠背椅。裸露右上臂,手掌向上平伸,上臂与心脏处在同一水平。③将袖带内气体排空,袖带紧贴缚在被测者的上臂,袖带的下缘应在肘弯上 2~3 cm。将听诊器听头置于肘窝肱动脉搏动处。⑤相隔 1 分钟重复测量,通常取 2~3 次读数的平均值纪录。如果收缩压或舒张压的 2 次读数相差 5 mmHg 以上,应再次测量,取 3 次读数的平均值纪录。

2)电子血压计:①将袖带内气体排空后紧贴缚在被测者的上臂,袖带的下缘应在肘弯上 2~3 cm。袖带的中部(多数电子血压计在袖带上都有标记)置于受测者肘窝的肱动脉处(即手臂内侧、肘窝上 2 cm 处,用拇指按压肱动脉可感觉到脉搏跳动),以免降低压力感受器的敏感度。②开启电子血压计进行测量。在袖带打气时,操作者应注意观察袖带黏合口是否裂开。若黏合口裂开了,操作者应为受测者重新缠紧袖带进行测量。待电子血压计显示数值后,操作者应记录下血压计所显示的血压值。③在袖带内的空气排尽后,休息片刻(至少 1 分钟),再次按照上述方法测量血压值 1~2 次,取平均值。连续测压时,建议采用相同体位、使用同一血压计测量同一手臂的血压值。④选择质量有保证的电子血压计。由于我国暂时还未颁布电子血压计的检测标准,因而目前心血管专家比较推荐使用的电子血压计主要是经过英国高血压协会(BHS)、欧洲高血压学会(EHS)和美国医疗仪器促进协会(AAMI)认证的电子血压计。

(3)注意事项:诊所血压测量方法虽然有标准的规范步骤,但是,由于测量方法的间接性以及血压数值的高度变异和波动性,诊所血压读数容易受到许多因素的干扰,从而影响对血压数值的判断。以下列举一些常见的影响诊所血压测量的因素和注意事项。①测量血压的环境应尽量安静,温度适当。被测量者在测量前30分钟内禁止吸烟或饮咖啡,排空膀胱,膀胱内充满尿液会影响血压的准确测量。②紧张、焦虑、疼痛、疲劳等均会导致血压明显上升,尤其在焦虑状态下,收缩压甚至可迅速上升30 mmHg以上。大部分人在医护人员测量血压时会出现警觉或防御反应,引起血压升高,这种现象称为白大衣效应,是一种导致诊所血压值高于实际血压值的常见原因。白大衣效应在临床上可使一些血压正常者诊断为高血压,也可使部分患者在评价降压疗效时产生假象。③上臂必须裸露或者仅有内衣。如果穿着过多、过厚或过紧的衣服,则可使测得的血压读数偏高,因为常需要更高的气囊内压力克服衣服的阻力与弹力。④袖带气囊的长度、宽度对准确测量血压极为重要。气囊的长宽之比至少为2∶1,气囊的宽度至少应包裹80%上臂长。如果采用标准长度的袖带测量血压,对于臂围过大者测得的血压偏高,对臂围过小者测得的血压偏低。因此,对于儿童、肥胖者或臂围大者,以及测量下肢血压时,要使用不同规格的气囊袖带。对于儿童和偏瘦成年人,推荐使用气囊长18 cm、宽12 cm的小号袖带;对于肥胖或臂围大者,推荐使用气囊长40 cm、宽12 cm的大号袖带;测量下肢血压时,应使用气囊长42 cm、宽20 cm的下肢特制袖带。⑤若采用汞柱血压计,其内的水银必须足量,刻度管内的水银凸面在零刻度处,刻度管必须垂直。出气孔不能被堵塞,否则水银柱上升反应迟钝会造成测量误差。

2. 下肢血压测量

(1)操作步骤:患者取仰卧位或俯卧位、侧卧位,露出大腿部,将袖带缠于大腿中下部(袖带比上肢袖带宽2~3 cm,或下肢专用袖带),其下缘距腘窝皱褶线3~5 cm,将听诊器贴放于腘动脉搏动处听诊,其余操作同上肢测量法。下肢腘动脉压力值较上肢动脉压力高20~30 mmHg,记录时注明为下肢血压。

(2)注意事项:测下肢血压时,患者取俯卧或侧卧,袖带比测量上肢的宽2 cm,缠于大腿下部下缘距腘窝3 cm,袖带不能缠1周,可用宽布包于袖带外面，缠于肢体上，其布带末端要塞紧，测量方法和上肢相同。

1）袖带的宽度要符合规定标准，长度以足够绕肢体 1 周为宜，要紧贴皮肤，不可过紧或过松。

2）袖带充气时要快，放气时要慢，但充气时不可用力过猛，以免损伤血压计各部件。

3）血压计要定期进行检查，防止本身造成的误差。

4）发现血压听不清，要重复测量，先驱尽袖带内的气体，使水银柱下降至"0"稍待片刻后再进行测量，直至听清。

5）偏瘫、肢体有骨折伤口的患者，应测健侧肢体血压，要求密切观察血压的患者应做到"定部位、定时间、定体位、定血压计"，以保证测量值的相对正确。

3. 立卧位血压测量：立卧位血压测量可以早发现直立性低血压，后者是指由于体位的改变，如从平卧位突然转为直立或长时间站立发生的低血压。

（1）操作步骤：先平卧位测量血压，由平卧位转为直立位后 1~5 分钟复测血压。测量站立位血压时，要注意使上臂袖带与心脏处于同一水平。通常认为，站立后收缩压较平卧位时下降 20 mmHg 或舒张压下降 10 mmHg，即为直立性低血压。

（2）注意事项：注意保护患者，防止跌倒。全过程中应有医师在场监护，且医师应对心肺复苏有经验并能正确处理可能发生的并发症，如心律失常、低血压等。

4.24 小时动态血压监测

（1）概述：多年来，诊室血压测量被广泛用于高血压的诊断和治疗，如高血压患者筛查、高血压分期分级、药物疗效评价等。然而，随着血压测量技术的发展，诊室血压测量已不能满足临床与研究的需要，特别是对早期波动性高血压、白大衣效应及夜间高血压患者等，容易漏诊或误诊，造成延误或过度治疗。动态血压监测（ambulatory blood pressure monitoring，ABPM）是通过仪器自动间断性地定时测量日常生活状态下血压的一种诊断技术，克服了诊室血压测量次数少、观察偏差和白大衣效应等局限性，能较客观地反映血压的实际水平与波动状况。近期，ABPM 已被一些国家列入高血压诊断流程。

（2）仪器选择：ABPM 采用无创性携带式动态血压计。动态血压计内的电动泵使上臂袖带自动充气，根据柯氏音听诊法测压原理拾取信号并记录贮存收缩压、舒张压和心率值。监测结束后，贮存的数据可通过计算机或专用分析仪打印出每次测量的血压读数和一些初步的统计分析结果。推荐使用经BHS（1993 年）、AAMI（1993 年）和（或）国际方案 ESH（2002 年）验证合格的动态血压计。动态血压计至少每年 1 次与水银柱血压计进行读数校正，采用 Y 形或 T 形管连通袖带，两者的血压平均读数差异应该<5 mmHg。

（3）操作步骤：由经过培训的医护员及技术人员负责管理、使用和维护动态血压计。佩戴袖带前向被测者说明测压的注意事项，强调自动测量血压时，佩戴袖带的上臂要尽量保持静止状态。动态血压监测期间，保持以往平常生活或工作状态，避免佩戴袖带的肢体大幅度活动，如握拳、提重物、驾驶汽车、骑自行车、手工劳作等，以防袖带位置移动或松动而影响测压的结果。袖带佩戴方法同诊室血压测量。测压间隔时间可选择 15、20 或 30 分钟。一般而言，为了提供诊断性资料，夜间测压间隔时间可适当延长为 30 分钟。为了考核降压疗效或观察血压昼夜节律状况，应进行24 小时血压监测，白天与夜间的测压间隔时间尽量保持一致，记录开始睡眠和开始清醒的时间。

（4）注意事项：自动测量血压时，佩戴袖带的上臂要尽量保持静止状态。袖带位置移动或松脱可导致较大的数据误差或测不出数据。如果发生袖带位置明显移动或松脱，应及时纠正。睡眠时，上臂位置变化或被躯干压迫可影响血压读数的准确性。部分数据因可信度较差，分析时应该舍弃。一般采用下述舍弃标准，即收缩压>260 mmHg 或<70 mmHg、舒张压>150 mmHg 或<40 mmHg、脉压>150 mmHg 或<20 mmHg。有效的血压读数次数应该达到监测次数的 70% 以上，每小时至少有 1 次血压读数，否则结果的可靠性与重复性较差。

（二）脉搏检查

脉搏是人体重要的生命体征之一，检查脉搏不仅可以了解心血管的状态，而且对于全身其他各系统疾病也是一个重要的诊断手段。

1. 检查脉搏的部位及具体方法

（1）检查脉搏的部位：一般是检查桡动脉，也可根据需要检查颈动脉、颞浅动脉、肱动脉、股动脉、足背动脉等。

（2）检查脉搏的具体方法：患者测脉搏前 30 分钟内，无剧烈运动，无紧张、恐惧、哭闹等活动。检查脉搏时，患者手掌向上，上肢自然向前伸直，高低与心脏平齐，腕下垫一软枕。

检查者以示指、中指、无名指三指按在被检者腕部的桡动脉搏动处，先以中指定在桡动脉的"关"部（即桡骨茎突处），再用示指按在"寸"部（紧挨中指，相当于桡骨茎突的远侧），用无名指按在"尺"部（紧挨中指另一侧，相当于桡骨茎突的近处），力量要适度。检查时注意患者脉搏的频率、节律及动脉管壁的状态等。

（3）计数：按照以上检查方法测脉搏30秒，搏动次数×2，即为脉率；异常脉搏测1分钟；脉搏细弱难以触诊时，应测心尖冲动1分钟，或用听诊器听心率（律）。

2. 脉率正常值及影响因素

（1）正常值：脉率正常值为60～100次/分钟。正常人在安静状态下，成年男性为60～80次/分钟，女性为70～90次/分钟。入睡状态时脉率减少，男性为50～70次/分钟，女性为60～75次/分钟，有的人可低至45～50次/分钟。

（2）影响因素：当人站立、运动或情绪激动时，脉搏可发生一过性加快。随着年龄增长，脉搏减慢，到高龄时轻度减慢；女性比男性稍快，平均相差5次/分钟。身材细高者较矮胖者脉率慢，体表面积越大，脉搏越慢。正常情况下，脉率与呼吸的比为（4：1）～（5：1），脉率与心率一般情况下是一致的。

在临床工作中，有时脉搏摸起来不清楚或不整齐，此时可采取听诊的方法，在心尖部听取心率（律）。若有心律不齐，应进一步做心电图检查以了解其性质。

3. 异常脉搏与相关疾病

（1）脉搏过缓：一般情况下，当脉率或听诊心率<60次/分钟时，为脉搏过缓，也称为缓脉。脉搏过缓可由疾病引起，见于伤寒、心脏传导阻滞、阻塞性黄疸或某些药物作用引起。但有的健康人或职业运动员也可出现脉搏过缓。

（2）脉搏过快：当脉率或听诊心率脉搏>100次/分钟时，为脉搏过快，也称为速脉。脉搏过快常见于发热、甲状腺功能亢进等，肺炎、哮喘及其他疾病影响到心脏功能，进而出现心功能不全时，就会出现脉搏过快。贫血严重的患者，心脏搏动的频率也会增快，以满足全身对血液供应的需要。服用阿托品、肾上腺素等药物时，也会出现脉搏过快。而心脏本身的疾病，如心肌炎、心包炎等，也会使脉搏加快。脉搏过快，一般能随着外界因素的消除、疾病的好转（如发热消退、贫血好转、心功能趋向正常）而逐渐恢复正常。

（3）节律不齐：正常脉搏间歇时间相同，强弱规律一致。多数正常人的脉搏在吸气期与呼气期间次数相等。有的人在吸气期内脉搏较快，呼气期较慢，而屏气时变为整齐，这种情况若做心电图，心电图示窦性心律不齐，属于正常现象，常见于年轻人及部分成年人，有时也见于老年人或服洋地黄之后者。节律不齐常见于以下情况。

1）在正常节律的脉搏间，有时忽然出现暂时性的不整脉，即两搏动之间有暂停，或几个正常脉搏间有暂停。如果听诊则可能发现期前收缩；心电图可示室性期前收缩，有的示二联律、三联律，甚至传导阻滞。以上情况下，有时需做 24 小时心电监测。

2）若脉搏的强弱、间歇完全无规律，尤其在心率加快时更为明显。可见于心房颤动或心动过速早期收缩者。

（4）脉搏消失：对于脉搏消失者，若全身状况不好，患者可能处于休克、临危状况，听诊或做心电图检查对了解病情更有帮助。值得注意的是，若患者全身状况并未见明显异常，此时要想到个别解剖差异，注意反关脉，可改变摸脉部位。对猝死诊断，首先了解患者有无意识，并即刻摸颈动脉搏动，若无搏动，立刻进行抢救。

二、肺部检查

（一）电子支气管镜

1. 概述：电子支气管镜（纤维支气管镜）是利用现代高科技，将数万根极细的玻璃纤维组成一根直径仅数毫米的、可弯曲的内窥镜，由患者的鼻孔插入，通过视频系统观察气管、支气管及肺脏内部的病变情况，从而对呼吸系统疾病进行各种诊断和治疗性操作的一种仪器。它能够直接对气管、支气管病变进行刷检和活检，以获取细胞学、细菌学及病理组织学等方面的诊断，可以明显提高呼吸系统疾病诊断与鉴别诊断的水平，并能提供清晰、鲜明、生动的高分辨率支气管图像，使患者及家属对病情及治疗效果有清楚和直观的了解。

随着相关技术的不断发展和完善，电子支气管镜在现代呼吸内科和心胸外科领域发挥着越来越重要的作用。随着麻醉方法的不断改进，患者的痛苦体验逐渐减轻，能够在极少痛苦的情况下完成相关检查。

2. 使用电子支气管镜的适应证：①不明原因的各类肺部阴影和肺不

张。②痰检发现可疑癌细胞，需要查明病变位置（定位）。③难以解释的干咳或咳嗽性质改变。④不明原因的局限性哮喘，声带或膈肌麻痹，上腔静脉阻塞，乳糜胸或胸腔积液。⑤原因不明的咯血或痰中带血，须明确出血部位和原因。⑥代替胸腔镜，协助对原因不明胸膜疾病的诊断及对某些胸腔疾病的治疗。⑦肺部感染性疾病，采取标本做病原菌检查。

3. 电子支气管镜在疾病治疗方面的应用：①摘取气管、支气管内异物。②抽取气管、支气管内分泌物及血块。③治疗肺不张、止血、吸引冲洗、引流脓液、局部注药治疗肺脓肿等。④抽取气管、支气管内分泌物，并进行病原微生物培养。⑤配合激光、微波、高频电刀等装置切除支气管内肿瘤或肉芽组织。⑥气管、支气管狭窄患者可施行扩张术或放置气管内支架。⑦注射药物治疗肺部肿瘤，气管肺泡灌洗治疗弥漫性肺部疾病。⑧引导气管插管抢救危重患者。

4. 电子支气管镜检查的注意事项

（1）检查前：①行电子支气管镜检查前需进行乙肝五项、凝血四项实验室检查及心电图检查。为节省前来检查的时间，请将相关实验室检查提前准备。②检查当天早上要空腹。③放松，有假牙者，应先将假牙取下，妥善保管，与医师密切配合，以便检查顺利完成。④检查前请带卫生纸。

（2）检查后：①检查结束两小时后，待麻醉效果减轻后再开始进食。②凡活检者，可有少量出血。若当天咳血量多，应到医院复诊。

（二）经皮肺穿刺

近年来，随着影像导向设备的不断更新、穿刺针的改进及细胞学的发展，经皮肺穿刺活检术的临床应用日益广泛，已经成为获取肺、纵隔、胸膜等部位病灶的组织学和细胞学资料的重要手段之一。

1. 适应证：①常规方法如痰细胞学检查、电子支气管镜检查无法确定性质的肺部结节或肿块，特别是对肺外周靠近胸壁的病灶，可弥补电子支气管镜的不足。②已知病灶为恶性肿瘤，但须有组织学分型，以便为放疗、化疗或手术治疗提供依据。③肺良性病灶的确诊。④需要取得组织学或细胞学诊断的其他部位的肺部病变。

2. 禁忌证：凝血功能障碍的患者，重症肺气肿、呼吸功能严重减退的患者，肺心病、肺动脉高压的患者，患有心肌梗死者，涉及针道上有肺大泡、肺囊肿者，肺包虫病者，肺内血管性病变者（如动静脉瘘、动脉瘤），不能合作或无法控制咳嗽的患者，合并肺内或胸腔化脓性病变者。

3. 穿刺针：经皮穿刺针基本上分为三大类，即抽吸针、切割针、骨钻针。国际上根据穿刺针的外径将其分为不同的型号，用于胸部的穿刺针一般为 16～22 G，16 G 穿刺针的外径为 1.6 mm，22 G 穿刺针的外径为 0.7 mm。16～18 G 的穿刺针视为粗针，而 21～22 G 的穿刺针则视为细针。

（1）抽吸针：用于获取细胞学检查标本，型号为 16～24 G，外径为 0.6～1.6 mm，特点是针径细、壁薄，对组织损伤小，并发症少。常见的有 Chiba 针、Turmer 针和 Greene 针等。

（2）切割针：可获取组织心或组织碎块，用于组织学检查，口径较粗，对组织损伤大，并发症较多。常见的有 Vim - Silverman 针、Trucut 针、Rotex 针等。近年来，出现弹簧式自动活检针，又称活检枪，已经取代了过去的切割针。自动活检针因生产厂家不同而略有差别，但基本结构由三部分组成，即头端带有标本槽的针心、切割外鞘和自动弹射装置，具有操作迅速、成功率高、取材满意、可减少针道种植等优点。

（3）骨钻针：主要用于骨组织病变的活检，针尖有尖锐的切割齿，便于穿过较硬的骨、软骨组织，以取得组织学标本，如 Ackermann 针。

4. 定位引导设备：经皮肺穿刺活检可在透视、CT 或 MRI 引导下完成肺部病灶的穿刺活检，以 CT 引导下肺穿刺活检最为常用。透视可实时引导穿刺，但定位不够精确，也不能清楚地显示病灶周围血管等器官的情况，目前已逐渐被其他引导设备所取代。对距离胸壁较近且瘤体较大的肿块，可用超声引导穿刺。MRI 引导下的穿刺活检可在多轴面、任意角度的图像监视下进行，提高定位成功率，但需要可应用于磁场的特殊穿刺器械。自 Haaga 于 1976 年首席报道 CT 引导下进行经皮肺穿刺活检技术以来，此项技术得到了很大的发展，它克服了常规 X 线定位不准确和超声受肺部气体干扰所造成的检查局限性。在螺旋 CT 基础上的实时 CT 透视（real-time fluoroscopy）可使 CT 引导下经皮肺穿刺活检更加安全、快速和准确。

5. CT 引导下穿刺方法与步骤：根据病变部位可采用仰卧位、俯卧位、侧卧位等不同的穿刺体位，应尽量使距离病灶近的一侧胸壁向上，以便临床医师操作。用自制导管栅条定位尺贴于拟穿刺部位，随后对拟穿刺部位以 5 mm 层厚、5 mm 层间距进行扫描，确定最佳穿刺层面和穿刺点，并测量进针深度、角度。通过选择病变中心层面作为穿刺层面，在避开肺大泡、骨性结构（肋骨、肩胛骨等）及心脏、大血管等重要结构的前提下，以病灶距皮肤最近点作为穿刺点。在 CT 光标提示下，以甲紫标记出体表穿刺点。以穿刺点为中心进行常规消毒、铺巾、2% 利多卡因逐层麻醉胸壁。在患者平静呼吸下按预设进针角度进针，当穿刺针接近胸膜时，嘱患者屏气后快速进针至预设深度，立即行靶层面 CT 扫描，核实针尖位于穿刺靶点后，即可进行针吸活检或自动活检枪击发取材。抽吸活检时抽吸针保持负压拔出，将内容物推到玻片上均匀涂片并以 95% 的乙醇固定。组织针取出有形组织条后放入 10% 福尔马林内固定。患者术后进行常规胸部 CT 扫描，观察有无气胸等并发症发生。术后留院观察 2～4 小时。所有患者 24 小时后复查胸部正侧位片。

6. 准确性及影响因素：经皮肺穿刺活检对肺内良性病变诊断的准确性在 80% 以上，对恶性病变诊断的准确率在 90% 以上。影响 CT 引导下肺部病变穿刺活检诊断准确性的因素包括病灶的大小、病灶的良恶性、病灶的深度、穿刺针类型及粗细等。小病灶的诊断准确性低于大病灶；良性病变活检得到足量标本较恶性病变困难，同时良性病变异型性小，细胞形态特异性差，因此，良性病变活检的诊断准确性相对低；中心性病灶较周围性病灶穿刺活检技术要求高，下肺野病变受患者呼吸状态影响大，对穿刺的准确性有一定影响；穿刺针类型及粗细对诊断准确性的影响取决于取得的样本量；另外，患者的配合情况及病理学医师的诊断水平也是影响诊断准确性的潜在因素。

7. 并发症及处理

（1）气胸：为术后最常见的并发症。发生率为 15%～60%，需要治疗者为 5%～25%，平均为 7%。气胸的发生与患者年龄、病灶位置、肺部原有的基础疾病、穿刺针的选择、穿刺中的多次操作等因素有关。小量无症状气胸不必处理，可自行吸收；压缩大于 30% 或患者症状明显时应进行治疗，可放置引流管引流或做胸腔闭式引流。

（2）出血：如切割针损伤肺内较大的血管常会导致局部肺出血，在肺内形成局限性血肿，一般不需要特殊治疗即可自行吸收。咯血发生率约 5%，系穿刺针道与小气道贯通所致，多表现为血色痰，一般不需要特殊处理，若咯血量大，可用止血药物。

（3）空气栓塞：极为少见，可引起心肌梗死、脑卒中及死亡。引起体循环空气栓塞的机制可能是穿刺针中的空气直接进入血管或穿刺活检后形成医源性支气管—静脉瘘或肺泡—静脉瘘。一旦怀疑空气栓塞，应让患者取左侧卧位或垂头仰卧位，以阻止左心房残余气体进入体循环，并立即吸入 100% 纯氧以促进气栓吸收,随后转入高压氧舱进一步治疗。

(三)内科胸腔镜

1. 定义:胸腔镜检查是指应用纤维镜、硬质镜或电子镜等经胸壁对胸膜腔进行检查,并观察肺病变的形态、部位和大小,并钳取组织开展病理检查和治疗。

2. 适应证

(1)胸膜疾病:在患者出现胸膜肿瘤占位性疾病时,可以进行内科胸腔镜检查来明确病变的具体情况,也可以在胸腔镜下取材做病理活检检查。

(2)肺部疾病:如果患者出现不明原因的肺部结节、肺磨玻璃样病变、肺部肿瘤等器质性疾病时,进行胸腔镜检查可以了解病变范围、病变大小,也可以取材进行活检。

(3)纵隔疾病:患者出现纵隔内肿瘤占位性疾病时进行胸腔镜检查,可以直接观察到病变的部位,了解疾病具体情况,也可以进行取材做活检。

3. 禁忌证:①胸腔闭锁,如胸膜广泛的粘连。②患者凝血功能障碍,有出血倾向。③患者心肺功能比较差,存在严重的低氧血症。④严重的心血管疾病,如急性心肌梗死或是存在严重的心律失常。⑤出现严重的肺动脉高压。⑥患者有持续的不能控制的咳嗽。⑦患者极度虚弱,体质差,不能耐受胸腔镜检查。

4. 操作方法

(1)术前准备:无胸腔积液或胸腔积液很少的患者,术前 1~2 天建立人工气胸,可注气 400~600 ml,透视证实气胸已形成且拟探查部位无粘连。大量胸腔积液的患者术前应抽液,使胸腔积液量估计在 800~1000 ml以下。术前半个小时肌注安定 10 mg,阿托品 0.5 mg。

(2)术中处理:吸氧、静脉补液,并行心电监护。被检者取健侧卧位,可取患侧腋前、腋中、腋后线第 4~8 肋间作为进镜口。常规消毒后,以2% 利多卡因局部麻醉后,做 1~2cm 的切口,分离胸壁各层至胸膜或用套管针垂直刺入胸腔,随后将检查镜经套管插入胸腔内,按照一定的顺序,观察整个胸膜腔的情况,在病变或可疑病变处进行活检,必要时可多部位活检。检查完毕,拔出镜子,沿套管放入胸腔引流管,缝合皮肤,固定引流管,行闭式引流,1~3 天后酌情拔管。

5. 并发症及防治：常见的并发症有出血、感染、气胸、胸痛、心力衰竭、呼吸衰竭等。操作时注意无菌，动作轻巧；活检时避开大血管、肺大泡，注意止血；术中注意监护，有心肺功能异常时即时处理；术后可给予抗生素。

三、心脏检查

（一）心脏视诊检查

1. 心脏正面视诊检查：被检者尽量取仰卧位，检查者站在其右侧，全面观察心前区。判断有无心前区隆起、心尖冲动位置及搏动范围、心前区有无异常搏动。

2. 心脏水平视诊检查：检查者逐渐下蹲，降低视线与被检者胸廓同高或略高，以水平或切线方向全面观察被检者心前区。判断被检者有无心前区轻微隆起及微弱心尖冲动或异常搏动。

（二）心脏触诊检查

1. 全手掌触诊检查法

步骤一，全手掌触诊心尖区：检查者用右手全手掌置于被检者心尖区开始触诊，感受有无心尖冲动及搏动范围，同时判断有无震颤和心包摩擦感。

步骤二，全手掌触诊心底部：检查者用右手全手掌置于被检者心底部触诊，感受有无异常搏动、震颤和心包摩擦感。

步骤三，全手掌触诊心右缘：检查者用右手全手掌置于被检者心右缘触诊，感受有无异常搏动、震颤和心包摩擦感。

2. 手掌尺侧触诊检查法：必要时，检查者可用右手手掌尺侧（小鱼际）触诊，进一步判断有无心尖冲动、异常搏动、震颤和心包摩擦感。

3. 示指、中指指腹触诊法：必要时，检查者可用右手示指和中指指腹并拢同时触诊，判断有无微弱心尖冲动、异常搏动。

4. 单指指腹触诊法：必要时检查者可用单指指腹触诊，判断有无微弱心尖冲动、异常搏动。

（三）心脏叩诊检查

1. 心脏左界叩诊

（1）心脏左界叩诊步骤及标记

步骤一，确认左界叩诊起始点：①被检者尽量取仰卧位（也可取坐位），检查者站在其右侧。②检查者用间接叩诊法先叩左界。③左界叩诊起始点在心尖冲动最强点外 2～3 cm 处。

步骤二，标记心尖部浊音界：①检查者从左界叩诊起始点由外向内叩诊。②在由外向内叩诊过程中，若闻及叩诊音由清音变浊音，即此肋间的心浊音界。③检查者可翻转板指，在浊音处标记心浊音界。

步骤三，叩诊并标记心左界各肋间浊音点：①确定上述肋间心浊音后，继续向上逐一肋间由外向内叩诊，找出各肋间心浊音界。②标记各肋间心浊音界直至第 2 肋间。

（2）心左界叩诊顺序：心左界叩诊应由下向上逐一肋间进行，直至第 2 肋间。每一肋间均应由外向内叩诊，判断清音变浊的变音点并标记。

2. 心脏右界叩诊

（1）心脏右界叩诊步骤及标记

步骤一，确定肝上界位置：心脏右界叩诊应先沿右锁骨中线自上而下叩出肝上界的位置，并做标记。

步骤二，肝上界上一肋间叩诊：于肝上界上一肋间从外向内叩出浊音界。

步骤三，标记肝上界上一肋间浊音界：①检查者从右界叩诊起始点由外向内叩诊。②在由外向内叩诊的过程中，若闻及叩诊音由清音变浊音，即此肋间的心浊音界，做好标记。

步骤四，向上叩诊并标记心浊音界：①确定上述肋间心浊音后，继续向上逐一肋间由外向内叩诊。②当叩出心浊音界时，标记各肋间心浊音界直至第 2 肋间。

（2）心脏左右界叩诊顺序：心右界叩诊也应由下向上逐一肋间进行，直至第 2 肋间。每一肋间均应由外向内叩诊，判断清音变浊的变音点并标记。根据叩诊所得心脏相对浊音界，观察心界形态有无改变。

3. 测量心界大小，判断有无异常

步骤一，标记前正中线：通过胸骨正中划一垂直线。

步骤二，测量心浊音界大小：按顺序测量各标记点距前正中线的垂直距离（以 cm 为单位）。

步骤三，标记锁骨中点并做垂线：确定锁骨中点（即胸骨端与肩峰端两者的中点）向下做垂线。

步骤四，测量两线间距离：测量左锁骨中线至前正中线的垂直距离。正常成人为 8～10 cm。

（四）心脏听诊检查

1. 正常人心脏瓣膜听诊区体表部位

（1）二尖瓣区（又称心尖区）：位于心尖冲动最强点。

（2）肺动脉瓣区：在胸骨左缘第 2 肋间。

（3）主动脉瓣区：在胸骨右缘第 2 肋间。

（4）主动脉瓣第二听诊区：在胸骨左缘第 3 肋间。

（5）三尖瓣区：在胸骨下端左缘，即胸骨左缘第 4、5 肋间。

2. 心脏瓣膜听诊顺序

步骤一，二尖瓣区听诊：①判断心音、心率、心律有无异常。②有无额外心音、杂音及心包摩擦音。③第一心音在心尖部最响。

步骤二，肺动脉瓣区听诊：①判断心音、心率、心律有无异常。②有无额外心音、杂音及心包摩擦音。③第二心音在心底部最响。

步骤三，主动脉瓣区听诊：①判断心音、心率、心律有无异常。②有无额外心音、杂音及心包摩擦音。③第二心音在心底部最响。

步骤四，主动脉瓣第二听诊区听诊：①判断心音、心率、心律有无异常。②有无额外心音、杂音及心包摩擦音。③心包摩擦音在胸骨左缘第 3、4 肋间最响。

步骤五，三尖瓣区听诊：①判断心音、心率、心律有无异常。②有无额外心音、杂音及心包摩擦音。

3. 心脏瓣膜听诊顺序：初学者通常听诊顺序为二尖瓣区（心尖区）、肺动脉瓣区、主动脉瓣区、主动脉瓣第二听诊区、三尖瓣区。

四、腹部检查

（一）腹部视诊检查

1. 腹部正面视诊：被检查者取仰卧位，两手臂自然放在身体两侧，充分暴露腹部。检查者站在被检查者右侧，自上而下全面视诊腹部。判断有无腹外形、呼吸运动、腹壁皮肤等异常。

2. 腹部水平或切线视诊：必要时，检查者将视线降低至腹平面，从侧面呈切线或水平方向视诊腹部。观察有无细小隆起或蠕动波。

（二）腹部触诊检查

1. 腹部触诊常用体位：被检者排尿后取低枕仰卧位，两手自然置于身体两侧，两腿屈曲稍分开。

2. 腹壁触诊检查

步骤一，协助被查者适应触诊检查：①被检者取腹部触诊常用体位。②检查者立于被检者右侧，暖手后全手掌置其腹壁中上部使其适应片刻。③检查者感受被查者的腹肌紧张度。

步骤二，左下腹部触诊检查：①被检者适应后，一般按顺序先由左下腹开始，用手指掌面由浅入深滑行触诊。②感觉有无腹肌紧张、搏动、肿块等，并询问被检者有无疼痛。③左下腹出现触诊异常考虑乙状结肠等病变。

步骤三，左上腹部触诊：①检查者用右手手指掌面由浅入深滑行触诊。②感觉有无腹肌紧张、搏动、肿块等，并询问被检者有无疼痛。③左上腹出现触诊异常考虑胃、胰或结肠脾曲等病变。

步骤四，右上腹部触诊：①检查者用右手手指掌面由浅入深滑行触诊。②感觉有无腹肌紧张、搏动、肿块等，并询问被检者有无疼痛。③右上腹出现触诊异常考虑肝、胆、十二指肠或结肠肝曲等病变。

步骤五，右下腹部触诊：①检查者用右手手指掌面由浅入深滑行触诊。②感觉有无腹肌紧张、搏动、肿块等，并询问被检者有无疼痛。③右下腹出现触诊异常考虑阑尾或回盲部等病变。

步骤六，下腹部触诊：①检查者按逆时针方向由被检者右下腹触向下腹部。②感觉有无腹肌紧张、搏动、肿块等，并询问被检者有无疼痛。③下腹部出现触诊异常考虑膀胱或女性子宫等病变。

步骤七，脐部触诊：①检查者按逆时针方向由被检者下腹向上触诊脐部。②感觉有无腹肌紧张、搏动、肿块等，并询问被检者有无疼痛。③脐部出现触诊异常考虑小肠等病变。

3. 腹部压痛及反跳痛检查

（1）腹部压痛检查法：检查者以示指、中指并拢（或单指）由浅入深触压腹壁被检查部位。检查同时观察被检者的表情并询问有无疼痛。压痛的部位常提示病变的部位。

（2）腹部反跳痛检查法：当检查者查出压痛后，用并拢的 2~3 个手指压于原处稍停片刻，然后迅速抬起。询问被检者有无疼痛骤然加重，观察是否伴有痛苦表情或呻吟。反跳痛是腹膜壁层已受炎症累及的征象。

（3）腹部常见病变的压痛及反跳痛检查

步骤一，左下腹压痛及反跳痛检查：左下腹出现压痛或反跳痛考虑乙状结肠等病变。

步骤二，左上腹压痛及反跳痛检查：左上腹出现压痛或反跳痛考虑胃、胰或结肠脾曲等病变。

步骤三，右上腹压痛及反跳痛检查：右上腹出现压痛或反跳痛考虑肝、胆、十二指肠或结肠肝曲等病变。

步骤四，右下腹压痛及反跳痛检查：右下腹出现压痛或反跳痛考虑阑尾或回盲部等病变。

步骤五，下腹部压痛及反跳痛检查：下腹部出现压痛或反跳痛考虑膀胱或子宫等病变。

步骤六，脐部压痛及反跳痛检查：脐部出现压痛或反跳痛考虑小肠等病变。

步骤七，季肋点压痛检查：①被检者取仰卧位，检查者站在其右侧。②检查者用双手拇指分别置于被检者左、右季肋点处（第10肋前端）由浅入深触压，观察被检者的表情并询问有无疼痛（两侧季肋点压痛也可分别检查）。③季肋点压痛提示肾脏病变。

步骤八，上输尿管点压痛检查：①被检者取仰卧位，检查者站在其右侧。②检查者用双手拇指分别置于被检者左、右上输尿管点（脐水平线上腹直肌外侧缘），由浅入深触压，边触诊边询问被检者有无疼痛（两侧上输尿管点压痛也可分别检查）。③上输尿管点压痛提示输尿管结石、结核或化脓性炎症。

步骤九，中输尿管点压痛检查：①被检者取仰卧位，检查者站在其右侧。②检查者用双手拇指分别置于被检者左、右中输尿管点（髂前上棘水平线上腹直肌外侧缘），由浅入深触压，边触诊边询问被检者有无疼痛（两侧中输尿管点压痛也可分别检查）。③中输尿管点压痛提示输尿管结石、结核或化脓性炎症。

步骤十，肋脊点压痛检查：①被检者取坐位或立位，检查者站在其背后。②检查者用双手拇指分别置于被检者左、右肋脊点处（背部第12肋与脊柱交角的顶点）由浅入深触压，触诊同时询问被检者有无疼痛（两侧肋脊点压痛也可分别检查）。③肋脊点压痛提示肾脏病变，如肾盂肾炎、肾结核等。

步骤十一，肋腰点压痛检查：①被检者坐位或立位，检查者站在其背后。②检查者用双手拇指分别置于被检者左、右肋腰点处（背部第12肋与腰肌外缘交角的顶点）由浅入深触压，触诊同时询问被检者有无疼痛（两侧肋腰点压痛也可分别检查）。③肋腰点压痛提示肾脏病变，如肾盂肾炎、肾结核等。

4. 肝脏触诊检查

（1）肝脏单手触诊检查

步骤一，单手触诊肝右叶体位：①被检者取腹部触诊体位，检查者站在其右侧。②检查者右手四指并拢，掌指关节伸直，与被检者右肋缘大致平行置于右锁骨中线上，估计肝下缘的下方。

步骤二，配合呼吸向上触诊检查：①检查者嘱被检者进行腹式呼吸。②被检者呼气时，检查者手指压向被检者腹深部。③吸气时，检查者手指向上迎触受检者下移的肝脏。④检查者手指随被检者腹式呼吸逐渐向上触诊，直至触到受检者肝缘或右肋缘为止。

步骤三，判断触诊结果：①若有肝大，应详细检查并描述肝脏的大小、质地、边缘和表面状态、压痛、搏动、肝震颤和肝区摩擦感。②肝大应在右锁骨中线上测量肝下缘至肋缘的垂直距离（以 cm 为单位）。

步骤四，单手触诊肝左叶检查：①在前正中线上，检查者自脐平面开始随被检者腹式呼吸逐渐触向剑突，直至触到肝缘或剑突。②肝肿大时，应详细检查肿大的特点，并在前正中线上测量肝下缘至剑突根部的垂直距离（以 cm 为单位）。

（2）肝脏双手触诊检查

步骤一，双手触诊肝右叶检查：①被检者取腹部触诊体位，检查者站在其右侧。②检查者左手托住被检查者右腰部，拇指张开置于右季肋部，限制右下胸扩张。③右手用单手触诊法，随被检者腹式呼吸向右肋缘触诊。

步骤二，双手触诊肝左叶检查：①被检者取腹部触诊体位，检查者站在其右侧。②检查者左手检查方法同上。③右手用单手触诊法，随被检者腹式呼吸向剑突方向触诊。

（3）肝脏钩指触诊检查法：被检者取腹部触诊体位，检查者站在其右肩旁，面向其足部。检查者将右手掌搭在其右前胸下部，右手 4 指弯曲成钩状。检查者嘱被检者深呼吸，随吸气进一步曲指，这样易触及被检者下移的肝下缘。此检查法适用于儿童和腹壁薄软的肝脏稍大患者。

（4）肝脏冲击触诊检查法：被检者取腹部触诊体位，检查者站在其右侧。检查者将右手四指弯曲沿被检者右侧锁骨中线由下向上冲击触诊。同时用指端感受有无肿大的肝下缘。此检查法适用于大量腹水的患者。

5. 脾脏触诊检查

（1）脾脏单手触诊检查法：被检者取腹部触诊体位，检查者站在其右侧。检查者右手掌平置于被检者脐部，与其左肋弓大致成垂直方向。检查者随被检者腹式呼吸，缓慢迎触脾脏，直至触及脾缘或左肋缘。若有脾大，应详细检查并描述脾脏的大小、质地、边缘和表面状态、压痛、搏动、摩擦感等，并进行测量（以 cm 为单位）。

（2）脾脏双手触诊检查法：被检者取腹部触诊体位，检查者站在其右侧。检查者左手绕过被检查者腹前方，左手掌置于其左胸下部（第 9～11 肋处）将脾脏由后向前托起并限制左胸廓运动。检查者右手掌平置于被检者脐部，与左肋弓大致成垂直方向，随被检者腹式呼吸，缓慢迎触脾脏，直至触及脾缘或左肋缘。

（3）脾脏右侧卧位双手触诊检查法

步骤一，脾脏右侧卧位双手触诊检查：①当检查者考虑被检者脾轻度肿大，仰卧不易触及时用此检查法。②检查者嘱被检者取右侧卧位，右下肢伸直，左下肢屈曲。

步骤二，脾脏右侧卧位双手触诊检查：①被检者取右侧卧位，检查者站其右侧。②检查者左手掌置于被检者左胸下部限制左胸廓运动。③检查者右手掌平置于被检者脐部，与左肋弓大致成垂直方向，随被检者腹式呼吸缓慢迎触脾脏，直至触及脾缘或左肋缘。

6. 胆囊触诊检查

（1）胆囊单手触诊检查法：被检者取腹部触诊体位，检查者站在其右侧。检查者右手除拇指外其余四指并拢，掌指关节伸直，自脐平面开始随被检者腹式呼吸逐渐触向胆囊点（腹直肌外侧缘与右肋弓交界处），直至触到肿大的胆囊或右肋缘为止。胆囊肿大或伴触痛考虑胆囊炎、胆囊结石、胆囊癌等。

（2）胆囊钩指触诊检查法：被检者取腹部触诊体位，检查者站在其右侧。检查者以左手掌平放于被检者右胸下部，以拇指指腹勾压于胆囊点处，其余四指与肋骨垂直交叉。检查者嘱被检者缓慢深吸气，在其吸气过程中拇指继续勾压。勾压同时观察被检者的表情并询问有无疼痛，若有疼痛，即为胆囊触痛。如同时伴吸气终止即胆囊触痛征，又称墨菲（Murphy）征阳性，提示急性胆囊炎。

（三）腹部叩诊音检查

1. 腹部叩诊音检查及方法：被检者排尿后取低枕仰卧位，双下肢稍屈曲。检查者多采用间接叩诊法先从被检者左下腹开始。

2. 肝脏上下界叩诊

（1）肝脏上界叩诊：被检者取仰卧位，检查者站其右侧。检查者一般沿被检者右锁骨中线、右腋中线、右肩胛线自肺区向下叩诊，当由清音变浊音时，即是肝上界的位置，可标记。

（2）肝脏下界叩诊：被检者取仰卧位，检查者站其右侧。检查者自被检者脐水平沿右锁骨中线的延长线从下向上叩诊，当由鼓音变浊音时为肝下界的位置并标记。正常人的肝脏在右锁骨中线肝上下径为 9 ~ 11 cm。

3. 肝区叩击痛检查：被检者取仰卧位，检查者左手掌置于被检者肝区，右手握拳以适当力量叩击被检者左手背。检查者观察被检者的表情并询问有无疼痛。肝区叩击痛对于诊断肝炎、肝脓肿、肝癌有一定的意义。

4. 移动性浊音检查

步骤一，仰卧位腹中部叩诊：被检者先取仰卧位，检查者在其脐部叩诊，确定局部叩诊音，应为鼓音。

步骤二，仰卧位向左侧腹叩诊：从脐部逐渐向左叩诊，若叩诊音由鼓音变为浊音，板指固定不动。

步骤三，右侧卧位叩诊：检查者嘱被检者右侧卧位，再次叩诊仰卧位的浊音区。若由浊音转呈鼓音，表明浊音移动。

步骤四，右侧卧位向脐部叩诊：①检查者再向脐部叩诊，叩出浊音移动后的具体部位。②若有上述表现，提示腹腔积液量达 1000 ml 以上。③同法可向右侧叩诊，以核实是否有移动性浊音。

5. 肋脊角叩痛检查：被检者取坐位（或侧卧位），检查者将左手掌平放在其肋脊角处（肾区）。检查者右手握拳以适当力量叩击被检者左手背，同时询问其有无疼痛。若被检者有疼痛，提示肾脏或肾周围炎症。

（四）腹部听诊检查

1. 肠鸣音听诊检查：通常可用右下腹部作为听诊点，听诊有无肠鸣音。若有肠鸣音，注意其频率及音调是否异常。正常人频率为每分钟 4 ~ 5 次。

2. 血管杂音听诊检查：腹部动脉用间接听诊法，顺序听诊为左股动脉→右股动脉→左髂动脉→右髂动脉→左肾动脉→右肾动脉→腹主动脉。

五、神经系统检查

(一)脑神经检查

1. 嗅神经：嗅觉功能障碍若能排除鼻黏膜病变，常见于同侧嗅神经损害。

2. 视神经：检查包括视力、视野和眼底。

3. 动眼神经、滑车神经、展神经：分别为第3、4、6对脑神经，共同管理眼球运动，合称眼球运动神经。若发现眼球运动向内、向上及向下活动受限，以及上睑下垂、调节反射消失，均提示动眼神经麻痹。若眼球向下及向外运动减弱，提示滑车神经有损害。若眼球向外转动障碍，则为展神经受损。瞳孔反射异常可能是由动眼神经或视神经受损所致。单侧眼球运动神经的麻痹可导致复视。

4. 三叉神经：三叉神经系第5对脑神经，是混合性神经。感觉神经纤维分布于面部皮肤、眼、鼻、口腔黏膜。运动神经纤维支配咀嚼肌。

面部感觉：①嘱被检者闭眼，以针刺检查痛觉、棉絮检查触觉和盛有冷水或热水的试管检查温度觉。②两侧对比，观察被检者的感觉反应是否减退、消失或过敏，同时确定感觉障碍区域。

角膜反射：①嘱被检者睁眼向内侧注视，以捻成细束的棉絮从患者视野外接近并轻触外侧角膜，避免触及睫毛，正常反应为被刺激侧迅速闭眼，称为直接角膜反射。②若刺激一侧角膜，对侧也出现眼睑闭合反应，称为间接角膜反射。

5. 面神经

(1)运动功能：首先观察被检者双侧额纹、鼻唇沟、眼裂及口角是否对称，然后嘱被检者做皱额、闭眼、露齿、微笑、鼓腮或吹哨动作。

临床意义：①一侧面神经周围性损害时，患侧额纹减少，眼裂增大，鼻唇沟变浅，不能皱额、闭眼，微笑或露齿时口角歪向健侧，鼓腮及吹口哨时病变侧漏气。②中枢性(核上的皮质脑干束或皮质运动区)损害时，由于上半部面肌受双侧皮质运动区的支配，皱额、闭眼无明显影响，只出现病灶对侧下半部面部表情肌的瘫痪。

(2)味觉检查：嘱被检者伸舌，将少量不同味感的物质(食糖、食盐、奎宁溶液)以棉签涂于舌面测试味觉，每种味觉试验完成后，用水漱口，再测试下一种味觉。

临床意义：面神经损害者则舌前 2/3 味觉丧失。

6. 前疾蜗位听神经

（1）听力检查：测定耳蜗神经的功能。

（2）前庭功能检查：观察被检者有无眩晕、平衡失调，检查其有无自发性眼球震颤。通过外耳道灌注冷、热水试验或旋转试验，观察被检者有无前庭功能障碍所致的眼球震颤反应减弱或消失。

7. 舌咽神经、迷走神经

（1）运动：注意被检者有无发音嘶哑或带鼻音，是否呛咳，有无吞咽困难。观察被检者张口发"啊"音时腭垂是否居中，两侧软腭上抬是否一致。

临床意义：当一侧神经受损时，该侧软腭上抬减弱，腭垂偏向健侧。

（2）咽反射：用压舌板轻触左侧或右侧咽后壁，正常者会出现咽部肌肉收缩和舌后缩，并有恶心反应。

临床意义：有神经损害者则反射迟钝或消失。

（3）感觉：可用棉签轻触被检者两侧软腭和咽后壁，观察感觉。

临床意义：舌后 1/3 的味觉减退为舌咽神经损害。

8. 副神经：副神经系第 11 对脑神经，支配胸锁乳突肌及斜方肌。检查时注意观察被检者肌肉有无萎缩，嘱被检者做耸肩及转头运动，比较两侧肌力。

临床意义：副神经受损时，可出现一侧肌力下降或肌肉萎缩。

9. 舌下神经：检查时嘱被检者伸舌，注意观察有无伸舌偏斜、舌肌萎缩及肌束颤动。

临床意义：单侧舌下神经麻痹时伸舌舌尖偏向患侧，双侧麻痹者则不能伸舌。

（二）运动功能检查

1. 肌力

（1）定义：指肌肉运动时的最大收缩力。

（2）分级：0 级完全瘫痪，测不到肌肉收缩。1 级仅测到肌肉收缩，但不能产生动作。2 级肢体在床面上能水平移动，但不能抬离床面。3 级肢体能抬离床面，但不能抗阻力。4 级能作抗阻力动作，但较正常差。5 级正常肌力。

双侧上肢远端肌力检查如图 2-1 所示。

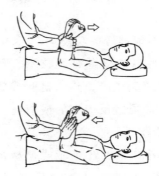

图 2-1　双侧上肢远端肌力检查

双手握力检查如图 2-2 所示。

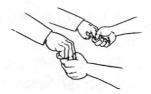

图 2-2　双手握力检查

双侧下肢近端肌力检查如图 2-3 所示。

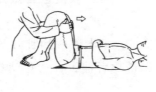

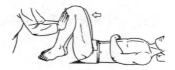

图 2-3　双侧下肢近端肌力检查

2. 肌张力

(1)肌张力增高

1)痉挛状态：在被动伸屈其肢体时，起始阻力大，终末阻力突然减弱，也称折刀现象，为锥体束损害现象。

2)铅管样强直：伸肌和屈肌的肌张力均增高，做被动运动时各个方向的阻力增加是均匀一致的，为锥体外系损害现象。

（2）肌张力降低：肌肉松软，伸屈其肢体时阻力低，关节运动范围扩大，见于周围神经炎、前角灰质炎和小脑病变。

3. 不自主运动

（1）静止性震颤：静止时表现明显，而在运动时减轻，睡眠时消失，常伴有肌张力增高。

（2）意向性震颤：又称动作性震颤。震颤在休息时消失，动作时发生，越接近目标物越明显。

（3）舞蹈样运动：为面部肌肉及肢体的快速、不规则、无目的、不对称的不自主运动，表现为做鬼脸、转颈、耸肩、手指间断性伸曲、摆手和伸臂等舞蹈样动作，睡眠时可减轻或消失。

（4）手足徐动：为手指或足趾的一种缓慢持续的伸展扭曲动作。

（三）感觉功能检查

1. 浅感觉检查

（1）痛觉障碍：见于脊髓丘脑侧束损害。

（2）触觉障碍：见于后索病损。

（3）温度觉障碍：见于脊髓丘脑侧束损害。

2. 深感觉检查

（1）运动觉：见于后索病损。

（2）位置觉：检查者将被检者的肢体摆成某一姿势，请被检者描述该姿势或用对侧肢体模仿，位置觉障碍见于后索病损。

（3）振动觉：检查者用震动着的音叉（128 Hz）柄置于被检者骨突起处（如内、外踝、手指、桡尺骨茎突、胫骨、膝盖等），询问被检者有无震动感觉，判断两侧有无差别，障碍见于后索病损。

3. 复合感觉检查（皮质感觉）

（1）皮肤定位觉：该功能障碍见于皮质病变。

（2）两点辨别觉：触觉正常而两点辨别觉障碍时则为额叶病变。

（四）神经反射检查

1. 浅反射：浅反射是刺激皮肤或黏膜引起的反应，包括角膜反射、腹壁反射和提睾反射等。

（1）腹壁反射：被检者仰卧位，使腹壁完全松弛，检查者用较钝器械由外向内分别轻划被检者左右腹壁肋缘下（$T_7 \sim T_8$）、脐平（$T_9 \sim T_{10}$）和腹股沟上（$T_{11} \sim T_{12}$）的皮肤，观察被检者相应部位腹肌收缩和脐的移位。

上腹壁反射检查如图 2-4 所示。

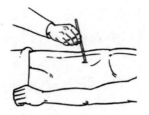

图 2-4　上腹壁反射检查

中腹壁反射检查如图 2-5 所示。

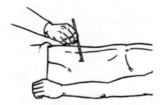

图 2-5　中腹壁反射检查

下腹壁反射检查如图 2-6 所示。

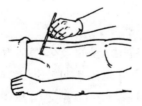

图 2-6　下腹壁反射检查

（1）腹壁反射：上、中或下部反射消失，分别见于不同平面的胸髓病损；双侧上、中、下部反射均消失，见于昏迷、急性腹膜炎。

（2）肛门反射：反射障碍为 $S_4 \sim S_5$ 病损、肛尾神经病损。

（3）提睾反射：双侧消失为 $L_1 \sim L_2$ 病损，一侧消失见于锥体束病损。

（4）跖反射：反射消失为 $S_1 \sim S_2$ 病损。

2. 深反射（腱反射）

（1）肱二头肌反射：使肱二头肌收缩，前臂快速屈曲，反射中枢为颈髓 5 ~ 6 节。

（2）肱三头肌反射：使肱三头肌收缩，引起前臂伸展，反射中枢为颈髓 6～7 节。

（3）桡骨骨膜反射：可引起肱桡肌收缩，发生屈肘和前臂旋前动作，反射中枢在颈髓 5～6 节。

（4）膝反射：引起小腿伸展，反射中枢在腰髓 2～4 节。

（5）跟腱反射又称踝反射：反应为腓肠肌收缩，足向跖面屈，反射中枢为骶髓 1～2 节。

（5）Hoffmann 征反射：检查者以拇指迅速弹刮被检者的中指指甲，引起其余四指轻度掌屈反应则为阳性。

（6）踝阵挛：阳性表现为腓肠肌与比目鱼肌发生连续性节律性收缩而致足部呈现交替性屈伸动作，系腱反射极度亢进。

（7）髌阵挛：阳性反应为股四头肌发生节律性收缩，使髌骨上下移动，系腱反射极度亢进。

3. 病理反射

（1）巴宾斯基征（Babinski sign）：取位与检查跖反射一样，用竹签沿被检者足底外侧缘由后向前至小趾跟部并转向内侧，阳性反应为拇趾背伸，余趾呈扇形展开。

（2）奥本海姆征（Oppenheim sign）：检查者用拇指及示指沿被检者胫骨前缘用力由上向下滑压，阳性表现同巴宾斯基征。

（3）戈登征（Gordon sign）：检查时用手以一定力量捏压腓肠肌，阳性表现同巴宾斯基征。

（4）脑膜刺激：见于脑膜炎、蛛网膜下腔出血、颅压增高等。

（5）颈强直：被检者取仰卧，检查者以一手托被检者枕部，另一只手置于胸前做屈颈动作。若这一被动屈颈检查时感觉到抵抗力增强，即为颈部阻力增高或颈强直。在排除颈椎或颈部肌肉局部病变后即可认为有脑膜刺激征。

（6）克尼格征（Kernig sign）：被检者取仰卧位，一侧下肢髋、膝关节屈曲成直角，检查者将被检者小腿抬高伸膝。正常人膝关节可伸达 135°以上。若伸膝受阻且伴疼痛与屈肌痉挛，则为阳性。

第三节　外科体格检查

一、皮肤及淋巴结检查

(一)皮肤检查

1. 颜色

(1)苍白:可由贫血、末梢毛细血管痉挛或充盈不足所致,如寒冷、惊恐、休克、虚脱、主动脉瓣关闭不全。仅见肢端苍白,可能与肢体动脉痉挛或阻塞有关,如雷诺病、血栓闭塞性脉管炎。

(2)发红:由于毛细血管扩张充血、血流加速、血量增加及红细胞量增多所致。在生理情况下见于运动、饮酒后;病理情况下见于发热性疾病,如肺炎球菌肺炎、肺结核、猩红热、阿托品及一氧化碳中毒。皮肤持久性发红见于库欣综合征(Cushing syndrome)及真性红细胞增多症。

(3)发绀:皮肤呈青紫色,常出现于口唇、耳廓、面颊及肢端。见于还原血红蛋白增多或异常血红蛋白血症。

(4)色素沉着:病理见于慢性肾上腺皮质功能减退,其他如肝硬化、晚期肝癌、肢端肥大症、黑热病、疟疾,以及使用某些药物如砷剂和抗肿瘤药物等,亦可引起不同程度的皮肤色素沉着。

(5)色素脱失:①白癜,见于白癜风,有时偶见于甲状腺功能亢进、肾上腺皮质功能减退及恶性贫血患者。白癜表现为多形性大小不等的色素脱失斑片,发生后可逐渐扩大,但进展缓慢,无自觉症状亦不引起生理功能改变。②白斑,常发生于口腔黏膜及女性外阴部,部分白斑可发生癌变。白斑表现多为圆形或椭圆形色素脱失斑片,面积一般不大。③白化病,为先天性酪氨酸酶合成障碍所致。白化病表现为全身皮肤和毛发色素脱失,属于遗传性疾病。

2. 湿度

(1)出汗较多:见于风湿病、结核病和布鲁氏菌病患者。甲状腺功能亢进、佝偻病、脑炎后遗症者亦可经常伴有多汗。

(2)夜间睡后出汗(盗汗):多见于结核病患者。

(3)手足皮肤发凉而大汗淋漓(冷汗):见于休克和虚脱患者。

(4)无汗时皮肤异常干燥:见于维生素 A 缺乏症、黏液性水肿、硬皮病、尿毒症及脱水患者。

3. 皮肤弹性：常用上臂内侧或手背，用拇指与示指将皮肤捏起，正常人松手后皱褶会迅速平复。

4. 毛发：中年以后因毛发根部的血运和细胞代谢减退，头发可逐渐减少或色素脱失，形成秃顶或白发。毛发增多见于一些内分泌疾病，如库欣综合征及长期使用肾上腺皮质激素及性激素者。女性患者除一般体毛增多外，尚可生长胡须。

病理性毛发脱落原因：①头部皮肤疾病，如脂溢性皮炎、螨寄生可呈不规则脱发。②神经营养障碍，如斑秃，脱发多为圆形，范围大小不等。发生突然，可以再生。③某些发热性疾病，如肠伤寒。④某些内分泌疾病，如甲状腺功能及垂体功能减退。⑤理化因素性脱发，如过量的放射线影响，某些抗癌药物如环磷酰胺。

5. 蜘蛛痣与肝掌：皮肤小动脉末端分支性扩张所形成的血管痣，形似蜘蛛，称为蜘蛛痣。多出现于上腔静脉分布的区域内，如面、颈、手背、上臂、前胸和肩部等处。用棉签或火柴梗压迫蜘蛛痣的中心，其辐射状小血管网立即消失，去除压力后又复现。一般认为，蜘蛛痣的出现与肝脏对雌激素的灭活作用减弱有关，常见于急、慢性肝炎或肝硬化。

6. 水肿：皮下组织的细胞内及组织间隙内液体积聚过多，称为水肿。黏液性水肿及丝虫病患者尽管组织肿胀明显，但受压后并无组织凹陷。

（1）心源性水肿：主要是右心衰竭的表现。发生机制主要是有效循环血量减少，肾血流量减少，继发性醛固酮增多引起水钠潴留及静脉瘀血，毛细血管滤过压增高，组织液回吸收减少所致。水肿程度可由于心力衰竭程度而有所不同，可自轻度的踝部浮肿以至严重的全身性水肿。水肿特点是首先出现于身体下垂部位。能起床活动者，最早出现于踝内侧，行走活动后明显，休息后减轻或消失。颜面部一般不肿。水肿为对称性、凹陷性。通常有颈静脉怒张、肝大、静脉压升高，严重时还出现胸腔积液、腹水、心力衰竭等症状。

（2）肾源性水肿：可见于各型肾炎和肾病。主要是由多种因素引起肾排泄水、钠减少，导致水钠潴留，细胞外液增多，毛细血管静水压升高，引起水肿。水钠潴留是肾性水肿的基本机制。水肿特点是患者在疾病早期晨间起床时有眼睑与颜面水肿，以后发展为全身水肿（肾病综合征时为重度水肿）。常有尿常规改变、高血压、肾功能损害的表现。

（3）肝源性水肿：失代偿期肝硬化主要表现为腹水，也可首先出现踝部水肿，逐渐向上蔓延，而头、面部及上肢常无水肿。门静脉高压症及低蛋白血等因素是水肿与腹水形成的主要机制。肝硬化在临床上主要有肝功能减退和门静脉高压两方面表现。

（4）营养不良性水肿：由于慢性消耗性疾病长期营养缺乏、蛋白丢失性胃肠病、重度烧伤等所致低蛋白血症或维生素 B_1 缺乏，可产生水肿。其特点是水肿发生前常有消瘦、体重减轻等表现。皮下脂肪减少所致组织松弛、组织压降低，加重了水肿液的潴留。水肿常从足部开始，逐渐蔓延至全身。

（二）淋巴结检查

1. 表浅淋巴结分布

（1）头颈部：耳前淋巴结、耳后淋巴结、枕后淋巴结、颌/颏下淋巴结、颈前/后淋巴结、锁骨上淋巴结。

（2）上肢：腋窝淋巴结（外侧群、胸肌群、肩胛下群、中央群、腋尖群）、滑车上淋巴结。

（3）下肢：腹股沟淋巴结（上、下群）、腘窝淋巴结。

2. 淋巴结的检查顺序

（1）头颈部淋巴结：耳前—耳后—枕部—颌下—颏下—颈前—颈后—锁骨上淋巴结。

（2）上肢淋巴结：腋窝淋巴结—滑车上淋巴结。

（3）腋窝淋巴结：尖群—中央群—胸肌群—肩胛下群—外侧群。

（4）下肢淋巴结：腹股沟部（上群—下群）—腘窝淋巴结。

3. 淋巴结肿大的病因

（1）非特异性淋巴结炎：引流区域的急、慢性炎症。

（2）淋巴结结核：常位于颈部呈"串珠状"分布。

（3）全身淋巴结肿大：急慢性淋巴结炎、传染性单核细胞增多症、淋巴瘤、各型白血病。

二、颈部检查

（一）颈部视诊检查

被检者取任意体位，最好是舒适的坐位。检查者站其右侧。检查者观察被检者颈部的对称性、皮肤、血管有无异常。检查者可嘱被检者进行必要的颈部运动，观察其颈部姿势与运动功能有无异常。

（二）气管触诊检查

被检者取坐位或仰卧位，头颈自然直立。检查者用示指和无名指分别置于被检者两侧胸锁关节上，用中指触诊气管。检查者触及被检者气管后，将中指置于气管表面。观察被检者中指是否在示指和无名指中间，以此判断气管有无偏移。

（三）甲状腺触诊检查

1. 前面触诊甲状腺

（1）前面甲状腺峡部触诊：被检者取坐位或仰卧位，检查者站立于被检者前面。检查者用拇指从被检者胸骨上切迹向上滑行触诊，感受气管前有无肿大软组织。若有疑似甲状腺峡部肿大，可请被检者做吞咽动作，判断肿大软组织是否随吞咽动作而上下移动，移动者即是肿大甲状腺峡部软组织。

（2）前面甲状腺左叶触诊

步骤一，向左轻推甲状软骨：①被检者取坐位或仰卧位，头颈稍偏向检查侧（左侧）。②检查者站立于被检者前面，左手除拇指外其余四指置于被检者颈部，用左手拇指从被检者甲状软骨右下缘向左侧轻推。

步骤二，向前内轻推左侧胸锁乳突肌：检查者用右手示指、中指置于被检者左侧胸锁乳突肌后缘，向前内轻推。

步骤三，检查甲状腺左叶是否肿大：①检查者在前两步推压配合下，用右手拇指在被检者胸锁乳突肌前缘由上而下触诊，感受有无软组织肿大。②若有疑似甲状腺组织肿大，可请被检者做吞咽动作，判断肿大软组织是否随吞咽动作而上下移动，移动者即是肿大甲状腺组织。③甲状腺肿大常见于甲状腺功能亢进症、甲状腺炎、甲状腺肿、甲状腺癌等。

（3）前面甲状腺右叶触诊

步骤一，向右轻推甲状软骨：①被检者取坐位或仰卧位，头颈稍偏向检查侧（右侧）。②检查者站立于被检者前面，右手除拇指外其余四指置于被检者颈部，用右手拇指从被检者甲状软骨左下缘向右侧轻推。

步骤二，向前内轻推右侧胸锁乳突肌：检查者用左手示指、中指置于被检者右侧胸锁乳突肌后缘，向前内轻推。

步骤三，检查甲状腺右叶是否肿大：①检查者在前两步推压配合下，用左手拇指在被检者胸锁乳突肌前缘由上而下触诊，感受有无软组织肿大。②若有疑似甲状腺组织肿大，可请被检者做吞咽动作，判断肿大软组织是否随吞咽动作而上下移动，移动者即是肿大甲状腺组织。

2. 后面触诊甲状腺

（1）后面甲状腺峡部触诊：被检者取坐位，检查者站立于被检者后面。检查者用右手示指从被检者胸骨上切迹向上触诊，感受气管前有无肿大软组织。若有疑似甲状腺峡部肿大，可请被检者做吞咽动作，判断肿大软组织是否随吞咽动作而上下移动，移动者即是肿大甲状腺峡部软组织。

（2）后面甲状腺左叶触诊

步骤一，向左轻推甲状软骨：①被检者取坐位或仰卧位，头颈稍偏向检查侧（左侧）。②检查者站立于被检者后面，用右手示指、中指从被检者甲状软骨右下缘向左侧轻推。

步骤二，向前内轻推左侧胸锁乳突肌：检查者用左手拇指置于被检者左侧胸锁乳突肌后缘，向前内轻推。

步骤三，检查甲状腺左叶是否肿大：①检查者在前两步推压配合下，用左手示指、中指在被检者胸锁乳突肌前缘由上而下触诊，感受有无软组织肿大。②若有疑似甲状腺组织肿大，可请被检者做吞咽动作，判断肿大软组织是否随吞咽动作而上下移动，移动者即是肿大甲状腺组织。

（3）后面甲状腺右叶触诊

步骤一，向右轻推甲状软骨：①被检者取坐位或仰卧位，头颈稍偏向检查侧（右侧）。②检查者站立于被检者后面，用左手示指、中指从被检者甲状软骨左下缘向右侧轻推。

步骤二，向前内轻推右侧胸锁乳突肌：检查者用右手拇指置于被检者右侧胸锁乳突肌后缘，向前内轻推。

步骤三，检查甲状腺右叶是否肿大：①检查者在前两步推压配合下，用右手示指、中指在被检者胸锁乳突肌前缘由上而下触诊，感受有无软组织肿大。②若有疑似甲状腺组织肿大，可请被检者做吞咽动作，判断肿大软组织是否随吞咽动作而上下移动，移动者即是肿大甲状腺组织。

三、乳腺触诊检查

（一）触诊注意事项

注意事项：①被检者一般采取坐位或站立位，必要时亦可结合仰卧位检查，特别是肥大的乳腺应结合仰卧位检查。②首先自健侧开始，然后检查患侧乳腺。触诊必须轻揉，切忌粗暴重按，因重按有时会促使恶性肿瘤扩散。③用指腹将乳腺轻按于胸壁，并在胸壁表面进行回旋触诊，切忌抓捏，以免将腺体抓起，造成错误感觉。④对于下垂的大乳腺，可一手托起作为衬垫，另一只手触诊。⑤要按乳腺分区有顺序的和全面的触诊，不要遗漏。一般按内上象限→内下象限→外下象限→外上象限→乳晕乳头区→腋窝的顺序进行。⑥检查腋窝时不仅要检查有无淋巴结肿大，同时还要注意有无副乳存在，并注意检查副乳的大小、硬度、有无肿块等。乳腺尾叶常伸入腋窝，检查时要注意尾叶有无病变，不可遗漏。

(二)乳头的触诊

检查乳头时，应注意检查乳头的活动度，乳头是否与肿物粘连。检查时可轻轻牵拉双侧乳头，两侧对比。检查乳头有无溢液，可自乳腺周围向乳晕部轻轻挤压，若有溢液，应查明溢液管口的部位，是单管还是多管（数目），以及溢液的性质（浆液性、血清样、血性、棕色液或全血），并对溢液涂片送细胞学检查。乳腺导管内乳头状瘤多表现为乳头某一个乳管开口处溢液，挤压乳腺某一固定区域有溢液，而挤压其他区域乳头不溢液。乳腺导管扩张常为多个导管病变，故环形向乳头方向挤压时，可见多个乳管开口处有溢液。

(三)乳腺内肿块的检查

对于初学者或经验不足的医师，乳腺内的肿块检查往往不是一件容易的事，特别是肥大的乳腺加之肿块较小时就更加困难。除前面说到的检查要领外，还要注意防止将正常的乳腺当成肿块。正常的腺体有一定的厚度，较韧，有时触诊也有一定的结节感，但是呈全乳均匀分布。乳腺增生所致的腺体增厚与正常乳腺的区别是增生的乳腺多表现在乳房的局部或大部，呈片状，有明显的结节感，腺体略比正常乳腺要肥厚，一般不会呈全乳分布。这种对增生腺体触诊的感觉，并非一日之功，要在触诊过程中反复比较和体会才能有所认识。乳腺内肿块则多为局限性，圆形或不规则形结节，大小不一，特点是有可测量的边界。当确定乳腺内有肿块无误后，还需要注意对肿块做如下检查。

1. 肿块的部位：首先应确定肿块位于乳腺的什么部位。其部位的描述应按乳腺解剖分区详细记录。据统计，乳腺癌肿块60%发生在乳腺外上象限，12%发生在乳晕下，12%发生在内上象限，10%发生在外下象限，其余6%发生在内下象限。乳腺纤维腺瘤绝大多数发生在外上、外下象限区，乳腺腺瘤也多发生在外上象限区。

2. 肿块的大小、数目：肿块大小要以实际测量的为准，并以 cm 为单位记录，如肿块为 2 cm×1 cm×1 cm，分别表示直径、横径和厚度，不应该用比喻来形容肿块的大小，如花生米大小或核桃大小等。乳腺肿块的大小一般来说不能表明疾病轻重程度。但如果是乳腺癌，其肿块的大小对其预后有较重要的意义。大多数患者以及大部分疾病仅表现为一侧乳腺内单个肿块，而发生一侧乳腺内多个肿块或者双侧乳腺内均有肿块者较少见。

据乳腺癌多中心起源学说，单侧多原发性乳腺癌在同一侧乳腺内可能有两个以上独立癌肿。但若肿块较小，临床触诊较困难，往往仅能触及其中一个主癌肿块，而其他较小的癌肿灶大多数需要在显微镜下才能发现。临床上双侧乳腺同时患癌者比较少见。

3. 形态和边界：乳腺肿块的形态大多为圆形或椭圆形，其次为结节状、分叶状、盘状或不规则状。良性肿瘤大多数为圆形和椭圆形；盘状或结节状可能是乳腺增生；恶性肿瘤的形状不定，但大多是不规则状。肿瘤的边界是否清楚，对判断肿块良恶性有着相当重要的意义。良性肿瘤大多边界锐利、表面光滑，其与周围腺体或结缔组织不粘连；恶性肿瘤由于生长快，向周围组织呈浸润性发展，故其边界往往很难触及。其肿块常常与腺体、皮肤或胸大肌相连在一起，且表面凹凸不平，形态难以描述。有时恶性肿瘤的早期因向周围浸润轻，则可表现为较清楚的边界，但随着时间的推移，肿块即逐渐固定，边界变得不清，这也是恶性肿瘤与良性肿瘤区别的特点之一。良性肿瘤无论病程多长，均不会发生与周围粘连的情况。乳腺增生或乳腺腺瘤肿块可能呈结节状或不规则外形，与周围组织边界不清，故容易误诊为乳腺癌。

4. 硬度和活动度：肿块的硬度常以高、中、低三度表示。相当于前额的硬度者为高硬度，相当鼻尖硬度为中硬度，相当嘴唇硬度为低硬度。良性乳腺肿块的硬度一般为中硬度，而恶性者多为高硬度。但其中髓样癌、乳头状癌则较软，相当于中等硬度，乳腺囊肿类肿块则为低硬度。乳腺良性肿瘤的活动度较大，例如，乳腺纤维瘤有时可推移相当距离。恶性肿瘤由于与周围组织粘连，故移动度很小甚至不移动，有时可使整个乳腺固定（正常乳腺在胸壁上有一定移动度）。

发现肿块与皮肤及胸大肌有无粘连的方法：①两手高举过头，拉紧胸壁皮肤，观察双侧乳腺是否在同一高度，位置偏高一侧的乳腺内可能有病变；若皮肤出现凹陷，则表示该部位皮肤与深部肿块或病灶有粘连。②双手叉腰，用力使胸大肌收缩，如果某侧乳腺内肿块与胸大肌粘连，则该侧胸大肌活动减少或消失。

(四)乳腺区域淋巴结的检查

1. 与乳腺相关的淋巴结：有腋下淋巴结群、锁骨上淋巴结群及胸骨旁内乳淋巴结群，特别是腋下淋巴结群，不仅是许多乳腺疾病最主要的淋巴转移途径，而且位置表浅容易触诊，是临床体检不可遗漏的部位。乳腺疾病中，乳腺炎症性疾病和乳腺癌均可引起上述区域的淋巴结肿大。炎症所致者先可有乳腺明显炎症改变，肿大的淋巴结较柔软，可移动，有压痛，可随乳腺炎症的好转而消失；乳腺癌转移所致的淋巴结肿大，多发生在乳腺出现无痛性肿块之后或出现肿块的同时出现淋巴结肿大，且质硬，无压痛，早期可移动，中晚期淋巴结固定相互粘连成块，在切除乳癌肿块后，肿大的淋巴结若不施以治疗，不会自行消失。

2. 腋窝淋巴结：被检者取坐位或立位，检查左侧腋窝时，医师用左手持患者左臂，以使胸大肌处于松弛状态，然后用右手触诊；右侧相反。检查时先从胸壁外侧开始，依次由腋顶、腋中央、胸内侧壁的顺序全面触诊。触诊时拇指外展，余4指并拢，用指腹加以适当力度，在腋窝表面皮肤上反复滑动，以便感觉有无肿大的淋巴结，正常淋巴结不容易被触及。要记录增大淋巴结数目、部位、大小、软硬度、有无压痛、活动度等。肥胖者腋下淋巴结触诊较困难。检查腋窝淋巴结时，不要把注意力仅集中在乳腺病变侧腋窝，还要同时检查对侧。

3. 锁骨上下淋巴结：该处淋巴结位置较深，触诊较困难，只有在淋巴结肿大到一定体积时方可在皮下触及。触诊时沿锁骨上、下窝，由内侧端向外侧端依次触摸。倘若已有锁骨上淋巴结肿大，一般也仅能触到锁骨较外侧，即胸锁乳突肌下端外侧缘的浅部淋巴结。若发现锁骨上淋巴结转移，说明癌肿已属晚期，此时再行乳腺根治术已无意义。

4. 内乳淋巴结：内乳淋巴结位于胸骨旁第1~6肋间隙的深面，即使肿大也很难被发现。但有极少数患者淋巴结肿大到一定程度时，肿块向体表突出，使胸骨旁突起，好似串珠状，此时不难发现（但仅是偶尔能见到）。内乳淋巴结肿大说明癌肿已属晚期，且可能已通过内乳淋巴管向对侧乳腺转移。

四、脊柱四肢检查

(一)脊柱视诊检查

1. 脊柱侧面视诊检查：被检者取直立位，检查者站其侧面。检查者从侧面观察被检者的脊柱弯曲度，了解有无前后凸畸形。正常人有 4 个生理弯曲。

2. 脊柱后面视诊检查：被检者取直立位或坐位，检查者站其后面。检查者从后面观察被检者脊柱有无侧弯。疑有轻度侧弯时，可借助触诊划痕来观察判断。

（二）脊柱触诊检查

1. 脊柱压痛检查：被检者取端坐位，身体稍向前倾。检查者站其后方。检查者以右手拇指从被检者枕骨粗隆开始自上而下逐个按压脊椎棘突。按压同时询问被检者有无压痛。若有压痛，提示压痛部位可能有病变。常见病因有脊椎结核、椎间盘突出及脊椎外伤或骨折等。

2. 椎旁肌肉压痛检查：被检者取端坐位，身体稍向前倾。检查者站其侧面后方。检查者以右手拇指从被检者枕骨粗隆开始自上而下按压椎旁肌肉。按压同时询问被检者有无压痛，正常来说椎旁肌肉无压痛。若有压痛，提示压痛部位有病变，如腰背肌纤维炎或劳损等。

（三）脊柱叩诊检查

1. 脊柱直接叩诊检查：被检者取端坐位，身体稍向前倾。检查者站其侧面后方。检查者用叩诊锤或中指自上而下垂直叩击被检者各椎体棘突，并询问被检者有无叩击痛。若有叩击痛，叩击痛的部位多为病变部位，见于脊柱结核、脊椎骨折及椎间盘突出等。

2. 脊柱间接叩诊检查：被检者取端坐位，检查者站其侧面后方。检查者将左手掌置于被检者头顶，右手半握拳叩击被检者左手背。叩击同时询问被检者脊柱某处有无疼痛，叩击痛的部位多为病变部位。常见于脊柱结核、脊椎骨折及椎间盘突出等。

（四）四肢检查

1. 上肢检查

（1）双上肢视诊检查：被检者取仰卧位、坐位或立位，检查者嘱其双上肢向前伸直手掌并拢。注意观察被检者上肢有无长度改变、关节畸形及运动障碍。

（2）上肢肌张力触摸检查法：被检者可取任意体位，检查者嘱其将待检肢体肌肉放松。检查者用手触摸被检者各部位肌肉的硬度，感知有无增强或减弱。肌张力降低见于下运动神经元病变、小脑病变和肌源性病变等。肌张力增高见于锥体束或锥体外系损害。

（3）上肢肌张力被动伸屈检查法：被检者可取任意体位，检查者嘱其将待检肢体肌肉放松。检查者被动伸屈被检者待检肢体，感知肌肉对被动伸屈的阻力有无增强或减弱。增强或减弱的意义同触摸检查法。

（4）上肢肌力主动法检查：检查者嘱被检者上肢做伸屈动作，并观察其运动的力量。上肢肌力障碍见于中枢性瘫痪和周围性瘫痪。

（5）上肢肌力被动法检查：检查者嘱被检者上肢做伸屈动作，并从相反方向施加阻力，测其克服阻力的力量。上肢肌力障碍见于中枢性和周围性瘫痪。

2. 下肢检查

（1）双下肢视诊检查：被检者取仰卧位或坐位，检查者嘱其双下肢伸直并拢。观察被检者双下肢有无长度改变、关节畸形及运动障碍。

（2）下肢肌张力触摸检查：被检者可取任意体位，检查者嘱其将待检肢体肌肉放松。检查者用手触摸被检者各部位肌肉的硬度，感知有无增强或减弱。肌张力降低见于下运动神经元病变、小脑病变和肌源性病变等。肌张力增高见于锥体束或锥体外系损害。

（3）下肢肌张力被动伸屈检查：被检者可取任意体位，检查者嘱其将待检肢体肌肉放松。检查者被动伸屈被检者待检肢体，感知肌肉对被动伸屈的阻力有无增强或减弱。增强或减弱的意义同触摸检查。

（4）下肢肌力主动法检查：检查者嘱被检者下肢做伸屈动作，观察其运动的力量。下肢肌力障碍见于中枢性瘫痪和周围性瘫痪。

（5）下肢肌力被动法检查：检查者嘱被检者下肢做伸屈动作，并从相反方向给予阻力，测其克服阻力的力量。下肢肌力障碍见于中枢性瘫痪和周围性瘫痪。

五、生殖器、肛门及直肠检查

（一）概况

直肠全长 12～15 cm，下连肛管。肛管下端在体表的开口为肛门，位于会阴中心体与尾骨尖之间。常用体位如下。

1. 肘膝位：被检者两肘关节屈曲，置于检查台上，胸部尽量靠近检查台，两膝关节屈曲成直角跪于检查台上，臀部抬高。最常用于前列腺、精囊及内镜检查。

2. 左侧卧位：被检者取左侧卧位，右腿向腹部屈曲，左腿伸直，臀部靠近检查台,检查者位于被检者背后进行检查。此体位适用于病重、年老体弱或女性患者。

3. 仰卧位或截石位:被检者仰卧于检查台上,臀部垫高,两腿屈曲、抬高并外展。适用于重症体弱患者的检查,也可进行直肠双合诊,即右手示指在直肠内,左手在下腹部,双手配合,以检查盆腔脏器。

4. 蹲位:下蹲呈排便的姿势,屏气向下用力。适用于检查直肠脱出、内痔及直肠息肉。

(二)视诊

1. 肛门闭锁与狭窄:多见于新生儿先天性畸形。感染、外伤或手术引起的肛门狭窄,常可在肛周发现瘢痕。

2. 肛门瘢痕与红肿:肛门周围瘢痕多见于外伤或手术后;肛门周围有红肿及压痛,常为肛门周围炎症或脓肿。

3. 肛裂:是肛管下段(齿状线以下)深达皮肤全层的纵行及梭形裂口或感染性溃疡。自觉排便时疼痛,排出的粪便周围常附有少许鲜血。常可见裂口,触诊时有明显的触压痛。

4. 痔疮:是直肠下端黏膜下或肛管边缘皮下的内痔静脉丛或外痔静脉丛扩大和曲张所致的静脉团,多见于成年人,患者常有粪便带血、痔块脱出、疼痛或瘙痒感。内痔位于齿状线以上,表面被直肠下端黏膜所覆盖,在肛门内口可查到柔软的紫红色包块,排便时可突出肛门口外。外痔位于齿状线以下,表面被肛管皮肤所覆盖,在肛门外口可见紫红色柔软包块。混合痔是齿状线上、下均可发现紫红色包块,下部被肛管皮肤所覆盖,具有外痔与内痔两者特点。

5. 肛门直肠瘘:有内口和外口。内口在直肠或肛管内,瘘管经过肛门软组织开口于肛门周围皮肤,肛瘘多为肛管或直肠周围脓肿与结核所致,不易愈合。检查时可见肛门周围皮肤有瘘管开口,有时有脓性分泌物流出,在直肠或肛管内可见瘘管的内口或伴有硬结。

6. 直肠脱垂:又称脱肛,是指肛管、直肠或乙状结肠下端的肠壁,部分或全层向外翻而脱出于肛门外。检查时患者取蹲位,观察肛门外有无突出物。若无突出物或突出不明显,让患者屏气做排便动作时肛门外可见紫红色球状突出物,且随排便力气加大而突出更为明显,此即直肠部分脱垂(黏膜脱垂),停止排便时突出物常可回缩至肛门内。若突出物呈椭圆形块状物,表面有环形皱襞,即为直肠完全脱垂(直肠壁全层脱垂),停止排便时不易恢复。

(三)触诊

肛门和直肠触诊通常称为肛诊或直肠指诊。患者可取肘膝位、左侧卧位或仰卧位。触诊时医师右手示指戴指套或手套，并涂以润滑剂，如肥皂液、凡士林、液状石蜡，随后将示指置于肛门外口轻轻按摩，待患者肛门括约肌适应放松后，再徐徐插入肛门、直肠内。先检查肛门及括约肌的紧张度，再查肛管及直肠的内壁。男性还可触诊前列腺与精囊，女性则可检查子宫颈、子宫、输卵管。

临床意义：①直肠剧烈触痛，常因肛裂及感染引起。②触痛伴有波动感多见于肛门、直肠周围脓肿。③直肠内触及柔软、光滑而有弹性的包块，多为直肠息肉。④触及坚硬凹凸不平的包块，应考虑直肠癌。⑤指诊后指套表面带有黏液、脓液或血液，应取其涂片镜检或做细菌学检查。⑥若直肠病变病因不明，应进一步做内镜检查。

第三章 实验室检查

第一节 常规检查

一、血液常规

(一)白细胞检测

检测项目包括白细胞计数、白细胞分类(中性、淋巴、嗜酸、嗜碱、单核细胞)计数。

1. 检查目的:了解外周血中白细胞计数是否正常,评价骨髓造血功能,有助于临床急、慢性感染,病毒性疾病的辅助诊断、健康体检等。

2. 检查方法:血常规检测用一次性抗凝真空管采集静脉血或用传统的毛细血管法采集末梢血,采用血细胞自动分析仪法或显微镜检查法进行分析。

3. 检查前准备及注意事项:检查前应避免跑步、骑自行车、爬楼梯等剧烈运动,要求被检者休息15分钟后进行采血,冬季保持血液循环通畅。检查前尽量避免服用药物,若必需服用,分析检查结果时应考虑药物可能的影响。

静脉采血时,止血带压迫时间宜小于1分钟,若止血带结扎超过2分钟,随着压迫时间的延长,局部组织发生缺氧而引起血液成分的变化较大,检查结果会出现不应有的增高或减低。

4. 正常结果

(1)白细胞计数:$3.5 \times 10^9 \sim 10.0 \times 10^9/L$。

(2)白细胞分类:中性粒细胞为 $0.50 \sim 0.70$;淋巴细胞为 $0.20 \sim 0.40$;单核细胞为 $0.03 \sim 0.08$;嗜酸性粒细胞为 $0.01 \sim 0.05$;嗜碱性粒细胞为 $0 \sim 0.01$。

5. 异常结果的意义及进一步检查

（1）白细胞计数增高：指白细胞计数超过 $10.0\times10^9/L$。白细胞计数增高主要见于生理性变化和病理性增多（反应性增多和异常增生性增多）。①生理性变化。白细胞数在静息状态时较低，活动和进食后较高；早晨较低，下午较高；1 天之内，最高值与最低值之间可相差 1 倍。运动、疼痛和情绪变化、一般的体力劳动、冷热水浴、日光或紫外线照射等，均可使白细胞轻度增高，而剧烈运动、剧痛和激动可使白细胞显著增高。②反应性增多。主要见于急性感染、严重的组织损伤或大量血细胞破坏、急性大出血、急性中毒及恶性肿瘤等患者，此类患者应结合临床做进一步检查。③异常增生性增多。主要见于白血病、骨髓增殖性疾病等患者，此类情况应请血液科结合患者病情做进一步检查。

（2）白细胞计数减低：白细胞数低于 $3.5\times10^9/L$。白细胞数减低主要见于以下情况。①某些感染。如革兰阴性杆菌、伤寒杆菌感染时，若无并发症，白细胞数减少甚至可低至 $2.0\times10^9/L$ 以下。一些病毒感染如流感，白细胞亦减少。②某些血液病。如典型的再生障碍性贫血时，呈全血细胞减少表现，此时白细胞可少至 $1.0\times10^9/L$ 以下，分类时几乎均为淋巴细胞，此为中性粒细胞严重减少所致的淋巴细胞相对增多。小部分急性白血病的白细胞总数不高反而减低，称非白血性白血病，其白细胞可 $<1.0\times10^9/L$，分类时也呈淋巴细胞相对增多，此时只有骨髓检查才能明确诊断。③慢性理化损伤。电离辐射（如 X 线等）、长期服用氯霉素，均可抑制骨髓细胞的有丝分裂，进而致白细胞减少，应定期检查白细胞。④自身免疫性疾病。如系统性红斑狼疮等，由于自身免疫性抗核抗体导致白细胞被破坏而减少。⑤脾功能亢进。各种原因所致的脾肿大，如门脉肝硬化可见白细胞减少，其机制为肿大的脾中单核-吞噬细胞系统破坏了过多的白细胞，以及肿大的脾脏分泌了过多的脾素，此种体液因子能灭活促进粒细胞生长的某些因素。

（3）中性粒细胞增多：白细胞分类计数时中性粒细胞超过 0.70，中性粒细胞绝对数超过 $7\times10^9/L$ 称为中性粒细胞增多，主要见于急性感染性或化脓性炎症、中毒（尿毒症、糖尿病酸中毒）、急性出血、急性溶血及手术后等。

（4）中性粒细胞减少：指中性粒细胞绝对数低于 $1.5\times10^9/L$，若中性粒细胞绝对数低于 $0.5\times10^9/L$，则称为中性粒细胞缺乏症。主要见于某些传染病（伤寒、疟疾等）、化学药物及放射损害、某些血液病、过敏性休克、恶病质、脾功能亢进及自身免疫性疾病等。

(5)淋巴细胞增多：指成人淋巴细胞绝对数超过 $4.0\times10^9/L$，主要见于淋巴细胞性白血病、百日咳、传染性单核细胞增多症、水痘、麻疹、结核病、肾移植排斥反应前期、传染病恢复期等。

(6)淋巴细胞减少：指成人淋巴细胞绝对数低于 $0.8\times10^9/L$，主要见于免疫缺陷病、丙种球蛋白缺乏症、淋巴细胞减少症、应用肾上腺皮质激素后、放射病等。以上所述淋巴细胞增多或减少指每升血液中淋巴细胞绝对值的增多或减少。在典型再生障碍性贫血、粒细胞缺乏时，由于中性粒细胞严重减少，以致淋巴细胞百分率增高，称为淋巴细胞相对增多；在化脓性感染时，由于中性粒细胞明显增多，以致的淋巴细胞百分率减低，则称为淋巴细胞相对减少。

(7)单核细胞增多：指成人单核细胞绝对数超过 $0.8\times10^9/L$，常见于亚急性细菌性心内膜炎、伤寒、疟疾、黑热病、活动性结核、单核细胞性白血病、急性感染恢复期等。

(8)嗜酸性粒细胞增多：指成人嗜酸性粒细胞绝对数超过 $0.5\times10^9/L$，常见于过敏性疾病、皮肤病、寄生虫感染、血液病、猩红热、溃疡性结肠炎、X 线照射后、脾切除、传染病恢复期等。

(9)嗜酸性粒细胞减少：指成人嗜酸性粒细胞绝对数低于 $0.05\times10^9/L$，多见于伤寒、副伤寒及应用肾上腺皮质激素或促肾上腺皮质素后。

(10)嗜碱性粒细胞增多：指成人嗜碱性粒细胞绝对数超过 $0.1\times10^9/L$，见于慢性粒细胞白血症、淋巴网状细胞瘤、脾切除后、恶性肿瘤、严重传染病、败血症、中毒(药物或重金属)及大面积烧伤等。

不管白细胞计数多少，只要在白细胞分类计数时出现幼稚细胞，均应做骨髓象检查。

6. 影响因素：影响白细胞计数及白细胞分类计数的药物如下。①解热镇痛药有氨基比林、安替比林、安乃近及含有上述药物的各种复方镇痛药。②抗风湿药有保泰松、消炎痛等。③精神抑制药和抗抑郁药有吩噻嗪类包括氯丙嗪、甲硫哒嗪、甲哌啶嗪、安定等。④抗甲状腺药有甲硫氧嘧啶、丙硫氧嘧啶等。⑤抗感染药有磺胺类、氯霉素、甲砜霉素、青霉素、头孢霉素族、链霉素、新生霉素等。⑥抗结核药有对氨基水杨酸、异烟肼等。

吸烟者白细胞计数可达 $12\times10^9/L$，重度吸烟者白细胞计数可高达 $15\times10^9/L$。

（二）红细胞检测

检测项目包括红细胞计数、血红蛋白测定、红细胞比（压）积、平均红细胞体积、平均红细胞血红蛋白含量和平均红细胞血红蛋白浓度。

1. 检查目的：了解外周血中红细胞计数、血红蛋白含量、红细胞形态是否正常，主要用于健康体检，以及贫血、红细胞增多症和真性红细胞增多症等的诊断，间接评价骨髓造血功能。

2. 检查方法：同白细胞检测。

3. 检查前准备及注意事项：同白细胞检测。

4. 正常结果

（1）红细胞计数：男性为 $4.30 \times 10^{12} \sim 5.86 \times 10^{12}$/L，女性为 $3.77 \times 10^{12} \sim 5.17 \times 10^{12}$/L。

（2）血红蛋白：男性为 120 ~ 176 g/L，女性为 110 ~ 150 g/L。

（3）红细胞比积：0.35 ~ 0.52。

（4）平均红细胞体积为 80 ~ 100 fL，平均红细胞血红蛋白含量 27 ~ 34 pg，平均红细胞血红蛋白浓度为 320 ~ 360 g/L。

5. 异常结果的意义及进一步检查

（1）红细胞计数和血红蛋白异常：红细胞计数高于 6.8×10^{12}/L，应采取相应的治疗措施；低于 3.5×10^{12}/L 为诊断贫血的界限，应继续寻找病因；低于 1.5×10^{12}/L 应考虑输血。

1）生理性变化可见于：①精神因素。冲动、兴奋、恐惧、冷水浴刺激均可使肾上腺素增多，导致红细胞暂时增加。②剧烈运动和体力劳动。主要由于氧需要量增加引起相对缺氧，此时由于红细胞生成素生成增加，使骨髓加速释放红细胞，导致红细胞增多。③气压降低。高山地区居民和登山运动员红细胞数代偿性高于正常成人，这是因为大气稀薄，氧分压低，机体红细胞生成素水平增高，引起骨髓产生更多的红细胞所致。④妊娠中、后期。为适合胎盘循环的需要，通过神经、体液调节，孕妇的血浆容量明显增加引起血液稀释易导致贫血。

2）病理性变化可见于：①骨髓造血功能衰竭。如再生障碍性贫血、骨髓纤维化等，可伴发的红细胞计数和血红蛋白减少所致的贫血。②造血物质缺乏或利用障碍。如缺铁性贫血、铁粒幼细胞性贫血、叶酸及维生素 B 缺乏所致的巨幼细胞贫血。还有因红细胞膜、酶遗传性缺陷或外来因素造成红细胞破坏过多导致的贫血，如遗传性球形红细胞增多症、地中海贫血、阵发性睡眠性血红蛋白尿、异常血红蛋白病、免疫性溶血性贫血、心脏体外循环的大手术及一些化学、生物因素等引起的溶血性贫血。③急性、慢性红细胞丢失过多。如急性失血或消化道溃疡、钩虫病、痔疮等慢性失血所致的贫血。

3）红细胞比积测定的临床意义：基本上同红细胞计数及血红蛋白测定，常作为贫血诊断和分类的指标，还可以评估血浆容量有无增减或稀释浓缩程度，有助于某些疾病治疗中补液量的控制，以及了解体液平衡的情况。

4）红细胞比积测定主要异常：①红细胞比积增高见于各种原因所致的血液浓缩，如大量呕吐、大手术后、腹泻、失血、大面积烧伤，以及真性红细胞增多症和继发性红细胞增多症等。②红细胞比积减低见于各种贫血。由于贫血种类不同，红细胞比积减少的程度并不与红细胞计数值完全一致。

5）红细胞平均指标（平均红细胞体积、平均红细胞血红蛋白含量、平均红细胞血红蛋白浓度）异常：怀疑贫血的患者应常测定红细胞比积，而且在同一标本中同时计数红细胞并测定血红蛋白量，通过这3个数据，可进一步间接计算平均红细胞体积、平均红细胞血红蛋白含量、平均红细胞血红蛋白浓度，有助于贫血的分类与鉴别。

6）常见异常：①大细胞性贫血。平均红细胞体积和平均红细胞血红蛋白含量大于正常，平均红细胞血红蛋白浓度基本正常。见于叶酸及维生素 B_2 缺乏导致的营养性巨幼细胞贫血、妊娠期或婴儿期巨幼细胞贫血，恶性贫血等。②正常细胞性贫血。平均红细胞体积、平均红细胞血红蛋白含量、平均红细胞血红蛋白浓度均在正常范围内，见于急性失血性贫血、创伤或手术大出血、急性溶血性贫血、血型不合的输血、自身免疫性溶血性贫血、某些溶血性细菌感染、化学物质或药物中毒，以及造血组织疾病如再生障碍性贫血、白血病。③单纯小细胞性贫血。平均红细胞体积和平均红细胞血红蛋白含量小于正常参考范围，平均红细胞血红蛋白浓度基本正常。见于感染，中毒，急、慢性炎症，以及尿毒症等疾病导致的贫血。

6. 影响因素：红细胞测定时避免服用的药物有氨甲蝶呤、苯妥英钠、齐多夫定等。注意采血部位对结果的影响，一般静脉血的红细胞、血红蛋白及血细胞比容比末梢血低 10% ~15% ，这可能与静脉血的流速较快有关。而在剧烈体育运动后，红细胞、血红蛋白和血细胞比容与基准值比较，会增加 10% ~30% 。

（三）血小板检测

检测项目包括血小板计数、平均血小板体积。

1. 检查目的：了解外周血中血小板计数是否正常，间接评价骨髓的造血功能，常用于定期健康体检，有助于排除、协助诊断血栓性疾病，帮助血栓性疾病的药物选择与疗效观察。

2. 检查方法：同白细胞检测。

3. 检查前准备及注意事项：同白细胞检测。据文献报道，抗凝管中常用的抗凝剂依地酸二钠（EDTA）诱导血小板减少症发生率约0.1%，可能是因为EDTA诱导血小板膜糖蛋白暴露，糖蛋白与嗜异抗体反应形成凝集所致。若血液采集后立即计数血小板，常无或仅有轻度血小板减少，则血小板减少与血液样本采集和血小板计数间隔时间延长有关。若怀疑EDTA诱导血小板减少症，可改用柠檬酸盐或肝素抗凝。

4. 正常结果：血小板计数$100×10^9 \sim 300×10^9$/L，平均血小板体积$6.8 \sim 13.62$ fL。

5. 异常结果的意义及进一步检查

（1）血小板计数异常：血小板数随时间和生理状态可有变化，如1天之内可增减6% ~ 10%，午后略高于早晨；春季较冬季低；平原居民较高原居民低；月经前减低，月经后增高；妊娠中晚期增高，分娩后减低；运动、饱餐后增高，休息后恢复。常见的病理性血小板数增高包括①一过性增高，见于急性大出血及溶血之后。②持续性增高，见于真性红细胞增多症、出血性血小板增多症。③慢性粒细胞性白血病、多发性骨髓瘤及许多恶性肿瘤的早期，常可见血小板增多。

（2）常见的病理性血小板数减少：①血小板产生减少，见于造血功能受到损害，如再生障碍性贫血、急性白血病、急性放射病。②血小板破坏亢进，见于原发性血小板减少性紫癜、脾功能亢进或进行体外循环时。③血小板消耗过多，如弥散性血管内凝血、血栓性血小板减少性紫癜等。

（3）平均血小板体积异常：可用来鉴别血小板减少的病因。血小板减少症大致有3种病因，即骨髓生成不良、血小板破坏增加和血小板分布异常。一般情况下，周围血小板破坏增多者平均血小板体积增高，而骨髓损伤导致血小板减少者平均血小板体积减低。因此，平均血小板体积对研究血小板寿命和转换率，黏附和聚集功能以及血小板和巨核细胞的生成和成熟有一定的意义。

6. 影响因素：血小板检测避免服用的药物有奎尼丁、头孢菌素。

注意：慢性淋巴细胞白血病患者的淋巴细胞核和细胞质碎片也会被错误地计数为血小板。

二、尿液检查

(一)尿蛋白、尿糖、尿潜血测定

1. 检查目的：尿液蛋白质检查主要应用于肾脏疾病的诊断、治疗观察、预后判断，尿糖检查主要是作为糖尿病的筛检和病情判断的检测指标，尿潜血检查有助于血管内溶血疾病的诊断。

2. 检查方法：自然留取中段尿尿液（最好为晨尿，也可采用随机尿），使用自动尿液分析仪进行分析。

3. 检查前准备及注意事项：尿液标本采集前，应避免跑步、骑自行车、爬楼梯等剧烈运动，要求患者休息 15 分钟后进行采集。在标本采集之前，应用肥皂洗手，清洁尿道口及其周围皮肤。标本采集时应避免月经血或阴道分泌物、精液或前列腺液、粪便、清洁剂等各种物质的污染，不能从尿布或便池内采集尿液标本。

4. 正常结果：健康人的尿液蛋白定性、尿糖定性及尿潜血定性均为阴性。

5. 异常结果的意义及进一步检查

1）生理性蛋白尿：泌尿系统并无器质性病变，而是由各种体内环境因素对正常机体的影响所致的尿蛋白含量增多。常见表现如下。①功能性蛋白尿。指机体剧烈运动、发热、低温刺激、精神紧张、交感神经兴奋等所致的暂时性轻度蛋白尿。一旦诱发因素消失，尿蛋白也迅速消失，此类患者 24 小时尿蛋白定量试验<0.5 g，多见于青少年。②体位性蛋白尿。又称直立性蛋白尿，是指由于直立位或腰部前突时引起的轻度或中度蛋白尿。其特点为夜间尿蛋白，定性为阴性，起床活动后出现蛋白尿，再平卧后又转为阴性，常发生于青少年，一般随年龄增长而消失。③摄入性蛋白尿。输入血浆、血清蛋白及其他蛋白制剂，进食过多蛋白时，尿液中可偶然被检出尿蛋白。④偶然性假性蛋白尿。受白带、月经血、精液、前列腺液的污染，偶尔出现的假性蛋白尿。⑤老年性蛋白尿。与年龄低于 60 岁的人相比，老年人蛋白尿的发生率增高。若为功能性蛋白尿，则病史、体检及

肾功能检查均正常，尿检除偶尔有尿蛋白外，尿液分析均无异常。⑥妊娠性蛋白尿。妊娠时可有蛋白尿，但应注意随访，若尿蛋白持续1~2克/天或伴血尿时，预后比暂时性或体位性蛋白尿者差。

2）病理性蛋白尿：指泌尿系统因器质性病变导致尿内持续出现蛋白。常见表现如下。①肾小球性蛋白尿。是由于肾小球滤过膜受损而使通透性增加，滤出较多的血浆蛋白，超过了肾小管的重吸收能力。此型蛋白尿最为常见，蛋白尿以白蛋白为主，尿蛋白定量常大于2克/天，主要见于肾小球疾病，如急性肾小球肾炎，某些继发性肾病如糖尿病肾病。②肾小管性蛋白尿。是由于炎症或中毒引起近曲小管对低分子量蛋白质的重吸收障碍而导致的以低分子量蛋白质为主的蛋白尿。此类的特点是以 β_2 微球蛋白、溶菌酶等增多为主，白蛋白正常或轻度增多，主要见于肾盂肾炎、间质性肾炎、肾小管性酸中毒、重金属（汞、镉、铋）中毒等。③混合性蛋白尿。混合性蛋白尿是由于肾病同时累及肾小球和肾小管而产生的蛋白尿。此类蛋白尿特点是白蛋白、低分子量蛋白质和高分子量蛋白质同时增多，主要见于肾小球疾病后期，如慢性肾炎、慢性肾功能不全，以及全身性疾病同时侵犯肾小球和肾小管，如狼疮性肾炎、多发性骨髓瘤等。

3）尿糖异常表现：①饮食性糖尿。短时间内食用大量糖所致，健康人一次摄入葡萄糖200 g以上，即可产生糖尿。②应激性糖尿。又称一过性糖尿，原因是颅脑外伤、脑血管意外、情绪激动等情况下出现暂时性高血糖和糖尿。③妊娠性糖尿。以妊娠中末期多见，由于肾小球滤过增加，肾小管的重吸收相对减少所致；另外，妊娠末期和哺乳期间可因乳腺产生乳糖过多而致乳糖尿。④真性糖尿。是由于胰岛素绝对或相对不足，血糖浓度超过肾糖阈值而从尿液中排出所致，主要见于糖尿病。此外，体内生长激素、甲状腺素、肾上腺素、糖皮质激素、胰高血糖素都可使血糖浓度上升而引起糖尿。主要见于肢端肥大症、甲状腺功能亢进、嗜铬细胞瘤等引起的继发性糖尿病。

4）尿液潜血异常：有助于血管内溶血疾病的诊断。

5）进一步检查：尿蛋白阳性应请肾科医师会诊，并做尿蛋白电泳等特殊检查；尿糖阳性应请内分泌科医师会诊，并做血糖、餐后血糖等检查，并评价肾糖阈是否正常；尿液潜血阳性应请肾科及血液科医师会诊，并做与血管内溶血有关的特殊检查。

6. 影响因素：服用某些药物或食物可能干扰检验结果，如尿液蛋白检测前服用奎宁、嘧啶药物、有机碘造影剂、静脉滴入青霉素、庆大霉素等；尿液糖检测前服用维生素 C、水杨酸盐或静脉滴入维生素 C 等。

(二)尿液沉渣镜检

检测项目包括尿白细胞/脓细胞、红细胞、管型、结晶检测。

1. 检查目的：弥补尿液理化检查不足造成的漏诊，可以了解泌尿系统各部位的变化，对协助泌尿系统疾病的定位诊断、鉴别诊断及预后判断等有重要意义。

2. 检查方法：自然留取中段尿尿液（最好为晨尿，也可采用随机尿），使用尿沉渣分析仪或显微镜进行检查。

3. 检查前准备及注意事项：同尿蛋白、尿糖、潜血测定。

4. 正常结果

尿液红细胞：镜检法为 0~3/[高倍镜下每个视野(HPF)]。

尿沉渣全自动分析仪法：男性 0~12/μl，女性 0~24/μl。

尿液白细胞：镜检法为 0~5/HPF。

尿沉渣全自动分析仪法：男性 0~12/μl，女性 0~26/μl

尿液各种管型：0~1/[低倍镜下每个视野(LPF)]。

5. 异常结果的意义及进一步检查

尿液红细胞检测的临床意义：镜检法尿液红细胞超过 3/HPF 即为镜下血尿，数量过多会导致肉眼血尿。肾源性血尿见于急性或慢性肾小球肾炎、肾盂肾炎、红斑狼疮性肾炎、肾病综合征。其特点为尿红细胞增多，尿蛋白明显增高。

非肾源性血尿见于：①暂时性血尿。剧烈运动、紧急行军、冷水浴、久站或重体力劳动后，女性患者会出现月经血污染尿液的情况。②泌尿系统自身疾病。泌尿系统各部位的炎症、肿瘤、结核、结石、创伤、肾移植排异反应、先天性畸形等。③其他疾病。见于各种原因引起的出血性疾病，如特发性血小板紫癜、血友病、再生障碍性贫血和白血病合并血小板减少、弥散性血管内凝血(DIC)、高血压、动脉硬化、高热等；某些免疫性疾病，如系统性红斑狼疮等；泌尿系统附近器官的疾病，如前列腺炎、输精管炎、盆腔炎等也可导致。其特点为尿红细胞增多，而尿蛋白不增多或增多不明显。

尿液白细胞检测的临床意义：镜检法尿液白细胞数超过 5/HPF 为异常，数量过多称为脓尿。主要用于泌尿系统及邻近组织器官感染性或炎症性疾病的诊断。尿液白细胞增高多见于急、慢性肾盂肾炎，膀胱炎，尿道炎，急性肾小球肾炎，肾肿瘤，肾移植排异反应，肾结核，前列腺炎，阴道炎，宫颈炎和附件炎等。其中中性粒细胞增高多见于急性炎症，淋巴细胞增多多见于肾移植排异反应和尿路淋巴瘘管患者，单核细胞增高多见于药物性急性间质性肾炎及新月形肾小球肾炎，嗜酸性粒细胞增高多见于过敏性炎症、变态反应性疾患引起的泌尿系炎症。

常见的异常管型：①透明管型。正常人在剧烈运动后或老年人的尿液中可少量出现。此管型持续多量出现，同时可见红细胞时，表示肾小管上皮细胞有剥落现象，说明肾脏有严重的病变。②细颗粒管型。偶见于正常尿液中，常见于运动后，脱水及发热时。若大量出现，提示存在肾实质损伤的可能。③粗颗粒管型。多见于慢性肾小球肾炎或肾病综合征。若颗粒管型与透明管型同时存在，多见于急慢性肾小球肾炎、肾病、严重感染及肾动脉硬化等。④上皮细胞管型。常出现于肾病、长期高热、紫癜、重金属中毒及肾淀粉样变性等患者的尿液中。⑤白细胞管型。常出现于急性肾小球肾炎、狼疮性肾炎、多发性动脉炎、肾盂肾炎和细菌尿伴有尿路感染等患者的尿液中。

各种盐类、结晶检测的临床意义。常见的盐类结晶：①尿酸和草酸钙结晶。一般无临床意义，但在新鲜尿液中若大量出现且伴有红细胞，又有肾或膀胱刺激症状，多为肾或膀胱结石的征兆。②亮氨酸和酪氨酸结晶。此两种结晶常在尿液中同时出现，多见于急性磷中毒、白血病等患者的尿液中。③胱氨酸结晶。正常尿液中少见，大量出现时多为肾或膀胱结石之征兆。④胆固醇结晶。正常尿液中少见，多出现于膀胱炎、肾盂肾炎或乳糜尿等尿液中。⑤尿酸铵结晶。此结晶见于陈旧性尿液中无任何意义，小儿或乳幼儿尿液中多见。若在新鲜尿液中出现，则表示膀胱已被细菌感染。⑥胆红素结晶。此结晶不出现于正常尿液中，多出现于黄胆、急性肝萎缩、肝癌、肝硬化、伤寒等患者的尿液中。⑦磺胺类药物结晶。若尿液中大量出现，表示在输尿管、肾盂等处有形成沉淀阻塞尿路的可能，故有导致无尿、血尿的危险。⑧磺胺类药物结晶。若尿液中大量出现，表示在输尿管、肾盂等处有形成沉淀阻塞尿路的可能，故有导致无尿或血尿的危险。

6. 影响因素：服用以下药物或食物可能干扰检验结果：尿液红细胞测定中服用维生素 C 或静脉滴入维生素 C 等。

（三）尿液细菌学检查

1. 检查目的：尿液细菌检查用于明确泌尿系感染的病原菌类型及协助

评定感染部位。

2. 检查方法：尿液采集方法主要有中段尿采集法、肾盂导尿法、三次导尿法及膀胱穿刺采集法等。中段尿采集法最常用；肾盂导尿法采用膀胱镜下双侧肾盂插管收集肾盂尿；三次导尿法用于鉴别菌尿来源于肾盂或膀胱，方法为膀胱内留置导管，立即引出的尿液做第 1 次培养，以 1：5000 呋喃西林或其他抗生素溶液 200 ~ 500 ml 多次冲洗膀胱，最后再用生理盐水冲洗，冲洗后立即留尿做第 2 次培养，冲洗后半小时留尿做第 3 次培养；膀胱耻骨上穿刺采集法用于厌氧菌培养。

3. 检查前准备及注意事项：尿液标本收集必须遵循严格的无菌操作，盛尿液容器应无菌，做尿培养前 2 天，最好停用任何抗生素，留取前要消毒并清洗尿道外口或外阴。

4. 正常结果：尿液中基本无致病菌大量生长。

5. 异常结果的意义及进一步检查：尿液细菌培养及药敏试验当尿细菌数>10/ml 时为尿路感染，细菌数 10^3 ~ 10^5/ml 时为可疑尿路感染。细菌数量在 10^5/ml 以下，多为污染所致。培养结果阳性者，应做药敏试验，作为选用抗生素的参考。尿中找抗酸杆菌时，上述中段及采集法阳性率低。可留取清晨第 1 次全部尿液，离心后做涂片找抗酸杆菌，连续查 3 天，也可留取 12 小时或 24 小时全部尿液，离心涂片找抗酸杆菌。必要时取新鲜尿液 15 ml，取沉渣作结核分枝杆菌培养或动物接种，此种方法可靠，但时间太长（45 天以上）。

三、粪便检查

（一）粪便常规检查目的

粪便常规检查主要了解消化道及通向肠道的肝、胆、胰腺等器官有无炎症、出血和寄生虫感染等情况；根据粪便的性状和组成，了解食物的消化状况，借以粗略地评价胃肠、胰腺及肝胆系统的功能；检查粪便中有无致病菌用，以防治肠道传染病。

（二）检查方法

取少量标本 3 ~ 5 g（蚕豆大小）放于塑料容器内加盖，粪便颜色和性状通过目测法，粪便中的细胞、寄生虫、某些病原体等采用显微镜检查法。

（三）检查前准备及注意事项

粪便标本应避免混有月经血、尿液、消毒剂及污水等各种物质，以免破坏有形成分，致使病原微生物死亡和污染腐生性原虫或寄生虫。存放粪便标本的塑料容器须保持清洁、干燥，用前须检查其内有无细菌、霉菌生长，以免污染标本，影响检查结果。少量的消化道出血在粪便形成过程中，不一定与之混合均匀，而且消化道出血具有间断性，因此需要连续检查多次且多点采集粪便标本。

（四）正常结果

正常人粪便性状为黄色软便，高倍视野下无白细胞、红细胞和寄生虫病原体。

（五）异常结果的意义及进一步检查

1. 脓性及脓血便：常见于痢疾、溃疡性结肠炎、局限性肠炎、结肠或直肠癌。

2. 鲜血便：直肠息肉、结肠癌、痔疮等可见鲜红色血便。

3. 柏油样黑便：上消化道出血时，可见柏油便。

4. 寄生虫：蛔虫、蛲虫、带绦虫等较大虫体或其片段可随粪便排出，肉眼可见。

5. 白细胞：正常粪便有时偶见，结肠炎症如细菌性痢疾时，可见大量白细胞或成堆出现的脓细胞，亦可见到小吞噬细胞。

6. 红细胞：痢疾、溃疡性结肠炎、结肠癌、急性血吸虫病等肠道下段出血时可出现红细胞。

四、血液流变学检查项目及临床意义

血液流变学是专门研究血液流动及血球变形规律的一门医学分析学科。通常人们所说的血流变检查，其主要内容是研究血液的流动性和黏滞性，以及血液中红细胞和血小板的聚集性和变形性等，主要是测定血液黏稠度，血液黏稠度随切变率的变化而变化，分为高切变率、中切变率、低切变率，切变率高，血液黏稠度大，流动性差，形成血栓的危险性高，反之，则血液黏稠度小，流动性好，形成血栓的危险性小。在疾病的诊断、治疗以及疾病的发展和预防方面均具有非常重要的意义。

（一）全血黏度

反映血液流变学基本特征的参数，也是反映血液黏度的重要指标。在血栓前状态和血栓性疾病的诊断、治疗和预防中起着重要的作用。影响全血黏度的主要因素有血细胞比容、红细胞聚集性和变形性及血浆黏度等。

根据切变率的不同，一般分为高、中、低切黏度。高切变率下的全血黏度反映红细胞的变形性，低切变率下的全血黏度反映红细胞的聚集性，中切变率是过渡点，临床意义不十分明显。血液黏度增高，血液的流变性质常发生异常，可直接影响组织的血流灌注情况，导致组织缺水和缺氧、代谢失调、肌体功能障碍，从而出现一系列严重后果。

血液黏度的测定，在缺血性和出血性脑卒中的鉴别诊断、疗效观察和预后判断有重要的意义。在出血性脑卒中时，以全血黏度和血细胞比容降低最明显，它预示有出血性血管疾病的发生。在缺血性脑卒中时，全血黏度、血浆黏度及其他血液流变学检验指标均增高，其中血细胞比容和全血黏度升高，是造成缺血性血管病的主要原因。

全血黏度一般包括高、中、低切变率下的黏度。血液在血管内做稳态流动时分为许多液层，每层流速不同，越靠近血管中心部分，流速越快，距血管中心愈远，流速愈慢。在管壁处，液层附着在管壁上，流速为零，血液的这种流动性质称为层流。在血液层流中相对移动的各层之间产生的内摩擦力的方向一般是沿液层面的切线，流动时血液的变形正是这种力所引起的，因此称切变力（又称剪切力）。单位面积上的切变力称切应变力，又称切应力。在层流中，单位距离的 2 个液层流速不同，2 层间速度差叫速度梯度，又称切变速度，简称切变率（单位：秒），并分为高切变率，中切变率和低切变率。血液黏度是衡量血液内摩擦或流动阻力的指标，受诸多因素的影响，这些因素在一定范围内波动，因此，血液黏度也有一定的波动范围。

因仪器型号、测试方法学及使用试剂不同，各个实验室的结果有所差异，正常参考值有所不同。

正常参考值：低切 6.12 ~ 9.58，中切 4.51 ~ 5.57，高切 3.73 ~ 4.60。

1. 全血黏度增高原因

1）血浆蛋白异常：如巨球蛋白血症、多发性骨髓瘤、先天性高纤维蛋白血症等，由于血浆中蛋白的含量异常增高，使血浆黏度增高，进而使全血黏度增高；另外，血浆蛋白的增加还可导致红细胞的聚集，从而造成全血黏度增高。

2）红细胞数量增多：原发性或继发性真性红细胞增多症、肺心病、白血病、高原环境、长期缺氧等造成红细胞增多的疾病，均可伴有血液黏度增高。

3）红细胞质异常：如红细胞聚集性增加、膜的流动性和稳定性下降等可使得血液在流动时的阻力增加，属于此类型血液黏度增高最典型的疾病为心肌梗死、冠心病；此外，还可见于脑梗死、糖尿病、血栓闭塞性脉管炎、肺梗死、视网膜动静脉栓塞、镰状红细胞贫血、异常血红蛋白病、球形细胞增多症等。

4）其他疾病：如雷诺征、高脂血症、肿瘤等。全血黏度升高会导致下列疾病。①循环系统疾病。动脉硬化、高血压、冠心病、心绞痛、心肌梗死、周围动脉硬化症、高脂血症、心力衰竭、肺源性心脏病、深静脉栓塞等。②糖尿病。脑血管病；脑卒中、脑血栓、脑血管硬化症等。③肿瘤类疾病。较为常见的为肝脏、肺和乳腺肿瘤等。④真性红细胞增多症、多发性骨髓瘤、原发性巨球蛋白血症等。

2. 全血黏度降低原因：引起血液黏度降低的原因主要与红细胞比积的减少有关，可分为病理性低血黏度和生理性低血黏度两大类。

1）病理性低血黏度：主要由出血性疾病引起，如出血性脑卒中、上消化道出血、鼻出血、功能性子宫出血等。这些疾病的特点是血液黏度降低与红细胞比积的减少成平行关系，是机体失血后组织内水分向血管内转移而使血液稀释的结果，因此，这类疾病又称出血性低血黏症。另外，还有一些疾病，如各种贫血症、尿毒症、肝硬化腹水症、急性肝炎等，也表现有低血黏度，但这类血液黏度降低与出血无关，而与慢性消耗性病理过程有关，因此，这类疾病称非出血性低血黏症。

2）生理性低血黏综合征：这一类型的特点是血液黏度的降低出现于人体正常生理过程的某一阶段，如妇女在月经期以及妊娠期所见的血液黏度低下均属于此类型。

（二）血浆黏度

血浆黏度是反映血液黏滞程度的又一重要指标。血浆黏度的高低取决于血浆蛋白，主要是纤维蛋白浓度，其次是球蛋白分子，还有脂类等。影响血浆黏度的因素有纤维蛋白原、球蛋白、白蛋白、脂类和血糖等。

正常参考值：$1.18 \sim 1.61$ mPa·s。

血浆黏度增高最典型疾病有巨球蛋白血症、多发性骨髓瘤、高脂血症、球蛋白增多症、高血压等。而在测出血浆黏度高的同时，测定血浆中的各种化学成分，又可从血浆黏度增高中进一步区分出巨球蛋白增多型（以巨球蛋白 IgM 增多为特征的原发性巨球蛋白血症，以及球蛋白 IgG 或 IgA 增多的多发性骨髓瘤等）；纤维蛋白原增多型（如脑卒中、糖尿病等）；

血脂增多型（如高血脂等）；球蛋白增多型（慢性肝炎、肝硬化、肺心病等）及核酸增多型（急性白血病等）。临床血浆黏度增高可见于遗传性球型红细胞增多症、一些缺血性心脑血管病、糖尿病、巨球蛋白血症等。

（三）血沉（血细胞沉降率）方程 K 值

通过血沉方程 K 值的计算，将血沉转换成一个不依赖于血细胞比容的指标，这样血沉方程 K 值比血沉更能客观地反映红细胞聚集性变化。血沉快慢与血液成分改变有关，直接与红细胞多少（HCT 高低）密切相关，血沉在很大程度上依赖于 HCT，HCT 是影响血沉的主要因素。若 HCT 高，则血沉减慢，反之，则血沉增快。通过血沉方程 K 值的计算，将血沉转换成一个不依赖于 HCT 的指标，以除外 HCT 干扰的影响，这样血沉方程 K 值比血沉更能客观地反映红细胞聚集性的变化。

正常参考值：14 ~ 94。

（四）红细胞聚集指数

正常参考值：1.48 ~ 2.57。红细胞聚集性是指当血液的切变力降低到一定程度，红细胞互相叠连形成"缗钱状"聚集物的能力。红细胞聚集指数是反映红细胞聚集性及程度的一个客观指标，增高表示聚集性增强，全血黏度增高。

（五）红细胞刚性指数

正常参考值：3.06 ~ 7.86。正常情况下，血液中红细胞的数量及质量保持相对稳定，无论何种原因造成的红细胞生成和破坏的失常，都会引起红细胞在数量和质量上的改变，从而导致疾病的发生。红细胞刚性指数越大，表明红细胞变形性越小，是高切变率下血液黏度高的主要原因之一。

（六）红细胞变形指数

正常参考值：0.63 ~ 1.04。红细胞变形性是指红细胞在血液流动中的变形能力，也就是红细胞在外力作用下改变其形状的特性。红细胞变形指数大，红细胞的硬化程度高，红细胞变形性差，血液流动性差。

五、特殊检查

（一）网织红细胞计数及分类

1. 检查目的：可以估计骨髓造血功能，进行贫血鉴别诊断，判断抗贫血药物的疗效。

2. 检查方法：同白细胞检测。

3. 检查前准备及注意事项：同白细胞检测。

4. 正常结果：健康人群外周血网织红细胞百分率：0.004～0.021；弱荧光为 0.768～0.954，中荧光为 0.032～0.194，强荧光为 0～0.046；绝对值为 23.1×10^9～102.8×10^9/L。

5. 异常结果的意义及进一步检查：网织红细胞计数是反映骨髓造血功能的重要指标。正常情况下，骨髓中网织红细胞均值为 150×10^9/L，而血液中则为 65×10^9/L。当骨髓网织红细胞增多而外周血网织红细胞减少时，可提示释放障碍；骨髓和外周血两者网织红细胞均增加，数量比为 1∶1 表明释放增加。还可以从网织红细胞发育过程中获得有关红细胞生成活性的其他信息，除测定网织红细胞数量外，有必要确定网织红细胞的成熟类型。正常时，周围血 Ⅱ 型网织红细胞为 0.2～0.3，Ⅳ 型 0.7～0.8，但骨髓红系明显增生时，可出现 Ⅰ 型和 Ⅱ 型网织红细胞。

（1）网织红细胞增多：表示骨髓红细胞生成旺盛。常见于溶血性贫血，溶血时由于大量网织红细胞进入血循环，网织红细胞计数可增至 6%～8% 或以上。急性溶血时，可达 20% 左右，严重者可在 50% 以上，绝对值常超过 100×10^9/L。急性失血后 5～10 天网织红细胞达高峰，2 周后恢复正常。放射治疗和化学治疗后，造血恢复时，骨髓检查表现为红系增生活跃，而外周血网织红细胞计数正常或仅轻度增高。

（2）网织红细胞减少：见于再生障碍性贫血、溶血性贫血再障危象时。典型再生障碍性贫血网织红细胞计数常低于 0.005，网织红细胞绝对值低于 15×10^9/L，为其诊断标准之一。

（3）弱荧光和强荧光网织红细胞：可作为鉴别诊断的初筛指标，例如溶血性贫血时网织红细胞、弱荧光和强荧光网织红细胞明显增高；肾性贫血患者，强荧光网织红细胞上升，弱荧光网织红细胞下降，网织红细胞计数不增高。

（4）网织红细胞成熟指数（RMI）异常：增高见于溶血性贫血、特发性血小板减少性紫癜、慢性淋巴细胞白血病、急性白血病、真性红细胞增多症、再生障碍性贫血和多发性骨髓瘤，但特发性血小板减少性紫癜患者的网织红细胞计数绝对值正常。RMI 降低通常与骨髓造血衰竭或无效造血有关，如巨幼细胞贫血。

（二）外周血白细胞形态

1. 检查目的：了解白细胞形态及有无异常细胞，从而协助诊断疾病，观察疗效。

2. 检查方法：用一次性含抗凝剂的真空采血管采集静脉血或末梢血标本，经涂片、染色后，在普通光学显微镜下做白细胞形态学观察和分析。

3. 检查前准备及注意事项：同白细胞检测。

4. 正常结果：经瑞氏染色的正常白细胞大小、形态均一，细胞无中毒颗粒、空泡及异常包涵体。

5. 异常结果的意义及进一步检查：常见异常如下。①粒细胞传染病、化脓性感染、中毒、恶性肿瘤、大面积烧伤等病理情况下，可出现细胞大小不均、中毒颗粒、空泡、杜氏小体、退行性变等情况。②在传染性单核细胞增多症、病毒性肺炎、病毒性肝炎、肾综合征出血热等、病毒性感染时或过敏原刺激下，可使淋巴细胞增生，出现Ⅰ型、Ⅱ型及Ⅲ型异型淋巴细胞。③白细胞形态检查必须结合临床其他常规、特殊检查等综合分析，才能迅速、有效、准确地对疾病做出诊断。例如，血涂片中发现原始幼稚白细胞这一血象常是诊断白血病的重要依据；若见白细胞计数明显增高（100×10^9/L 以上），再结合骨髓检查，见白血病细胞明显或极度增生、相应的组织化学染色为阳性，则可确诊急性白血病。

6. 影响因素：同白细胞检测。

（三）ABO 血型检测

1. 检查目的：检测受试者血型。

2. 检查方法：用一次性含抗凝剂的真空采血管采集静脉血标本后，分离红细胞和血浆，采用正向、反向定型两种方法进行分析。

3. 检查前准备及注意事项：同白细胞检测。注意新生儿、年老体弱者 ABO 血型抗体反应较弱，因而在观察结果时，不可用力摇动，以免弱凝集散开而呈阴性结果。

4. 正常结果：ABO 血型作为人体红细胞自身识别的特异标志，受遗传因素影响，自胚胎期就已确定。共有四种类型，A 型、B 型、AB 型和 O 型。

5. 影响因素：由于新鲜血清中有补体存在，抗体与相应抗原结合后，可发生溶血，故观察结果时发现有溶血现象或镜下红细胞有减少趋向，其意义与凝集相同，提示配血不合。但红细胞或血清被细菌或病毒污染后，也可出现细菌性凝集。

（四）凝血四项检查

凝血四项检查包括凝血酶原时间测定（PT）、活化部分凝血活酶时间

（APTT）、凝血酶时间（TT）、纤维蛋白原（FIB）。

1. 检查目的：评价凝血功能，协助血栓性疾病诊断，血栓性疾病的药物选择与疗效观察，以及中、老年人定期健康体检等。

PT 测定是外源凝血系统的筛选实验，也是血栓与止血实验室常规的基本实验之一。检测 PT、其活动度及国际标准化比值的变化可应用于双香豆素类抗凝药剂量的监测、DIC 的诊断和各种凝血因子缺乏症的测定等。APTT 测定是内源性凝血系统诸因子缺乏的筛选试验，用以反映内源凝血因子是否异常，是筛选凝血功能最基本、最常用的试验之一。测定血浆中纤维蛋白原的含量，主要用于出血性疾病（包括肝脏疾病）或血栓形成性疾病的诊断、鉴别诊断以及溶栓治疗的监测，它对心脑血管病、糖尿病及肿瘤等疾病的诊断、治疗和预后有重要意义。

2. 检查方法：用一次性含枸橼酸钠抗凝剂的真空采血管采集患者血液标本后，分离血浆，用血凝仪进行检验测试。

3. 检查前准备及注意事项：被检者血液采集前，应避免跑步、骑自行车、爬楼梯等剧烈的运动，要求被检者休息 15 分钟后进行采血，冬季保持血液循环通畅。尽可能保证每次采血都在同样条件下进行，即被检者处于休息状态，并且在早餐前采血（急诊除外）。

被检者采血时应放松，环境温暖，防止静脉痉挛，止血带的压力应尽可能小，压力大及束缚时间长可造成局部血液的浓缩和内皮细胞释放组织型纤维蛋白溶酶原，后者将引起纤溶活性增加。

4. 正常结果

健康人群：血浆凝血酶原时间测定（PT）：12～16 秒。

血浆活化部分凝血活酶时间（APTT）：30～45 秒。

血浆纤维蛋白原：2.0～4.0 g/L。

凝血酶时间（TT）：12～16 秒。

5. 异常结果的意义及进一步检查

（1）PT 异常：①PT 延长。见于外源凝血系统的各凝血因子缺乏。肝脏疾病时，凝血因子合成障碍，PT 也可延长。②PT 缩短。见于体内凝血亢进，如口服避孕药、血栓性疾病等。③DIC 时，PT 改变。DIC 时，由于凝血因子的大量消耗和产生的抗凝因子，可使 PT 延长。但在 DIC 早期，患者血液处于高凝状态，其 PT 时间缩短。PT 异常者均应做与外源性凝血因子有关的特殊检查。

（2）PT 应用于双香豆素类抗凝药剂量监测：双香豆素类药的化学结构

与维生素 K 相似，可与维生素 K 产生竞争性对抗作用，妨碍维生素 K 的利用，从而抑制肝脏合成维生素 K 依赖性凝血因子。

（3）APTT 异常：延长主要见于内源性凝血途径各因子的缺陷、纤溶增强、血浆抗凝物质的存在。缩短主要见于血栓性疾病和血浆处于高凝状态。两者均应做与内源性凝血因子有关的特殊检查。

（4）纤维蛋白原异常：升高见于动脉粥样硬化、糖尿病、恶性肿瘤、妊娠晚期等。纤维蛋白原还为急性病变时的反应蛋白，人体在各种应激状态下，血浆中的维蛋白原浓度均有可能升高。纤维蛋白原减少主要见于肝病、肝功能受损及 DIC。

6. 影响因素

（1）生理状况的影响：如怀孕、情绪激动或剧烈运动等。

（2）药物因素：阿司匹林、双嘧达莫和噻氧匹定等药物能抑制血小板聚集；口服避孕药会使血小板黏附功能、血小板聚集功能和纤维蛋白原、凝血酶原的活性明显增高；青霉素也可使 PT 缩短，APTT 延长。故一般在进行此类检查时，应停用有关药物 1 周，若不能停药者，必须注明。

（五）血沉（红细胞沉降率，ESR）

1. 检查目的：ESR 是反映红细胞聚集性的一项常用指标。有助于炎症筛选和监测了解炎症进展程度，不能用于疾病诊断。

2. 检查方法：血液中加入一定量的抗凝剂，置于特定的血沉管中，混匀后放入全自动血沉分析仪中，1 小时后记录红细胞下降的毫米数。

3. 检查前准备及注意事项：采血前尽量不要大量饮水，冬季保持血液循环通畅，以保证检测结果的准确性。血液与抗凝剂的比例必须准确，并充分混匀，抗凝剂浓度增加使血沉减慢；标本若有小凝块，血浆纤维蛋白原减少，血沉也会减慢。其余同凝血三项检测。

4. 正常结果：男性 0～15 mm/h，女性 0～20 mm/h。

5. 异常结果的意义及进一步检查：血沉是一种简单的非特异性试验，协助体内某些炎性疾病发展和预后的判断。一般来说，凡体内有感染或组织坏死，血沉就会加快，监测血沉变化能评价炎症的变化情况。

血沉与血浆中各种蛋白含量相关：纤维蛋白原、急性反应蛋白、免疫球蛋白和巨球蛋白等能促进红细胞缗钱状的形成，使血沉加快；而白蛋白及卵磷脂则抑制红细胞缗钱状的形成，可使血沉减慢。胆固醇增加可使血沉加速，因此，可通过血沉变化粗略评估蛋白改变。

生理性(体质性)血沉加速:对外观健康者查体时,往往发现第 1 次血沉测定 10 mm/h 以上者占 15%,2 周后复查,其中 2/3 已恢复正常;持续血沉加速者仅占 5% 左右,经长期观察,这些人大部分无异常发现,约 1% 为原因不明者。一般正常人血沉早上较中午快,饭后较空腹快。20 岁以上的成人随着年龄增加而略有增高(平均每年约增加 0.13 mm)。

病理性血沉增快:活动性结核病、风湿热、脑炎、某些恶性肿瘤、组织变性或坏死、心肌梗死、胶原病、严重贫血、白血病、多发性骨髓瘤(血中含有大量异常球蛋白)、严重的急性感染及严重的肾脏病等均可使血沉加快。真性红细胞增多症、低纤维蛋白原血症、球形红细胞增多症及心脏代偿功能障碍等情况下血沉可变慢。

6. 影响因素:①药物的影响。胆盐可使血沉减慢,胆固醇使血沉增快,尿素氮增高时血沉增快,输注普通的右旋糖酐可引起大量红细胞缗钱状形成,因而使血沉加快,而低分子右旋糖酐却引起血沉减慢。②物理因素的影响。室温太低,则血沉减慢,反之则快,适宜温度在 18～27 ℃ 之间。③抗凝剂的影响。抗凝剂与血液的比例应力求准确,抗凝剂过少不能达到完全抗凝的目的。若用固体抗凝剂过多,可增加血浆比重,使血沉减慢;液体抗凝剂过多,则血浆蛋白浓度减低,使血沉减慢;反之则血细胞被稀释,体积减小使血沉加速。

(六)血清免疫球蛋白(IgA、IgG、IgM、IgD、IgE)和补体(C3、C4)

1. 检查目的:检验血清中免疫球蛋白含量变化对免疫性疾病及补体成分缺陷疾病的诊断,观察疾病的变化及治疗效果,评价机体健康状态及体液免疫功能有帮助。

2. 检查方法:静脉采血标本后,分离血清采用全自动特种蛋白分析仪进行分析。

3. 影响因素:严重溶血或高脂血标本会影响测定,使结果不稳定,甚至导致结果测不出。此外,反应溶液中混有的灰尘颗粒或其他颗粒物质,会造成非特异性的散射信号,从而影响样本分析结果的准确性。

4. 检查前准备及注意事项:采集血液标本前禁止服用的药物,如免疫抑制剂和注射各种动物免疫制剂及含荧光或代谢后产生荧光的药物,其余同凝血四项检查。

5. 正常结果:健康人群 IgA69～382 mg/dl,IgG 713～1685 mg/dl,IgM 63～277 mg/dl,IgD 0～14 mg/dl,IgE 0～21 mg/dl,补体 C_3 85～

193 mg/dl，补体 C_4 12~36 mg/dl。

6. 异常结果的意义及进一步检查

（1）IgA 异常：①IgA 增高。见于慢性肝病、亚急性或慢性感染性疾病（如结核、真菌感染等）、自身免疫性疾病（如系统性红斑狼疮、类风湿关节炎）、囊性纤维化、家族性嗜中性粒细胞减少症、乳腺癌、IgA 肾病、IgA 骨髓瘤等。②IgA 降低。见于遗传性或获得性抗体缺乏症、免疫缺陷病、选择性 IgA 缺乏症、无 γ 球蛋白血症、蛋白丢失性肠病、烧伤等及抗 IgA 抗体现象、免疫抑制剂治疗、妊娠后期等。

（2）IgG 异常：①IgG 增高。见于慢性肝病、亚急性或慢性感染、结缔组织疾病、IgG 骨髓瘤、无症状性单克隆 IgG 病等。②IgG 降低。见于遗传性或获得性抗体缺乏症、混合性免疫缺陷综合征、选择性 IgG 缺乏症、蛋白丢失性肠病、肾病综合征、强直性肌营养不良、免疫抑制剂治疗等。

（3）IgM 异常：①IgM 增高。见于胎儿宫内感染、慢性或亚急性感染、疟疾、传染性单核细胞增多症、支原体肺炎、肝病、结缔组织疾病、巨球蛋白血症等。②IgM 降低。见于遗传性或获得性抗体缺乏症、混合性免疫缺陷综合征、选择性 IgM 缺乏症、蛋白丢失性肠病、烧伤、抗 IgM 抗体综合征（混合性冷球蛋白血症）、免疫抑制剂治疗等。

（4）IgD 异常：①IgD 增高。可能和一些变态反应性疾病有关，如 20% 左右的类风湿关节炎及桥本甲状腺炎患者血清中 IgD 会增高；IgD 型骨髓瘤患者的血清中 IgD 含量会明显增高；在病毒性感染、流行性出血热患者血清中 IgD 有增高的倾向；过敏性皮炎和过敏性哮喘亦可引起 IgD 增高。②IgD 降低。见于遗传性或获得性 IgD 缺乏综合征、重症复合性免疫缺陷症等。

（5）IgE 异常：①IgE 增高。见于多发性骨髓瘤、特发性哮喘、特应性皮炎；部分非过敏性疾病与 IgE 有关，如过敏性鼻炎、寄生虫感染；急慢性肝炎、全身性系统性红斑狼疮、类风湿关节炎、热带嗜酸性细胞增多症、乳糜血及某些霉菌病也会导致 IgE 增高。②IgE 降低。见于原发性无 γ 球蛋白血症、恶性肿瘤及细胞毒药物治疗后。

第二节 生化学检查

一、代谢指标检查

（一）蛋白代谢

1. 血清总蛋白

（1）检查目的：了解体内蛋白质代谢的一般情况。对肝、肾损害及多发性骨髓瘤等有一定的诊断和鉴别诊断意义。

（2）检查方法：空腹过夜>10小时，静脉采血，不抗凝，离心后由全自动生化分析仪吸取上清用双缩脲试剂检测其浓度。

（3）检查前准备及注意事项：禁食前应避免吃高脂肪食物或暴饮暴食。

（4）正常结果：正常参考值 55~80 g/L。

（5）异常结果的意义和进一步检查：总蛋白的浓度升高由脱水、休克、慢性肾上腺皮质功能减退等造成的血液浓缩所致；另外，可见于血清蛋白的合成增加，如多发性骨髓瘤，此时主要是球蛋白的增加导致总蛋白的增加。

（6）血清总蛋白的浓度降低的原因：①营养不良和消耗增加。如严重结核病、甲状腺功能亢进症、恶性肿瘤及慢性肠道疾病等。②合成障碍。当肝脏功能受损时，蛋白合成减少，以白蛋白的下降最为显著。③蛋白丢失。严重烧伤、大量血浆渗出、大出血、肾病综合征、尿液中长期丢失蛋白质，以及溃疡性结肠炎可从粪便中长期丢失一定量的蛋白质。④血浆中水分增加，血液被稀释，如静脉注射过多的低渗溶液或各种原因引起的水钠潴留。

2. 人血白蛋白（ALB）

（1）检查目的：了解体内白蛋白代谢的一般情况。

（2）检查方法：空腹过夜>10小时，静脉采血，不抗凝，离心后由全自动生化分析仪吸取上清液用溴甲酚绿试剂检测其浓度。

（3）检查前准备及注意事项：同总蛋白测定。

（4）正常结果：正常参考值 35~50 g/l。

（5）异常结果的意义和进一步检查：人血白蛋白的生理功能广泛，包括营养价值；有效胶体渗透压的保持；血清 Ca^{2+}、未结合胆红素、游离脂肪酸、药物及甲状腺激素的运输。人血白蛋白的多种生理功能使其成为监测肝脏疾病的重要指标。

（6）肝脏是合成人血白蛋白的唯一场所，肝功能损害时，肝脏合成的量明显减少，并与肝脏病变的严重程度相平行。除慢性活动性肝炎和肝硬化外，由人血白蛋白合成减少和消耗增加引起的人血白蛋白降低还见于先天性无白蛋白血症（罕见）、严重吸收不良、肠梗阻、多发性癌症、胰腺炎、胶原病。蛋白质丢失过多，如烧伤烫伤、大面积湿疹样皮肤损伤、化学性损伤也可造成人血白蛋白降低。经肾脏途径丢失蛋白质见于肾病综合征、慢性肾小球肾炎、糖尿病及系统性红斑狼疮等。经胃肠道途径丢失大量的蛋白质见于慢性肠炎、肿瘤病等。

临床上除了输入过多的人血白蛋白，或脱水状态引起血液浓缩而出现假性的人血白蛋白增多症外，尚未发现真性的增多症。

（二）糖代谢

1. 空腹血糖

（1）检查目的：评价人体空腹状态下糖代谢状态是否正常，评估糖尿病患者空腹血糖控制是否达标。

（2）检查方法：空腹过夜>10小时，经静脉采血放置在含氟化钠抗凝的试管中送检，试管离心后提取上层血浆加入自动生化检测仪，用含有己糖激酶（或葡萄氧化酶）的试剂盒测定血中葡萄糖含量。

（3）正常结果：3.8~6.1 mmol/L。

（4）检查前准备及注意事项：检查前一天常规进食，避免暴饮暴食或饥饿过度；清晨起床后避免过多运动、情绪激动；已确诊糖尿病患者检查前日按常规治疗服用降糖药，检查当日晨时的餐前降糖药需等采完空腹血后服用。

（5）异常结果的意义和进一步检查如下。

1）低血糖：指空腹血糖≤3.8 mmol/L，因影响大脑能量供给常伴有昏睡、意识不清、头昏脑涨、反应迟钝等症状，可见于胰岛β细胞瘤、β细胞增生或增长过快的良性或恶性肿瘤，需进一步检查与低血糖对应的血中胰岛素水平。

2）空腹血糖异常：空腹血糖≥6.1 mmol/L且<7.0 mmol/L，为介于正常糖代谢和糖尿病之间过渡阶段血糖异常的一种表现形式。若检查前日暴饮暴食，可受其影响，须按要求复查。中老年人应进一步行口服葡萄糖耐

量试验，以便检查餐后血糖高为主的糖尿病。

3）糖尿病：指空腹血糖≥7.0 mmol/L，除外其他影响因素，复查1次仍为此水平或餐后2小时血糖≥11.1 mmol/L，可确定糖尿病诊断。

4）应激情况：如发热、重症感染、心脑血管病变、外伤、手术等时，检查仅反映当时状态，不作为诊断依据，可于解除应激情况3个月后重新化验评价。

2. 葡萄糖耐量试验（OGTT）

（1）检查目的：此项检查为国际通用标准葡萄糖负荷试验，用以评价机体对葡萄糖的调节能力。

（2）检查方法：空腹过夜>10小时，仅可适量饮清水。在饮用含干粉葡萄糖75 g的溶液300 ml前及服用后1小时及2小时分别静脉采血（以饮第1口葡萄糖液开始计时），氟化钠抗凝，离心后由全自动生化分析仪吸取上清液，用含有己糖激酶（或葡萄糖氧化酶）的试剂盒测定血液中葡萄糖含量。

（3）检查前准备及注意事项：整个试验过程中不能进食，只可适量饮清水，其余同空腹血糖测定。

（4）正常结果：糖耐量曲线正常，即空腹血糖低于6.1 mmol/L，口服葡萄糖后0.5~1小时达高峰值，峰值不超过10 mmol/L，2小时恢复到空腹水平。

（5）异常结果的意义及进一步检查：根据葡萄糖耐量试验曲线判断机体血糖调节能力及受损情况。主要的异常有三种。

第一种是空腹血糖受损：空腹血糖≥6.1 mmol/L 且<7.0 mmol/L，1小时及2小时血糖<7.8 mmol/L。第二种是糖耐量低减：空腹血糖正常或<7.0 mmol/L，服葡萄糖后血糖上升峰值>10 mmol/L，下降缓慢且峰时后移，出现尿糖，2小时后血糖仍高于7.8 mmol/L，但<11.1 mmol/L。第三种是糖尿病：空腹血糖正常或>7.0 mmol/L，葡萄糖耐量试验2小时血糖>11.1 mmol/L，可诊断为糖尿病。

糖耐量试验受许多因素影响，如年龄、饮食、劳动、应激、药物、胃肠功能、标本采集和葡萄糖测定方法等。

3. 糖化血红蛋白（HbA1c）

（1）检查目的：血红蛋白的半衰期定义为红细胞的存活期（100~120天），此过程受血糖的影响，产生一定比例、不可逆转的糖基化血红蛋白。该项指标的检测反映了采血前2~3个月的总体血糖（控制）水平。

（2）检查方法：静脉采血 0.5~1 ml，肝素或 EDTA 抗凝，或采集毛细血管血（肝素化的毛细收集管），制备溶血液供检测。可用高效液相（HPLC）阳离子交换色谱法、琼脂糖凝胶电泳法、亲和层析法或免疫分析法进行测定，正常值参考范围取决于检测分析方法或试剂。

（3）检查中注意事项：①HbA1c 的检测不受进食、情绪变化、运动等影响，采取血标本时，无需特殊准备。②因检测需要用的是溶血液，血标本采集时一定不能凝血，否则会影响检测结果。

（4）正常结果：Variant-HPLC 全自动离子交换仪测定 HbA1c 正常值为 4.1%~6.5%。

（5）异常结果的意义和进一步检查：①HbA1c 与平均血糖水平有良好的相关性，尤其在 2 型糖尿病患者中。②一些新诊断的糖尿病患者，临床检测以餐后血糖增高为主，HbA1c 正常，故 HbA1c 通常不作为糖尿病的诊断指标。③HbA1c 作为血糖的控制指标，一般与总体血糖水平同步，但其变化速度较血糖慢；少数情况下，HbA1c 增高而监测的血糖水平不高，或是血糖较高，HbA1c 正常，可能与此有关。对于区分未诊断的糖尿病，还是应激高血糖较糖化血清蛋白更有参考价值。

（6）影响因素：①检测方法不同对正常值的影响较大，目前推荐用 Variant-HPLC 全自动离子交换仪测定。②HbA1c 的浓度反映测定日前 2~3 个月受试者血糖的平均水平，血糖的短期波动影响不大。③影响红细胞寿命的因素影响 HbA1c 结果，如溶血性贫血患者因红细胞寿命缩短，使 HbA1c 结果降低；脾切除或红细胞增多症患者则反之。

（三）脂代谢

1. 三酰甘油（TG）

（1）检查目的：了解血清中 TG 含量，评估受检查者脂肪代谢水平。

（2）检查方法：过夜空腹>10 小时，静脉采血，不抗凝，离心后由全自动生化分析仪吸取上清液用氧化酶法测定其浓度。

（3）检查前准备及注意事项：血清 TG 受饮食中脂肪含量的影响变化较大，故抽血前 12 小时应禁食。禁食前也应避免摄入高脂肪食物。

（4）正常值参考范围：0.44~1.65 mmol/L。

（5）异常结果的意义和进一步检查：血中的三酰甘油以乳糜微粒和前β脂蛋白中含量最高，它与动脉粥样硬化的形成有很大的关系，心肌梗死尤为明显，82% 的心肌梗死患者有高酰甘油血症。原发性高脂血症、肥胖症、动脉硬化、阻塞性黄疸、糖尿病、极度贫血、肾病综合征、胰腺炎、甲状腺功能减退、长期饥饿及高脂饮食后均可增高，饮酒后可使三酰甘油假性升高。三酰甘油降低见于甲状腺功能亢进、肾上腺皮质功能减退、肝功能严重损害及重度营养不良等患者。

2. 总胆固醇(CH)

(1)检查目的：评价血清总胆固醇的水平，其为酯类代谢的主要标志。

(2)检查方法：同三酰甘油测定。

(3)检查前准备及注意事项：抽血前12小时应禁食。禁食前应避免摄入高脂肪食物。

(4)正常值参考范围：3.12～5.72 mmol/L。

(5)异常结果的意义和进一步检查：胆固醇是环戊烷多氢菲的衍生物，是固醇类中的重要物质，在体内组织中分布颇广，在脑及神经组织中尤多，血液中的胆固醇以游离酯的形式存在。血清胆固醇浓度增加与动脉粥样改变的发生关系密切，胆固醇增加常见于冠心病、肾病综合征、胆总管阻塞及黏液性水肿，黏液性水肿胆固醇增加主要是因为甲状腺功能减退影响胆固醇的代谢所致。在恶性贫血、溶血性贫血及甲状腺功能亢进时，血清胆固醇含量降低，其他如感染、营养不良等情况下，胆固醇总量常见减低。

3. 高密度脂蛋白胆固醇(HDL-C)

(1)检查目的：了解 HDL-C 的水平，评估被检者的脂代谢是否正常。

(2)检查方法：空腹过夜>10小时，静脉采血，不抗凝，离心后由全自动生化分析仪吸取上清液用免疫比浊法测定其浓度。

(3)检查前准备及注意事项：同总胆固醇测定。

(4)正常值参考范围：1.0～1.60 mmol/L。

(5)异常结果的意义和进一步检查：高密度脂蛋白能摄取外周组织的游离胆固醇并将其运输到肝脏，是具有抗动脉硬化功能的脂蛋白。测定的 HDL-C 的含量与总胆固醇含量的比值(HDL-C/TC)较总胆固醇能更好地预测心、脑动脉硬化的危险性。血清中 HDL-C 的含量与心、脑动脉硬化的发病率和病变程度呈负相关。

HDL-C 降低可见于急、慢性肝病，急性应激反应(心肌梗死、外科手术、损伤)，糖尿病，甲状腺功能亢进或减退，慢性贫血等。

4. 低密度脂蛋白胆固醇(LDL-C)

(1)检查目的：了解 LDL-C 的水平，评估被检者的脂代谢是否正常。

（2）检查方法：同 HDL-C 测定。

（3）检查前准备及注意事项：同总胆固醇测定。

（4）正常值参考范围：<3.40 mmol/L。

（5）异常结果的意义和进一步检查：低密度脂蛋白是运输胆固醇到肝外组织的主要工具。测定 HDL-C 的含量与心、脑血管动脉硬化的发病率及病变程度呈正相关，是心、脑血管动脉硬化的危险因子。

LDL-C 增高常见于高脂血症、低甲状腺素血症、肾病综合征、慢性肾衰竭、肝脏疾病、糖尿病、动脉粥样硬化症等疾病。

（四）尿酸（UA）

（1）检查目的：了解血液中尿酸水平，评估被检者的嘌呤代谢是否正常。

（2）检查方法：空腹过夜>10 小时，静脉采血，不抗凝，离心后由全自动生化分析仪吸取上清液，用酶法测定血液中尿酸含量。

（3）检查前准备及注意事项：抽血前 12 小时应禁食。禁食前应避免摄入高脂肪、高蛋白、高嘌呤食物。

（4）正常参考值：104 ～ 444 μmol/L。

（5）异常结果的意义和进一步检查：目前认为，尿酸测定是诊断嘌呤代谢紊乱所致痛风的最佳生化指标。尿酸盐的溶解度较低，在生理情况下，尿酸盐在血液中的饱和度为 420 μmol/L。

1）高尿酸血症：即血液中尿酸盐达到或超过其饱和度，尿酸盐若析出结晶沉积于肾小管间质部位，引起高尿酸性肾病；尿酸盐如沉积在肾盂、肾盏及输尿管内可形成结石，阻塞尿路；尿酸盐也可沉积于关节、滑膜、软骨中引发痛风。

根据高尿酸血症发病原因不同，可将其分为原发性和继发性高尿酸血症。

原发性高尿酸血症：大多由原因不明的尿酸生成亢进和尿酸排泄低下引起；有一部分是遗传性嘌呤核苷酸代谢相关酶异常所致，如葡萄糖-6-磷酸酶缺乏、磷酸核糖焦磷酸合成酶异常症、次黄嘌呤-鸟嘌呤磷酸核糖转换酶缺乏症、腺嘌呤磷酸核糖转换酶缺乏症等。

继发性高尿酸血症：指由某种疾病引起的高尿酸血症。主要见于两种情况。①白血病、淋巴瘤、真性红细胞增多症及高尿酸饮食、剧烈运动、低氧血症、烧伤等，引起尿酸生成增多。②各种慢性肾脏疾病及肾功能不全、充血性心功能不全、高血压、高脂血症、冠心病、妊娠中毒症、重金属中毒、乙醇中毒、乳酸性酸中毒等，引起尿酸排泄减少。

2）低尿酸血症：由于代谢紊乱，尿酸生成不足或肾小管对尿酸的转运异常，尿液中尿酸排除异常增加所致。低尿酸血症可见于尿酸生成障碍，如遗传性黄嘌呤尿症，由于先天黄嘌呤氧化酶缺乏，血浆及尿液中尿酸均明显降低。还有尿酸排泄异常增加引起的低尿酸血症，又名肾性低尿酸血症，可见于 Wilson 病及范可尼综合征、镰状红细胞性贫血、抗利尿激素分泌不适当综合征及血糖控制不良的糖尿病等。有些先天性肾性低尿酸血症患者，在运动后常引起急性肾功能不全。

二、酶学及其他检查

（一）肝脏疾病相关酶

1. 丙氨酸氨基转移酶（ALT）

（1）检查目的：了解 ALT 水平和变化的影响因素。

（2）检查方法：空腹过夜>10 小时，静脉采血，不抗凝，离心后由全自动生化分析仪吸取上清液，用动力学方法测定其酶活性。

（3）检查前准备及注意事项：上呼吸道感染等原因可使单项 ALT 活性增高。

（4）正常参考值：0～40 U/L。

（5）异常结果的意义和进一步检查：ALT 主要存在于各种组织细胞中，以肝细胞中含量最多。正常时只有极少量释放入血液中，故该血清酶活性很低。各种肝炎的急性期，药物中毒性肝细胞坏死等疾病时，肝细胞酶大量释放入血液中，使该血清酶活性显著增高，因此，ALT 是诊断急性肝炎、病毒性肝炎、中毒性肝炎等肝病的重要指标。

2. 天门冬氨酸氨基转移酶（AST）

（1）检查目的：了解 AST 水平及影响因素，用于对心、肝等实质脏器病变的诊断及病程变化的观察。

（2）检查方法：同 ALT 测定。

（3）正常结果：正常参考值为 0～40 U/L。

（4）异常结果的意义和进一步检查：与 ALT 相比，AST 分子量小，血浆半衰期短，肝细胞损伤时 AST 水平变化早、恢复快，但升高幅度不如 ALT。在慢性肝炎、肝硬化 AST 往往高于 ALT。在肝炎恢复期，AST 恢复正常的时间迟于 ALT，因此，患者体内，AST 作为判断肝炎痊愈的指标优于 ALT。

由于心肌细胞内含有大量的 AST，故心肌损伤后，酶即通过细胞膜进入血液。在急性心肌梗死患者胸部疼痛发作后 6～8 小时，血清 AST 即明显升高，伴有其他心肌酶活性升高，故 AST 与其他酶同时测定有助于心肌梗死的诊断。AST 在发病 48～60 小时达峰值，至 3～5 天可降至正常。升高的幅度与心肌损伤的程度成正比，故测定 AST 对判断心肌梗死预后和观察病情有一定的意义。在肌营养不良、外伤或手术后肌肉损伤、皮肌炎、肝损伤、脑外伤、急性胰腺炎、急性溶血性贫血、恶性肿瘤、白血病等情况下，AST 也可升高。

3. γ-谷氨酰基转移酶（γ-GT）

（1）检查目的：了解 γ-GT 水平，评估肝功能。

（2）检查方法：同 ALT 测定。

（3）检查中注意事项：检查前应禁酒。

（4）正常参考值：0～50 U/L。

（5）异常结果的意义和进一步检查：①血清 γ-GT 对肝脏疾病有重要的诊断意义。血清中的 γ-CT 主要来自肝脏，急性病毒性肝炎、慢性肝炎、淤胆型肝炎、肝炎后肝硬化、酒精性肝硬化、肝内胆汁淤积、肝外胆道阻塞、原发性或转移性肝癌时，血清 γ-GT 活性均有不同程度增高，但除原发性肝癌和肝外胆道梗阻外，一般不超过 150 U/L。其中，病毒性肝炎时，血清 γ-GT 常轻度或中度增高，变动一般与 ALT 平行，但增高的幅度小于 ALT；恢复期 γ-GT 活性恢复往往比 ALT 慢，这可能与 γ-GT 在血液中的半衰期比 ALT 长有关，但如果 γ-GT 持续增高>100 U/L，提示可能发展为慢性迁延性肝炎；慢性肝炎的非活动期，该酶活性多属正常，而活动期大多增高。②γ-GT 测定在肝移植后胆汁性并发症诊断中有相当意义。γ-GT 是筛选肝移植后早期（0～30 天）和晚期（>90 天）胆汁性并发症的最好指标。肝移植发生排异后，血清 γ-GT 活性急剧上升，因此，γ-GT 动态监测对肝移植后排异的判断具有重要参考价值。

4. 碱性磷酸酶（ALP）

（1）检查目的：血清 ALP 可作为判断活动性肝脏疾病和骨髓疾病的指标之一。

（2）检查方法：同 ALT 测定。

（3）正常参考值：0～130 U/L。

(4)血清 ALP 升高的意义：①肝胆疾病。肝细胞损伤、胆道阻塞、肝细胞和胆管上皮细胞增生或癌变时，血清 ALP 总活力可升高。对于伴有黄疸的肝胆疾病，同时测定 ALP 和 AST 活力有助于鉴别肝细胞性黄疸与胆汁淤积性黄疸。而阻塞性黄疸患者 ALP 活力升高时间早、幅度大。肝病患者若血清胆红素逐渐升高，ALP 反而下降，系病情恶化的表现；反之，表示肝细胞有再生现象。当使用氯丙嗪、砷剂、甲睾酮和口服避孕药时，可引起胆汁淤积，使血清 ALP 升高并早于胆红素改变。②骨骼疾病。主要由于成骨细胞增殖使血清 ALP 升高。畸形性骨炎显著升高；佝偻病和骨软化症患者 ALP 变化与病程、病情有关；骨折愈合 ALP 活力轻度升高；成骨骨癌者显著升高。对于各种类型的骨质疏松、良性成骨细胞瘤等，ALP 无明显变化。甲状旁腺功能亢进患者因甲状旁腺素过多引起溶骨作用加强，代偿性成骨细胞活跃，使 ALP 升高，同时钙升高，血磷降低，此点有助于与畸形骨炎、佝偻病的鉴别。如果骨肉瘤患者术前血清 AIP 呈高值，则预后较差。

(5)血清 ALP 降低的意义：血清 ALP 病理性活性降低主要见于心脏外科术后、蛋白质热能营养不良、低镁血症、甲状腺功能减退、恶性贫血及家族性磷酸酶过低等症。其他一些疾病如低锌血症、坏血病、肝切除及移植后、乳糜泻、摄入放射性重金属、软骨营养障碍、乙醇性肝病、糖尿病、心血管病、急慢性肾衰竭及尿道感染等，均可以降低 ALP 活性。克汀病(呆小病)、维生素 C 缺乏症等，血清 ALP 活性也可降低。

(6)生理变异：ALP 变化与年龄密切相关。新生儿 ALP 略高于成年人，以后逐年增高。在 1~5 岁有 1 次高峰，可达成年人上限的 2.5~5 倍，以后下降，到儿童身长增高期又再次上升；第 2 次高峰在 10~15 岁之间，可达成人上限 4~5 倍；20 岁后降至成人值。妊娠期间，血清中胎盘 ALP 呈规律性增加。

(二)胰腺疾病相关酶

1. 脂肪酶(LIP)

(1)检查目的：了解血中 LIP 水平，用于对急性胰腺炎的诊断。

(2)检查方法：过夜空腹>10 小时，静脉采血，不抗凝，离心后由全自动生化分析仪吸取上清液，用干片法测定其活性。

(3)正常参考值：23~300 U/L。

(4)异常结果的意义和进一步检查：急性胰腺炎发作后 4~8 小时，血清 LIP 开始升高，24 小时达到高峰，持续时间 8 ~ 14 天。发病后 24 小时检测对急性胰腺诊断的灵敏度最高。LIP 升高可高于正常参考值上限的 20 ~ 54 倍。但该测定对急性胰腺炎的诊断不是特异的。慢性胰腺炎和其他疾病时 LIP 也有变化，如在慢性胰腺炎和胰导管梗阻时，LIP 可升高也可降低。非胰腺炎类疾病时，如肾脏疾病、各种急腹症（急性胆结石、肠梗阻、肠坏死、十二指肠溃疡和肝病）、急性乙醇中毒、糖尿病酮酸症、内窥镜胆道胰管探察等，均可有不同程度的 LIP 增高。

2. 淀粉酶（AMS 或 AMY）及其同工酶（P-AMS）

（1）检查目的：了解血清 AMS 水平，有助于可疑急性胰腺炎患者的诊断。

（2）检查方法：同脂肪酶 LIP 测定。

（3）正常结果：血 AMS 正常参考值为 0 ~ 150 U/L；24 小时尿正常参考值为 32 ~ 641 U/L；P-AMS 正常参考值为 13 ~ 53 U/L。

（4）异常结果的意义和进一步检查：人体胰腺和腮腺组织损伤时，血清和尿中总 AMS 可显著增高，而其他组织病变时血清总 AMS 的升高程度远不及胰腺和腮腺组织损伤时的升高程度。在急性胰腺炎发病后 2 ~ 3 小时 AMS 开始升高，多在 12 ~ 24 小时达到峰值，2 ~ 5 天下降至正常。若持续升高达数周，提示胰腺炎有反复，或有并发症发生。若 AMS 增高幅度与病情不成比例，应考虑有坏死性胰腺炎预兆的可能。尿液 AMS 升高和下降均比血清 AMS 慢，因而对急性胰腺炎后期的治疗更有价值。胆源性胰腺炎的处理方法有别于其他原因引起的急性胰腺炎，故此类患者的早期诊断十分重要。慢性胰腺炎，尤其是胰腺广泛纤维化病例，由于胰腺外分泌功能不足，血清 P-AMS 通常是降低的。酒精性肝病患者常伴有急性或慢性胰腺病变，致血清 AMS 和 P-AMS 增高。血清 AMS 测定对上腹部钝性伤或锐性伤所致胰腺损伤也有一定的辅助价值。

三、肾功能检查

1. 肌酐（Cr）

（1）检查目的：了解血清肌酐水平，有助于肾功能评价。

（2）检查方法：空腹过夜>10 小时，静脉采血，不抗凝，离心后由全自动生化分析仪吸取上清，用酶法测定其浓度。

（3）正常参考值：50 ~ 133 μmol/L。

（4）异常结果的意义和进一步判断

1）肾功能损害及程度：血清肌酐浓度与肾小球滤过率（GFR）相关，凡滤过率下降的疾病，如急性肾小球肾炎、慢性肾小球肾炎（失代偿期）、急性或慢性肾功能不全等，均有血清肌酐浓度升高。

2）其他：血清肌酐来自肌肉组织，其浓度与肌肉量成比例，故肢端肥大症、巨人症时，血清肌酐浓度增高；相反，肌肉萎缩性疾病时，血清肌酐浓度可降低。

2. 尿素（UN）

（1）检查目的：了解血清尿素水平的变化，用于评估肾功能。

（2）检查方法和注意事项：同总胆汁酸测定，检查前应限制高蛋白过量摄入。

（3）正常参考值：1.8～7.5 mmol/L。

（4）血清尿素浓度的生理变化：①性别。健康男性比女性高10%～20%。②年龄。新生儿血浆尿素浓度稍高于成人，出生60天后与成人无明显差异；60岁以后较青年人高10%左右。③日内及季节变化。白天比夜间高，盛夏和严冬比春、秋季高。④剧烈运动和高蛋白饮食时，血浆尿素浓度可增高。⑤妊娠及低蛋白饮食时，血浆尿素浓度可降低。

（5）血清尿素浓度的病理变化：①尿素产生过多。即肾前性氮质血症，见于糖尿病酮症酸中毒、高热、饥饿。某些癌症及脓毒血症等使蛋白质分解代谢加快，以及胃肠出血后消化道蛋白质的重吸收，使血浆尿素浓度增加。②尿素排泄障碍。见于急性肠炎、烧伤、脱水、休克、心功能不全等引起肾供血不足时，肾小球肾炎、肾盂肾炎、肾间质性肾炎、肾病综合征等肾实质损伤时，尿路结石、泌尿生殖系统肿瘤、前列腺增生等造成排尿受阻时均，可引起血浆尿素浓度升高。③重症肝脏疾病，尿素产生量下降时，血浆尿素浓度降低。

3. 内生肌酐清除率（Ccr）

（1）检查目的：评估肾小球滤过功能。

（2）检查方法：过夜空腹>10小时，静脉采血，不抗凝，离心后由全自动生化分析仪吸取上清液测定；量身高；称体重；同步留取24小时尿，测定尿肌酐。计算内生肌酐清除率（Ccr），结果用体表面积校正，即用受检查测定的身高、体重数值查体表面积图读取相应数值，与标准体重指数比较。

（3）正常结果参考值：体表面积标准化后为80～120 ml/min。

（4）异常结果的意义和进一步检查：肌酐为肌肉中磷酸肌酸的代谢产

物，人体肌肉以 1 mg/min 速度将肌酐排入血液中。严格控制饮食后，血浆内生肌酐浓度比较稳定。肌酐主要从肾小球滤过，仅少量由近端小管排泌，不被肾小管重吸收。同时测定血和尿中肌酐浓度，评估肾脏功能。①Ccr < 80 ml/min 时，提示肾功能有损伤。②Ccr 50 ~ 80 ml/min，提示肾功能不全代偿期。③Cc r25 ~ 50 ml/min，提示肾衰竭期（尿毒症期）。④Ccr≤10 ml/min，提示尿毒症终末期。

4. 二氧化碳结合率（CO_2CP）

（1）检查目的：了解体内酸碱平衡状况。

（2）检查方法：静脉采血，不抗凝；离心后由全自动生化分析仪吸取上清液，用电极法测定。

（3）正常参考值：20.2 ~ 30.0 mmol/L。

（4）血清二氧化碳增高见于：①代谢性碱中毒。如幽门梗阻、服碱性药物过多等。②呼吸性酸中毒。如肺心病、呼吸中枢抑制、呼吸肌麻痹、肺气肿、支气管扩张和气胸等。

（5）血清二氧化碳降低见于：①代谢性酸中毒。如严重腹泻、肾衰竭、糖尿病酮症、感染性休克、服酸性药物过多等。②慢性呼吸性碱中毒，由于长时期呼吸增速，肺泡中二氧化碳分压减低，肾小管代偿性碳酸氢根离子排出增多。

第三节　免疫学检查

一、常见肝炎病毒免疫学检查

肝炎病毒是一大类能引起肝炎的嗜肝病毒，目前公认的人类肝炎病毒至少有 5 种（甲型、乙型、丙型、丁型和戊型），还有一些与人类肝炎相关的病毒如己型、庚型肝炎病毒。病毒性肝炎是由多种肝炎病毒所致的一组以肝脏损伤为主的全身性、急性或持续性传染病。病毒性肝炎血清标志物包括病毒本身、病毒抗原成分及病毒的抗体等。由于各种病毒的基因构型和抗原构造各不相同，刺激机体所产生的抗体也各异，因此，各自具有自己特异的血清标志物。

临床上主要运用 ELISA、RIA、CLIA 及 DIBS 法检测肝炎病毒的特异性血清标志物，敏感性高，特异性强，能定性和自动化分析，进而可准确地进行肝炎病毒的分型，为临床病因学诊断提供依据。

（一）抗甲型肝炎病毒抗体检测

甲型肝炎病毒（Hepatitis A Virus，HAV）是引起甲型肝炎的病原体。HAV 经粪—口途径传播感染，在口咽部、肠黏膜和局部淋巴结大量增殖，进入肝细胞复制，随后进入胆囊，随胆汁排入肠道，经粪便排出体外。HAV 进入人体后，可刺激机体产生抗-HAV 抗体（IgM、IgG、IgA 和 IgE 类），称为总抗体。其为 HAV 感染的特异性诊断指标：①人体接种甲肝疫苗后，可刺激机体产生抗-HAV 抗体，高峰出现在疫苗接种的 3~6 个月，抗体阳转率和几何平均含量是考核疫苗效果的重要指标。②抗-HAV-IgM 抗体出现于 HAV 感染的早期，其含量很快升至峰值，持续 2~4 周，发病后 1~2 个月抗体滴度下降，通常在 3~6 个月转为阴性（个别病例可超过 1 年）。故抗-HAV-IgM 的检测是甲型肝炎的早期诊断标准，同时也是流行病学上区分新近感染与既往感染 HAV 的有利证据。

（二）乙型肝炎病毒血清标志物检测

乙型肝炎病毒（Hepatitis B Virus，HBV）是乙型肝炎的病原体。为嗜肝 DNA 病毒，具有感染性的病毒颗粒即 Dane 颗粒，HBV 经输血、注射血液制品、性接触及母婴垂直等方式传播；传染源是乙型肝炎患者和 HBV 携带者的血液、唾液、精液及阴道分泌物等。HBV 各种抗原刺激免疫系统产生特异性抗体。用免疫学方法对 HBV 感染的血清标志物进行检测，其结果复杂多样，临床意义也不尽相同。

（三）乙肝病毒 DNA（HBV-DNA）检查

检查目的：判断体内有无感染乙肝病毒以及目前体内乙肝病毒的数量，为下一步治疗提供依据。

检查方法：静脉采血，不抗凝，离心后从上清液提取 HBV-DNA，放入扩增仪（PCR 仪）中扩增定量。

正常结果：若 HBV-DNA 在 103 copies/ml 以下，并且丙氨酸氨基转移酶活性正常，治疗价值不大。

异常结果的意义和进一步检查：采用 PCR 仪体外扩增方法结合荧光探针检测技术实现定量检测，目前试剂的最低检测限为 500 copies/ml。乙肝病毒感染后 1~2 天内采用 PCR 方法即可检出。乙型肝炎是由乙肝病毒感染所致，继而有转变为肝硬化或原发性肝癌的可能。检测乙肝病毒可判断体内有无感染以及目前血液中乙肝病毒 DNA 的相对数量，为下一步治疗提供依据。

二、风湿免疫疾病相关化验检查

1. 抗核抗体

(1)检查目的：对自身免疫性结缔组织病进行诊断性筛选，并评估其病情和指导用药。

(2)检查方法：采集新鲜静脉血 3 ml，放置在不含抗凝液的塑料管中送检，静置半小时后提取上清血浆进行检测。一般采用间接免疫荧光法检测，阳性的判定可因底物不同而标准不同。

(3)检查前准备及注意事项：无特殊要求。是否空腹不影响结果的测定。

(4)正常结果：抗核抗体阴性。

(5)异常结果的意义和进一步检查：检测抗核抗体是自身免疫性结缔组织病的重要筛选试验。抗核抗体阳性可见于多种疾病，最常见于自身免疫性结缔组织病，也可见于非自身免疫性结缔组织病。部分健康人检测结果也可出现阳性，一般为 5%～20%．年龄越大，阳性率越高，大于 60 岁的人阳性率可达 20%～25%，有系统性红斑狼疮、干燥综合征或系统性硬化症家族史的一级亲属，阳性率可达 50%。自身免疫性结缔组织病的抗核抗体阳性一般为高滴度，而非自身免疫性结缔组织病及正常人的抗核抗体阳性多为低滴度，因此，了解抗核抗体的滴度有助于自身免疫性结缔组织病与其他疾病的鉴别。抗核抗体阳性者应进一步检查其具体核抗原组分的抗体，如抗双链核糖核酸(ds-DNA)抗体等，若抗核抗体中以抗 ds-DNA 抗体为主，则抗核抗体滴度与疾病的活动度相关，滴度越高，病情活动性越强，滴度随疾病治疗后可下降或转阴；若抗核抗体中以抗可提取核抗原抗体为主，则抗核抗体滴度的消失与疾病活动性无明显相关性。

2. 类风湿因子(RHF 或 RF)

(1)检查目的：类风湿因子是一种抗变性 IgG 的抗体，主要为 IgM 类自身抗体。检验血清中类风湿因子含量变化，在自身免疫性疾病的诊断、观察疾病的变化及确定治疗效果方面具有重要的参考价值。

(2)检查方法：静脉采血标本后，分离血清采用全自动特种蛋白分析仪进行分析。

(3)检查前准备及注意事项：速率免疫比浊法因仪器对浊度识别无特异性，为防止结果受血清标本的影响，要求空腹抽血。

(4)正常结果：健康人群类风湿因子为 0～30 U/ml。

（5）异常结果的意义及进一步检查：血清类风湿因子阳性常见于类风湿性关节炎，系统性红斑狼疮、硬皮病、恶性贫血、自身免疫溶血、慢性肝炎、病毒性肝炎的患者血清类风湿因子也可增高。常规检测的类风湿因子为 IgM 型。类风湿因子阳性可见于多种疾病，其中在类风湿关节炎患者中的阳性率最高，达 80% 左右，若伴类风湿结节和脾肿大，阳性率可达 85% 左右，是诊断类风湿关节炎的血清学指标之一。

（6）类风湿因子对类风湿关节的诊断价值：①滴度较高。持续高滴度 IgM 型类风湿因子可提示病情的活动、骨质易受侵蚀及预后不良。②2 次以上连续检测阳性。③多种方法检测均为阳性。④与人及动物 IgG 分子均反应。⑤除 IgM 型类风湿因子外，还有 IgG、IgA 或 IgE 型类风湿因子。因其他风湿疾病、遗传蛋白代谢性异常及有慢性抗原刺激的其他疾病类风湿因子均可出现阳性，而且类风湿因子的阳性率在一般健康成人中占 1% ~3%，老年人每增长 10 岁，类风湿因子的阳性率则增高 1 倍，因此，类风湿因子对诊断类风湿关节炎并非特异，应结合症状、体征、化验及病理切片等各方面情况做具体分析。

3. C-反应蛋白（CRP）

（1）检查目的：检验血清中 CRP 含量变化对炎症、组织损伤、恶性肿瘤等疾病的诊断及疾病变化、治疗效果观察具有重要的参考价值。

（2）检查方法：静脉采血标本后，分离血清采用全自动特种蛋白分析仪进行分析。

（3）检查前准备及注意事项：同血清免疫球蛋白测定。

（4）正常结果：健康人群 CRP 为 0 ~0.8 mg/fL。

（5）异常结果的意义及进一步检查：CRP 是组织、细胞损伤的一个非特异指标，组织的物理或化学损伤、感染、肿瘤和一系列急慢性炎症性疾病，CRP 均可明显升高，妊娠时血清 CRP 也会升高；CRP 是手术患者并发症的预测指标。各种手术后患者 CRP 升高，术后 7 ~10 天 CRP 下降至正常。CRP 不降低或再次升高，提示可能并发感染或有血栓栓塞等。

三、肿瘤标志物的常规检查

1. 甲胎蛋白（AFP）

（1）检查目的：AFP 对肝细胞性肝癌、恶性生殖性肿瘤的早期诊断、疗效观察、监视复发、评估预后有重要的意义。

（2）检查方法：静脉采血，不抗凝，离心后由全自动免疫分析仪吸取上清液，用电化学发光法测定。

（3）正常值参考范围：0~20.0 μg/L。

（4）异常结果的意义和进一步检查：AFP 主要来源于胎儿肝脏及胚外卵黄囊，肝细胞性肝癌发生时明显升高，因此常被作为肝癌的诊断指标，阳性率达 70%~90%。内胚窦瘤（恶性卵巢癌）及其他生殖细胞肿瘤患者血清和瘤组织内 AFP 含量升高，而消化道癌及肺癌中少见。怀孕时可一过性升高。慢性肝炎及肝硬化患者血清 AFP 经常在中等水平。合成 AFP 的肿瘤切除 5~7 周后血清 AFP 浓度下降至正常，若肿瘤复发，则可再次升高。

2. 癌胚抗原（CEA）

（1）检查目的：见于乳腺癌、胰腺癌、小细胞肺癌及非小细胞肺癌、甲状腺髓样癌及某些非癌患者，对观察疗效、监视复发、评估预后有重要的临床意义。

（2）检查方法：同甲胎蛋白测定。

（3）正常值参考范围：0~5 μg/L。

（4）异常结果的意义和进一步检查：CEA 是一种由胎儿腺管上皮细胞合成的糖蛋白。在妊娠 3 个月胎儿的消化道、胰腺及肝组织中均有此抗原表达，偶见于正常人细胞及良性上皮性肿瘤组织，而在许多癌组织中则有大量表达，如胃肠道癌、肺癌、卵巢癌、子宫癌、前列腺癌、甲状腺癌等。测定组织中的 CEA 对良、恶性肿瘤鉴别及癌与肉瘤的鉴别有重要的参考价值。CEA 含有多个抗原决定簇，多克隆抗体之间有交叉反应。迄今在 CEA 家族中至少已发现 14 种不同阶段的糖蛋白。免疫组化中应用单克隆抗体比多克隆抗体有更高的特异性，由于该抗原可由肿瘤细胞分泌至血液中，故也可作为血清学肿瘤标记物。结肠癌、卵巢癌（尤其是液性腺癌）患者血液中 CEA 水平升高，手术切除 2 周后血中 CEA 开始减少，1 个月左右恢复至正常水平。癌复发的患者，血液中 CEA 水平再次升高，体内有肿瘤残余时，CEA 可维持在较高水平。

3. 前列腺特异抗原（PSA）

（1）检查目的：是前列腺癌诊断及了解根治性前列腺癌切除术后是否仍存在病变或复发的一种敏感标志物。

（2）检查方法：静脉采血，不抗凝，离心后由全自动免疫分析仪吸取上清液，用酶联免疫法测定。

（3）正常值参考范围：总 PSA 0~4.0 μg/L，游离 PSA 2~10 μg/L，游离 PSA/总 PSA 比值>25%。

(4)异常结果的意义和进一步检查：血青中 PSA 升高对前列腺癌诊断有重要的意义，部分前列腺癌患者血青中 PSA 显著升高。血清 PSA 水平还可以观察前列腺癌的治疗效果，前列腺根除术后，若无残留的前列腺组织，就不会再有 PSA 释放入血。因 PSA 在血清中的半衰期为 2.2 天，所以术后血中 PSA 水平就会降至原测定低限以下。

第四节 内分泌激素测定

一、甲状腺激素测定

(1)检查目的：通过血液中甲状腺激素水平的测定，评价甲状腺功能状态和下丘脑-垂体-甲状腺轴调节功能是否正常。

(2)检查方法：前臂采取静脉血 3~5 ml，分离血清或血浆，即时测定，也可先储存在 -20 ℃ 冰箱整批待检。用免疫检测分析法（放射免疫、酶联免疫、荧光免疫或化学发光免疫）同时测定甲状腺分泌的总甲状腺素、游离甲状腺素、总三碘甲腺原氨酸、游离三碘甲腺原氨酸和垂体前叶分泌促甲状腺素。

(3)检查前准备及注意事项：由于甲状腺激素分泌不受饮食、睡眠、即时运动、情绪变化等外界因素的影响，故采血前没有特殊要求。

(4)正常结果：因各实验室采用的检测方法和实验条件有所不同，各项甲状腺激素的正常值须参考检测实验室提供的数据。

(5)异常结果的意义和进一步检查：正常情况下，甲状腺-垂体-下丘脑轴是一个相互影响、反馈抑制的调节系统。下丘脑分泌的促甲状腺激素释放激素促进垂体分泌促甲状腺激素，促甲状腺激素则兴奋甲状腺分泌甲状腺激素。如果甲状腺激素分泌过多，则会反馈抑制垂体和下丘脑促甲状腺激素和促甲状腺激素释放激素的分泌；一旦甲状腺激素分泌不足，垂体则会增加促甲状腺激素的分泌。临床上通过测定血液中促甲状腺激素和甲状腺激素的水平、观察其相互间的变化，评估甲状腺和垂体轴功能是否正常。

二、甲状腺抗体测定

(1)检查目的：了解是否存在甲状腺自身免疫性疾病，评估甲状腺自身的免疫状况。

（2）检查方法：同甲状腺激素测定，主要项目为测定抗甲状腺球蛋白抗体（TG）、甲状腺过氧化物酶抗体（TM 或 TPOAb）和促甲状腺激素受体抗体（TRAb）。

（3）影响因素：有的检测试剂盒在测定中会受到与甲状腺球蛋白抗体的交叉反应影响，使 TM 分析得到假阳性的结果，可通过重复测定或换用其他检测试剂盒测定以鉴别。

（4）检查前准备及注意事项：同甲状腺激素测定。

（5）正常结果：定性分析，正常情况下，TG、TM 和 TRAb 均阴性。半定量或定量分析质以检测实验室提出的正常参考值为依据。

（6）异常结果的意义和进一步检查：①在少部分甲状腺形态学和功能检查（甲状腺激素测定）完全正常者，甚至是老年人中，可见 TG、TM 异常，多为轻度升高，一般无特殊临床意义，必要时可安排定期复查。②TG、TM 检测异常可见于一些其他自身免疫性疾病患者中，如 1 型糖尿病、艾迪生氏病、病毒性肝炎、白化病、恶性贫血等。③约 60% 以上的慢性淋巴细胞性甲状腺炎（桥本氏病）患者和约 40% 以上的毒性弥漫性甲状腺肿（Graves 病）患者可见 TG、TM 异常，其中 TM 升高水平与病情发展程度相关性最好。④目前测定的 TRAb 是促甲状腺受体刺激抗体（TSAb）及促甲状腺受体刺激抑制抗体（TSBAb）的总和，未治格雷夫斯病（Graves disease）患者 TSAb 阳性率可 >90%。治疗后 TSAb 的滴度可随病情缓解而降低，若其滴度持续不变，提示病变持续存在，高滴度提示存在的甲状腺自身免疫状态未能控制。病情缓解中的甲状腺功能亢进，若测定 TSAb 阳性，提示抗甲状腺药物治疗不宜停用。甲状腺功能正常的突眼患者，若存在 TSAb 阳性（或异常增高），则有助于格雷夫斯眼病（Graves's ophthalmopathy）的诊断。

三、性激素测定

（1）检查目的：通过血液中性腺激素水平的测定，评价性腺功能状态和下丘脑-垂体-性腺轴的调节功能是否正常。

（2）检查方法：同甲状腺激素测定，测定项目为总睾酮、雌二醇和垂体前叶分泌的黄体生成素（LH）、促卵泡激素（FSH），以便综合分析。

（3）影响因素：①血液中的雄激素（T）、雌激素（E_2）绝大部分与性激素结合球蛋白（SHBG）结合，游离部分仅占 2% 左右，遇有 SHBG 增高的情况（妊娠和有肝脏疾病时）或先天性 SHBG 生成障碍，均可影响血液中总

T、E_2 的含量。②E_2、LH 和 FSH 是调节女性月经周期的主要激素，其分泌水平也与月经周期相对应。③LH 和 FSH 生理情况下呈脉冲分泌，测定时有可能处于峰值，也可能处于谷值，波动在正常范围内，应结合临床情况分析。④T、E_2 与 LH 和 FSH 也存在负反馈调节，老年男性（睾丸）和绝经期女性（卵巢）性器官功能丧失，产生的 T 和 E_2 明显降低，不能达到对垂体－下丘脑的抑制作用，故 LH 和 FSH 显著升高。

（4）检查前准备及注意事项：性激素分泌水平受性别、年龄、性器官功能和生理分泌周期的影响，女性绝经期前被检者，测定时应记录行经时间，已停经者可先告知。其余同甲状腺激素测定。

（5）雌激素（E_2）异常：①E_2 增高伴有 LH 和 FSH 降低，见于原发或继发卵巢功能增高的疾病（卵巢颗粒细胞瘤）。②非绝经期 E_2 降低伴有 LH 和 FSH 升高，见于原发或继发卵巢功能衰竭疾病（卵巢功能早衰），极少见于垂体 LH 或 FSH 腺瘤；③E_2、LH 和 FSH 均低，见于垂体前叶功能低下（希恩综合征）。

（6）雄激素（T）异常：①T 增高伴有 LH 和 FSH 降低，见于原发或继发睾丸功能增高的疾病（睾丸间质细胞瘤、应用睾酮制剂等）。②非老年人 T 降低伴有 LH 和 FSH 升高，见于原发或继发睾丸功能衰竭疾病（睾丸发育不良、应用抑制睾酮合成的药物），极少见于垂体 LH 或 FSH 腺瘤；③T、LH 和 FSH 均低，见于垂体前叶功能低下（垂体大腺瘤、手术或放疗后）。

第五节 病理学检查

病理（学）诊断是指病理医师应用病理学的知识、有关技术和个人专业实践经验，对送检的标本（包括活体组织、细胞和取自尸体的组织等）进行病理学检查，结合有关临床资料，通过分析、综合后，给出的关于该标本病理变化性质的判断和具体疾病的诊断。由于这是通过直接观察病变的宏观特征和微观特征而给出的诊断，因而比通过分析症状、体征、影像检查和化验分析而给出的各种临床诊断常更为准确。因此，病理诊断常被视为"金标准"或"最后诊断"。为临床医师诊断疾病、制订相应的治疗方案、评估疾病、预后和总结诊治疾病经验等提供重要的（有时是决定性的）依据。因此，它在临床医学、法医学、新药开发和各种生物科研中都有广泛的应用。

一、病理学检查的临床意义

1. 确定疾病的诊断：尽管由于临床检验技术和影像医学的发展，有些疾病在经过临床有关检查后就能做出临床诊断。然而，除功能、代谢紊乱为主的疾病外，就大多数有明确器质性病变的疾病而言，无论上述的临床检查技术多么先进，病理诊断仍然是无法取代的、最可靠和最后的诊断。无论是对任何可触及的肿块或经影像学检查出的占位性病变，还是对内窥镜中见到的各种病变，都需要经过病理活检才能确诊，即对病变的性质、种类及程度等做出正确的判定。

2. 为临床选择治疗方案提供依据：对患者疾病进行诊断的直接目的就是为了治疗，治疗的正确与否关键在于诊断是否正确，其中病理诊断是最可靠的，因此正确的病理诊断对临床采取有效、合理的治疗就显得尤为重要，特别是对恶性肿瘤等重大疾病的治疗，更是关键。例如，对于宫颈癌，若病理诊断为原位癌或累及腺体，临床只做宫颈锥切术治疗，治愈率近100%，且不影响生育；若癌已浸润深度>5 mm、宽度>7 mm，则不属于早期癌，应当全切子宫甚至扩大切除其他组织器官。

3. 提供疾病的严重程度和预后的信息：病理诊断对许多疾病，特别是恶性肿瘤，能提供许多形态学参考（如肿瘤的组织学类型、浸润的程度、有无转移等），均能作为判定疾病程度和预后的重要指标。例如，同样是浸润性乳腺癌尚无转移，普通类型的导管癌10年存活率为30%，而特殊类型的黏液腺癌则为70%以上，一般浸润程度轻或无转移的癌比起浸润广或有转移的癌预后要好。

4. 帮助临床判定病情取向及疗效：同一患者通过2次以上的病理活检可对疾病发展的取向和治疗效果做出更确切的判断。例如，对白血病患者进行骨髓移植，在移植前后要做骨髓活检，才能确切地判断白血病细胞是否被杀灭、移植的骨髓细胞是否存活以及免疫排斥反应的情况等。再如肝移植后，要经常定期进行肝活检，以确定有无免疫排斥反应，临床可根据活检监测情况采取相应的措施。

5. 尸检报告可全面总结临床对某种疾病的诊断、治疗的全过程：如通过尸检全面了解疾病的诊断是否正确，治疗是否恰当，以便总结经验。另外，尸检通过全身的详细病理检查，有助于了解疾病的发病及疾病的演变、转归等全过程，对促进医学的发展具有非常重要的意义。

二、病理学的检查种类及其评价

(一)活体组织(病理)检查及其评价

活体组织检查简称"活检",亦称外科病理学检查,简称"外检",是指应诊断、治疗的需要,从患者体内切取、钳取或穿刺等取出病变组织,进行病理学检查的技术。这是诊断病理学中最重要的部分,对绝大多数送检病例都能做出明确的组织病理学诊断,被作为临床的最后诊断。

活检的组织病理学诊断一般过程是肉眼观察送检的标本→取材→(固定、包埋)→制成薄切片→进行苏木素-伊红(HE)染色→在光学显微镜下观察。通过对病变组织及细胞形态分析、识别,再结合肉眼观察及临床相关资料,做出各种疾病的诊断。但对一些疑难、罕见的病例,还需要在上述的常规检查基础上,再通过组织化学、免疫组织化学、电子显微镜或分子生物学等技术进行辅助诊断,活检可分为以下三类。

1. 术前活检:是指在治疗性手术前或在其他治疗(如放疗、化疗)前所做的活检。一般是取一小部分病变组织(若病变小又位于体表,常全取病变)送病理活检,经甲醛固定、石蜡包埋、切片、HE染色,需3~7天才能发诊断报告。其目的是明确诊断,以便临床择期采取相应的手术或其他治疗措施。这样的活检多在门诊进行,而且只取小块组织,故也称"小活检"或"门诊小材"。近年对某些内脏器官通过内镜钳取的材料更是典型的超小活检,如通过胃镜取胃黏膜病变、电子支气管镜取肺病变,以便确诊是否为癌,然后再确定是否行手术等治疗。

术前活检的优点是创伤较小,一般在门诊即可操作,绝大多数都能在术前确诊,使临床对下一步治疗方案的确定有了确切的依据。其缺点是对一些深层部位的病变难于取材;少数可造成出血或播散的病变,应慎取小活检;取材不合规范或未取到病变,易造成诊断困难或漏诊;患者和临床要等待较长时间(3天以上)才能出诊断报告,对急需明确诊断者不适用。

2. 术中活检:是指在治疗性手术或探查性手术进行当中所做的活检,一般20~30分钟内完成定性诊断,以便指导手术如何进行。应用最多的是快速冷冻制片技术,用不经固定的新鲜标本,快速冷冻至-18℃以下,进行切片、HE染色观察诊断,因此也称"术中冷冻""快速冷冻"或"冰冻切片",有时也可使用快速石蜡切片技术或细胞学检查技术。

术中活检的目的:①确定病变性质,以便决定手术方案。例如,对于一个性质不明的病变，在手术台上取病变送检，等 20 ~ 30 分钟，若冷冻切片诊断为炎性或良性肿瘤，则手术范围很小即可；若为恶性，则立即采取扩大切除的根治术。②了解病变，特别是恶性肿瘤的生长、扩散情况，如浸润的范围、深度，有无淋巴结转移，以及手术切除的边缘组织有否瘤细胞等，以决定手术范围。③确定所取标本是否含有预定的组织器官或病变，若要切除甲状旁腺，但在术野中分辨不清，即可通过冷冻活检帮助确认。

术中活检的最大优点就是在手术进行当中，即能对性质不明的病变予以确诊，使临床能立即确定手术治疗方案，避免再次进行治疗性手术。"可毕其功于一役"，患者可免受二次手术之苦，医护人员可省去再一次手术的劳顿。此外，还可为外科医师安上了"上百倍放大镜"，能知道病变侵犯有多深、多远，以及切缘有无瘤细胞等。但是，快速冷冻技术有很大的局限性：①不是所有的活检材料都适于做快速冷冻检查，仅适用于体表器官（如乳腺、甲状腺）或内部器官手术探查。而对一些病变复杂的疾病和需要辨认细胞、微细结构的肿瘤（如淋巴瘤）等均不适用。②受取材等限制，会有假阴性（漏诊）的情况发生。③由于制片、染色时间短，切片厚，组织细胞结构不如普通石蜡切片清晰，又要在几分钟之内完成观察、分析，并做出诊断，没有更多的时间思考，更没有查找文献的时间，故诊断难度大，常需要有丰富经验的病理医师做出诊断。④由于上述原因，且其准确率仅在 90% 左右，未能确诊率和假阴性率高，假阳性率偶尔也可发生。因此，快速冷冻活检只是一种应急的、初步的定性诊断手段，在此之后，还需将冷冻活检材料再做普通石蜡切片进行病理检查，才算最后的诊断。若有术中冷冻漏诊、误诊，再行二次手术或其他补救措施。

3. 术后活检：是指对治疗性手术切除的病变及相关的组织、器官进行较全面的病理学检查。与术前活检不同的是，切除送检的常是全部病变并可伴有受累的或须扩大切除的组织、器官，以及所属的淋巴结等（如对恶性肿瘤的根治性手术）。故各病变及送检标本均须按规范多处取材，常规甲醛固定，石蜡包埋，HE 染色。在做病理诊断时，不仅要确定病名、疾病性质，还要尽量给予分类，指出侵犯程度、有无播散、手术切缘有无病变等，需 3 ~ 7 天才能发出诊断报告。由于这种检查多针对在病房住院进行择期手术的患者，故也常称"大活检"或"切除标本"。术后活检的目的是确定疾病的性质、类型、严重程度、切除是否彻底、有无播散，以判定术前或术中的诊断是否正确、手术治疗是否彻底、是否需要进一步辅助治疗及预后取向等。

术后活检的优点是检查全面细致，诊断结果更加可靠，可进一步对疾病的治疗及预后判定提供更多的信息和依据。其局限性是对于不适于手术治疗的或手术中发现已不能切除的疾病不能进行全面诊断。尽管有相关规范，全面检查取材，但由于有主、客观局限性，也有 1% 左右的漏、误诊率。

（二）细胞学检查及其评价

细胞学检查是指通过对患者病变部位脱落、刮取和穿刺抽取的细胞，进行病理形态学观察，并做出定性诊断。细胞学检查目前主要应用于肿瘤的诊断，也可用于某些疾病的检查和诊断，如内部器官炎症性疾病的诊断和激素水平的判定等。

细胞学的标本可以是来自生殖道、呼吸道、消化道、泌尿道等分泌、排泄物中的脱落细胞，也可以是经穿刺抽取的胸、腹、心包腔、关节腔、脑脊髓膜腔液体中的脱落细胞，还可以是经各种内窥镜刷涂片、印片采集的细胞，或经细针吸取（FNA）技术（针外径 0.6～0.9 mm）直接或在 B 超、X 线引导下穿刺吸取出的全身各组织器官病变处的细胞等，将这些细胞直接或经离心沉降等方法处理后涂片、固定、染色，在光镜下观察、诊断，一般几小时内即可出结果。主要目的是判定有无肿瘤细胞，是良性还是恶性。

细胞学检查的优点：①取材范围广，损伤很小或无损伤，经济、快速、安全。②常有较高的阳性率（主要用于区别良、恶性，如对许多癌的阳性率可达 70%～90%）。③尤其适用于大规模的肿瘤普查，可对人体多种恶性肿瘤（尤为各器官的癌）起到初筛作用。

细胞学检查的局限性：①假阴性和假阳性比较高。②主要用于对肿瘤病变的定性（良性、恶性），而进一步判定肿瘤类型、亚型、浸润、转移等一般均有困难，因而仅是一种初步的定性诊断。因此，对细胞学阳性（恶性）的患者，在做损害较大的治疗之前，要尽可能地做活检来印证细胞学诊断，并进行分类和分型等；而对细胞学阴性者，临床高度疑为恶性肿瘤，应再多做几次细胞学检查或做活检等其他检查，以防漏诊。

三、诊断病理学取材送检的规范要求

临床医师能否按规范进行病理取材、送检，在某种程度上关系到病理诊断报告的准确性。

(一)关于标本取材规范

1. 对可疑病灶的活检取材：若有多处病灶，应尽量每处取材并分别标明位置。若为多处肿大的淋巴结，又怀疑为淋巴瘤，不能每处取材，应首先取颈深淋巴结。因为对于淋巴瘤的诊断，最有代表性的是颈部淋巴结。较小病灶应在病灶与正常组织交界处垂直切取，而不要在病灶表面水平取材。若表面有感染、坏死，则应深取。内窥镜取材组织块要尽量大一些，并要达到一定深度。任何取材均应尽量避免钳夹、过度牵拉，使组织细胞变形；应避免电刀高温破坏送检组织。

2. 细胞学取材：主要是对查瘤细胞的痰液采集，让患者清晨起床后，先咳去口内食物残渣和唾液，弃去喉头的头两口痰，然后努力把呼吸道深处的痰咳出送检（吸烟者可先吸 1 支烟，待痰液稀释后再咳）。

(二)关于标本固定及送达的规范

常规送检的标本一般用 4% 的中性福尔马林（甲醛）液固定（即将福尔马林原液稀释 10 倍用），固定液要充分，一般为标本体积的 5～10 倍；细针穿刺细胞学涂片应迅速将涂片置于 95% 的乙醇精内固定；要送冰冻的标本不能加任何固定液；需要显示脂肪、糖原等特殊染色标本须做冷冻切片；需要采用免疫荧光技术、分子生物学方法和进行染色体分析的标本亦不能进行固定，应在 4 ℃ 的密封消毒容器中尽快送达；电镜小标本一般用 2.5% 的戊二醛固定；体腔积液若能在 30 分钟内送达病理科，不需添加固定液，若预计会超过此时限，应适量添加中性福尔马林液固定（福尔马林原液加到送检的液体中，浓度不超过 4%）。

送检的标本应尽快固定，大标本要切开固定，以免中间部分自溶腐败。为防止含气标本如肺组织、富脂标本如脂肪组织漂浮在固定液表面固定不良，应在上面覆盖脱脂棉，或用重物使其下坠。

送检标本的容器或细胞涂片应标明姓名，同病理申请单一起送达。同一病例不同部位取材的小标本，若不能用小瓶分装，应分别贴在铅笔标明部位的滤纸或其他较厚的小纸片上。送检大标本的容器除应能同时容纳标本及 5 倍以上的固定液外，还应保证标本固定后能够顺利取出。

四、常规检查项目及方法

(一)胃肠镜下黏膜病变的病理特征

1. 检查目的：发现胃及肠道病变，确定其性质，为诊断和治疗提供依据。

2. 检查方法：经胃镜、肠镜等内镜送入病变管腔进行观察，或取活组织做病理切片后显微镜下观察。

3. 检查前准备及注意事项：同胃镜检查及全肠镜检查。

4. 异常结果及相关临床意义

(1)活动性炎症：指慢性炎症背景上有中性粒细胞浸润。

轻度：黏膜固有层少数中性粒细胞浸润。

中度：中性粒细胞较多存在于黏膜层，并在表面上皮细胞间、小凹上皮细胞间或腺管上皮间可见。

重度：中性粒细胞较密集，或除中度所见外，还见小凹脓肿。

(2)慢性炎症：根据慢性炎症细胞密集程度和浸润深度分级。

正常：单个核细胞每高倍视野不超过 5 个，若数量略超正常而内镜无明显异常，病理可诊断为无明显异常。

轻度：慢性炎症细胞较少并局限于黏膜浅层，不超过黏膜的 1/3。

中度：慢性炎症细胞较密集，超过黏膜层的 1/3，达到 2/3

重度：慢性炎症细胞密集，占据黏膜全层。

(3)萎缩：指胃的固有腺体减少，幽门腺萎缩是幽门腺减少。

轻度：固有腺体数减少不超过原有腺体的 1/3，大部分腺体仍保留。

中度：固有腺体数减少超过 1/3，但未超过 2/3，残存腺体不规则分布。

重度：固有腺体数减少超过 2/3，仅残留少数腺体，甚至完全消失。标本过浅未达到黏膜肌层时不可能诊断萎缩，要剔除。胃窦部少数淋巴滤泡不算萎缩，但胃体黏膜层出现淋巴滤泡要考虑萎缩。

萎缩性胃炎的病理诊断标准：同一部位的 2 块或 2 块以上活检病理结果都有萎缩和(或)肠化生时，可诊断为萎缩性胃炎；若仅 1 块有萎缩和(或)肠化生，诊断为慢性胃炎伴萎缩和(或)肠化生。萎缩性胃炎是一种癌前状态。

(4)肠腺上皮化生(肠化)：指胃黏膜内有肠腺上皮存在。在胃萎缩的胃黏膜，以及各种腺体及表层上皮或胃小凹上皮等，均可发生肠化生。肠化生可分为轻度、中度及重度，是一种癌前病变。

（5）异型增生：又称不典型增生，也是一种癌前病变，表现为细胞及结构的异型。细胞异型指上皮细胞偏离了正常分化，细胞大小不一，胞核深染，排列不规则，极向消失，假复层形成及核分裂象增多等。结构异型表现为腺管的大小形态不一，排列密集、共壁、乳头形成或分支、出牙等。异型增生可分为轻度、中度和重度3级，重度异型增生要高度怀疑癌变的可能。

（二）宫颈-阴道细胞学检查

1. 宫颈-阴道细胞学筛查

（1）检查目的：发现宫颈上皮内癌变（ClN），筛查宫颈癌和某些性传播疾病。

（2）检查方法：阴道窥器暴露阴道及宫颈，以棉纱球拭去宫颈黏液，用特制的刮板或子宫颈管刷置于宫颈管内，收集宫颈外口和子宫颈管的脱落细胞送检。

（3）检查前准备及注意事项：①检查前外阴、阴道避免使用任何阴道冲洗液、阴道药膏和药栓剂。②检查前避免性生活。③月经期不宜做宫颈涂片检查。

（4）正常结果：正常范围内的标本不包括由于炎症或者增生引起的良性细胞学改变以及上皮细胞异常。

（5）异常结果的意义和进一步检查：新柏氏TBS宫颈细胞学诊断报告主要包括评价涂片质量，如细胞量与鳞、柱2种上皮的分布，同时需要从如下四个方面描述有关发现做出诊断。①与念珠菌、滴虫、疱疹病毒和人乳头状瘤病毒（HPV）感染的相关形态学特征。②与损伤、修复、激素变化相关的反应性细胞变化特征。③与鳞状上皮异常有关的描述性诊断，分为4种。第1种是低度鳞状上皮内病变，包括HPV感染和宫颈组织学ClN1级轻度非典型增生。第2种是高度鳞状上皮内病变，包括宫颈组织学ClN2级中度非典型增生和ClN3级重度非典型增生和原位癌。第3种是未明确诊断意义的不典型鳞状细胞。第4种是鳞状细胞癌。④与腺上皮异常有关的描述性诊断，包括不典型腺上皮细胞、典型腺上皮细胞，不除外重度非典型增生或原位腺癌、腺癌。

发现异常质进一步做肿瘤相关HPV-DNA检查、阴道镜、诊断性宫颈锥切术和活体组织学检查(活检)。

2. 阴道分泌物(白带)涂片检查

(1)检查目的:评价阴道分泌物的性状。

(2)检查方法:窥器暴露阴道,收集分泌物,悬滴涂片显微镜下观察。

(3)检查前准备及注意事项:同宫颈-阴道细胞学筛查。

(4)正常结果:乳酸杆菌及少量杂菌,少量中性粒细胞、阴道上皮细胞。

(5)异常结果的意义和进一步检查

1)常见各种菌类或在细胞的临床意义:①乳酸杆菌。正常或念珠菌感染的白带中存在,细菌性阴道病时不可见,滴虫性阴道炎时偶可发现。②白细胞。月经前期增多,主要见于滴虫性阴道炎或宫颈炎。③滴虫。滴虫性阴道炎的致病微生物。④线索细胞。细菌性阴道病的特征。⑤菌丝体。见于真菌性阴道炎。

2)进一步检查:白带培养加药物敏感试验、白带涂片染色检查、直接酶标免疫测定、直接荧光抗体染色和乳胶凝集试验。

3. 阴道细胞学涂片

(1)检查目的:检查雌激素对阴道细胞学状态的影响,进而反映卵巢功能。

(2)检查方法:窥器暴露阴道,用小刮板自阴道上 1/3 侧穹隆处收集脱落细胞涂在干玻璃片上,经乙醇固定、涂片染色后显微镜下观察。

(3)检查前准备及注意事项:同宫颈-阴道细胞学检查。

(4)正常结果:可见乳酸杆菌及少量中性多核白细胞、阴道上皮细胞,结果受卵巢激素影响(受年龄影响)。

(5)异常结果的意义和进一步检查:女性生殖道鳞状上皮的生长与分化主要受雌激素影响,在雌激素影响下,鳞状上皮由底层发育到表层细胞,不同年龄阶段其厚度不同。成年妇女阴道上皮细胞分为底层(内底层和外底层)、中层和表层细胞。

(6)检查结果主要的临床意义。

1)卵巢功能影响:正常生育年龄妇女的阴道脱落细胞呈周期性变化,涂片中基本无底层细胞,以角化细胞或致密核表层细胞计数分为以下三种影响。①轻度影响。角化细胞或致密核表层细胞占 20% 以下。②中度影响。角化细胞或致密核表层细胞占 20% ~60%。③高度影响。致密核表层细胞占 60% 以上。病理情况见于服用外源性雌激素或体内有分泌卵巢激素肿瘤，须进一步测定血中卵巢激素水平，盆腔 B 超或脑 CT 检查。

卵巢功能低落：①轻度低落。底层细胞占 20% 以下。②中度低落。底层细胞占 20% ~ 40%。③高度低落。底层细胞占 40% 以上。出现功能低落的生理情况见于产后，哺乳期，闭经、绝经后；病理情况见于双侧卵巢切除术后，盆腔放射治疗后或原发、继发性卵巢功能低下，需须进一步做血卵巢激素水平测定、激素兴奋试验等查找激素低落的原因。

第四章　放射影像与磁共振检查

第一节　X线影像学检查

X线的诊断学是应用X线的穿透性、荧光性和感光性作用使人体内部器官和各种不同密度的组织在荧光屏或X线胶片上显影，并根据人体解剖学、病理学、生理学、生物化学等基础医学密切与临床结合，以达到诊断目的的一门科学，它属于活体器官直接诊视范畴。

X线的检查方法很多，主要有透视和摄片两大类。

1.透视：X线通过人体受检部位到达荧光屏后产生黑白不同的影像，医师通过这种黑白程度不同的影像对人体组织、器官状况进行判断的过程，称为透视。

透视的优点：经济、简便易行，能立即得到检查结果；可及时观察器官的形态和功能，如胃肠蠕动、脏搏动、膈肌运动等。此外，还可转动患者进行多轴位观察，以便了解病变与轴位脏器的关系，如胸、腹腔病灶的定位。

透视的缺点：不能记录病变的影像，不利于复查对比；透视的影像不太清晰，细微结构容易漏掉；对密度较大、组织较厚的部位，如头颅、脊柱、骨盐及骨折的诊断，不宜采用透视；长时间透视还可使患者和医师都接受较大剂量的放射线。

2.摄片：X线通过人体受检部位后产生黑白不同的影像，并将影像记录在影像载体(如胶片、盘、碟等)上的过程，称为摄片。两种检查虽然同为X线检查，但却各有其优缺点，在工作中应根据临床需要选择适当的检查方法，以达到诊断要求。

摄片的优点：受检部位的影像永久保留在胶片上，可供分析、讨论及复查对照，或做科研资料保存；照片可显示细微结构，如2 mm以上的早期病灶较透视清晰；摄片可进一步检查人体较厚的部位，如脊柱、头颅、骨盆等；摄片时被检者接受的 X 线剂量较少。

摄片的缺点：摄片工序较繁琐，一般不能立即得到结果；一般摄片不能观察脏器的功能动态；投照 1 张照片只能获得受检部位的 1 个影像。

X 线运用于临床疾病诊断已有百余年的历史。尽管现代成像技术如超声、MRI 对疾病诊断显示出很大的优越性，但并不能替代 X 线检查。一些部位如乳腺，主要使用 X 线检查；对于胃肠道，X 线检查仍具有较高的应用价值；而骨骼系统和胸部也多首选 X 线检查。但有些部位，如中枢神经系统、肝、胆、胰和生殖系统等疾病的诊断，则主要依靠现代化成像技术。此外，在介入放射学领域，通过获取病变的组织学、细菌学、生理和生化资料以进行疾病诊断时，最常应用的成像技术亦是 X 线检查。

一、胸部常见疾病

了解胸部是否对称，有无发育畸形，肺部有无异常阴影，心脏有无增大，胸腔有无积液，胸部透视或 X 线片为胸部病变的首选检查方法。拍摄正侧位胸片一般可满足诊断上的需要。

检查前被检者去除胸部体表金属异物，尽量穿着较薄的棉质衣物，站立于 X 光机前，由放射科人员进行透视或摆位摄片。

正常胸部 X 线显示胸廓对称，两肺纹理清晰，肺透亮度适当，肺内无异常阴影，肺门结构正常，纵隔不宽，主动脉正常，心脏大小、形态正常，两膈面光滑，肋膈角锐利。发现病变后需确诊其良恶性及程度。由于胸部 X 线片密度分辨率低，有组织结构的重叠，使得一些疾病的观察和诊断产生困难。在诊断有困难时，可行 CT 检查，进一步评估肺内病变、肺门及纵隔的情况。检查前除去胸部体表的异物，一般不需禁食，如需增强 CT 扫描，在检查前 4 小时禁食，做碘过敏试验。被检者取仰卧位，平静呼吸时屏气应用 CT 仪进行扫描。

（一）慢性支气管炎

常见于老年人或有慢性肺部疾病患者。

1. 临床表现：多在冬季发病。早期主要是咳嗽、咳痰，痰为黏液泡沫状，黏稠不易咳出；并发感染时，痰量增多且呈黄色脓性，有时可带血丝，咳嗽、咳痰反复发作可使病情加重。

临床诊断标准：慢性咳嗽、咳痰连续 2 年或以上，每年发病至少持续 3 个月，排除其他心肺疾病后方可诊断。

2. X线表现：肺纹理增多、增粗，紊乱模糊，一般以两下肺显著，肺内有时可见斑片状阴影，易显示轨道征，肺透亮度正常或增高，肋膈角模糊，肋胸膜增厚。

（二）肺部感染

引起肺部感染的原因很多，包括物理、化学及生物因素。常见肺部炎症可分为大叶性、小叶性和间质性。

1. 临床表现：肺部炎症主要是由细菌、病毒或某些特殊病因引起的肺部炎症。病变可发生在肺实质（大叶性肺炎，支气管肺炎也称小叶性肺炎）和（或）肺间质，病变范围大小不等。大叶性肺炎多发于冬末春初，常见于青壮年，临床有急剧发冷、发热、咳嗽、胸痛、咯铁锈色痰症状，大多数患者白细胞总数及中性粒细胞数明显增多；支气管肺炎主要症状为发热、咳嗽、咳泡沫状黏痰或脓性痰，重者可呼吸困难、脸色青紫，肺部听诊可闻及干、湿啰音；间质性肺炎多数为病毒感染，一般症状较轻，小儿患者则往往继发于某些急性传染病，如百日咳、麻疹、流感等之后。

2. X线表现：肺内片状或大片状阴影，边界模糊。

（1）大叶性肺炎：与病理分期密切相关，通常X线征象较临床症状出现要晚，表现为不同形状及范围的渗出与实变。充血期，由于很多肺泡尚充气，往往无明显异常的X线征象；病变进展到实变期，表现为大片状均匀的致密阴影，形态与肺叶的轮廓相符合，由于实变肺组织与含气的支气管相衬托，其内有时可见透亮的支气管影，即空气支气管征或支气管气象，病变的叶间裂一侧边界清楚，而在其他部分的边缘模糊，有时由于抗生素的广泛应用，往往使大叶性肺炎的发展被抑制，失去其典型的临床表现及X线表现，病变多局限在肺叶的一部分或某一肺段；大叶性肺炎吸收消散期，表现为实变影的密度逐渐降低，病变呈大小不一和分布不规则的斑片状影，进一步吸收后病变区出现条索状影，其后仅见增粗的肺纹理，逐渐恢复正常，在与病变邻接的叶间裂处可遗留增厚的叶间胸膜影，少数病例可因长期不吸收而演变为机化性肺炎。

（2）小叶性肺炎：病变多见于两肺中下野的内、中带。长期卧床患者的坠积性肺炎，病灶多见于两侧脊柱旁及两下肺野，病灶沿支气管分布，呈斑点状或斑片状密度增高影，边缘较淡且模糊不清，病变可融合成片状或大片状；病灶液化、坏死可形成空洞，表现为斑片状影中可见环形透亮影；有时可见肺气囊，为引流支气管因炎症而形成活瓣作用，为空洞内气体逐渐增多所致。支气管炎性阻塞时，可见三角形肺不张的致密影，相邻肺野有代偿性肺气肿表现。小叶性肺炎经治疗后可完全吸收消散，肺部恢复正常。久不消散的支气管肺炎可引起支气管扩张，融合成片的炎症长期不吸收可演变为机化性肺炎。

（3）间质性肺炎：病变分布较广泛，好发于两肺门附近及肺下野。病变累及支气管、血管周围的间质时，可见纤细条纹状密度增高影，边缘清晰或略模糊，其走行僵直，可数条互相交错或两条平行。病变累及终末细支气管以下的肺间质时，病变显示为短条状，相互交织成网状的密度增高影，其内可见间质增厚所构成的大小均匀而分布不均匀的小结节状密度增高影。有时肺野内可见广泛的细小结节状影，大小一致、分布不均，但肺尖及两肺外带常不受累及。由于肺门周围间质的炎性浸润及肺门淋巴结炎，可造成肺门影增大、密度增高、结构不清。间质性肺炎的吸收消散较肺泡炎症缓慢，在消散过程中，肺内粟粒点状影先消失，然后紊乱的肺部条索影逐渐减少直至消失。少数病例可导致慢性肺间质纤维化或并发支气管扩张等。该病影像学诊断明确，经抗感染治疗后复查胸片即可，不需CT检查。

（三）肺结核

浸润性肺结核是成人最常见的一种结核类型，属于活动性肺结核，好发于肺尖、上肺后段或下叶背段，主要特征是小叶实变影的中心有干酪样坏死组织，周围为非特异性炎症反应，坏死物质液化经支气管排出后可形成空洞，也可经支气管播散而引起干酪性肺炎。

1. 临床表现：与感染结核菌的数量、毒力及机体免疫反应和变态反应状态有关，也与病变的发展阶段有关。有的可无任何临床症状，常因体检才被发现；有的仅有咳嗽、咯血及胸痛；但也有些患者除了这些症状外，尚有较明显的全身中毒症状，表现为低热、盗汗、乏力、食欲减退和明显消瘦等，但通常这些症状和体征缺乏特异性，痰液中找到结核菌、痰结核菌培养阳性及电子支气管镜检查发现结核性病灶是诊断肺结核的可靠根据。结核菌素反应阳性有助于小儿肺结核的诊断。肺结核可伴有肺外结核，如颈淋巴结核、骨与关节结核及脑膜结核等。

2. X线表现：病变大多局限于两肺尖区或两肺下叶背段，可表现为片状边缘模糊阴影或片状边缘清楚致密影，也可表现为厚壁或薄壁空洞，空洞内通常无液体显示，病变周围有散在的卫星病灶及索条状阴影。当X线平片确诊有困难时，可行 CT 检查。

（四）尘肺

人体反复吸入过多的生产性粉尘长期可引起气道黏膜及黏膜下层退行性改变，降低肺泡的通透性，使肺部弥漫性纤维化，功能减弱或丧失，并发其他心肺疾病。

我国《职业病名单》中规定的尘肺有 12 种：硅肺、煤工尘肺、石墨尘肺、炭黑尘肺、石棉肺、滑石尘肺、铝尘肺、电焊尘肺、陶工尘肺、铸工尘肺等。受尘肺危害的人群主要为煤炭、冶金、有色金属等矿山和建材、铸造、石粉加工、玻璃制造等工厂的粉尘作业工人。

1. 临床表现

硅肺：早期可无任何症状，常因气管和支气管炎而产生咳嗽，反复发作，久治不愈；晚期则可有呼吸困难，甚至发绀、咯血。合并结核及慢性炎症者症状更为严重，往往伴有发热、盗汗及红细胞沉降率增速等全身性中毒症状。最后因肺源性心脏病而致心肺功能衰竭。

煤工尘肺：临床早期无症状。主要症状为劳动时气急、咳嗽、咳痰和胸痛。

石棉肺：症状出现较早且相对较重，主要为咳嗽、咳痰、气急和胸痛，常伴有杵状指，易并发肺炎、支气管扩张，以及胸膜和肺的恶性肿瘤，如胸膜间皮瘤和肺癌。严重的石棉肺末期可产生肺源性右心衰竭。

滑石尘肺：一般在接触滑石粉 15 年左右才产生，主要症状为劳动时气急、咳嗽、咳痰、胸闷和全身无力等，症状相对较轻且出现较晚。

棉尘肺：典型症状为逐渐加重的气急、咳嗽和胸闷，于每周休息日后上班时出现，其后即逐日减轻而消失。在下次休息日后上班时又出现症状，以后又逐日渐轻至消失。这种现象可随着有害棉尘的吸入增加而加重。

农民肺：典型表现为与有害粉尘接触后约 6 小时，患者产生气急、咳嗽不适、寒战和发热症状，有时可咯血等。但大多数患者起病缓慢，上述相关症状逐渐加重，有时症状也可类似哮喘性支气管炎，晚期呼吸功能可出现严重障碍。

2. X 线表现

硅肺：早期肺纹理增多增粗，延长到肺野外带，其分支相互交叉，形成网状纹理。在网格交叉处可见极小的颗粒，使肺野透亮度减低呈磨玻璃样。随着病程进展，肺纹理发生扭曲、变形、紊乱及中断现象。晚期由于矽结节增多，肺气肿加剧，肺纹理反而减少。矽结节表现为直径约 3 mm，轮廓清楚，致密孤立的结节影。随着病变的发展，矽结节逐渐增大增多，融合成致密而均匀的团块，即大结节影，常见于两上肺野外带，其轮廓清楚。典型大结节在两肺对称呈翼状，亦可单侧出现。肺门影增大，密度增高。晚期可见肺门上提或外移，或由于肺气肿加重，周围肺纹理减少而呈残根状。肺门淋巴结可见蛋壳样钙化。也可有肺气肿，为弥漫性或局限性或灶性肺气肿。早期肋膈角变钝或消失，后期见胸膜增厚。大多并发结核，病灶位于肺尖或锁骨上下区。

石棉肺：有胸膜斑的形成、胸膜斑的钙化和胸腔积液，三者可单独存在，亦可合并发生。胸膜斑的出现对石棉肺的诊断有重要意义。早期两肺下部肺纹理广泛增多，伴有较细长的条索状纤维改变。肺中、上部可见轻度肺气肿表现，下肺野呈磨玻璃样密度。有时可见不规则小阴影或类圆形小阴影。严重病例两肺可出现蜂窝状阴影。也可有其他表现，常见两侧支气管有肺炎表现，不易吸收而发生慢性炎性改变，并可产生支气管扩张。

滑石尘肺：主要为两肺中、下部肺纹理增粗，伴有细长的条索状和细网状阴影，以及较明显的胸膜增厚粘连。有时可见条状或片状钙化的胸膜斑，且可以很广泛，而在肺内则无明显纤维化改变。淋巴结可有钙化。两肺中、下野还可见分散的斑点状小结节影，直径多为 2 mm 左右。大块纤维化较为少见。

棉尘肺：并无特征 X 线表现。早期棉尘肺患者胸部平片表现正常；中、晚期患者表现为慢性支气管炎和肺气肿征象，可有轻度间质纤维化改变，但无特征性。

农民肺：所见异常明显迟于临床表现。早期肉芽肿病变显示为肺内弥漫的颗粒状或小结节状阴影，肺尖、肺底部较小，其大小自 1 mm 到数毫米。有时在肺内可见较大片的致密阴影。患者脱离接触有害粉尘后，肺部改变可以消退，或只留少许条索状纤维化改变。晚期主要表现为弥漫性间质性纤维改变，显示为粗糙的条索状和网状阴影，并伴有肺气肿、多发的小囊性透亮区，可呈蜂窝状。

（五）肺癌

起源于支气管上皮，是肺部最常见的恶性肿瘤。

1. 临床表现：肺癌早期多无症状，有些偶然在胸部 X 线时发现。发展到一定阶段，可出现相应的症状，主要为咯血、刺激性咳嗽和胸痛，间断性痰液中有少量鲜血是肺癌的重要表现。当肿瘤发生转移后，则出现相应的症状和体征。

2. X 线表现：可多种多样。常见类型是肺门区肿块或肺内圆形或卵圆形分叶状肿块，病灶边界一般清楚，有短细毛刺，如肿瘤有坏死，病灶内可见空洞。与结核性空洞不同的是，肺癌空洞内可有液平面显示，洞壁内缘常凹凸不平。可伴有肺门纵隔淋巴结肿大、胸腔积液（胸膜转移时）。若肺癌细胞阻塞支气管，则表现为局限性肺炎、肺气肿及肺不张三种征象。少数不典型肺癌病例肺内原发病灶不明显，以胸腔积液形式出现，或仅表现为密度稍高的片状阴影，要提高警惕，须进一步做 CT 检查。

二、腹部常见疾病

检查除消化道以外的腹部脏器的形态、大小是否正常，密度是否均匀，有无异常征象。常规 X 线检查对肝胆、泌尿系统疾病有很重要的诊断价值。

（一）肝脏

正常肝脏表面光滑，肝实质密度均匀。平扫正常肝实质密度比腹部其他实质性脏器稍高，平均比脾高 7 ~ 8 个 CT 值单位（HU），肝裂不宽，肝叶比例正常，肝门结构清晰。

1. 脂肪肝：是肝脏代谢和功能异常、肝细胞内三酰甘油聚集过多所致，又称肝脂肪浸润。脂肪肝可分为局限性和弥漫性。有人也将其分为轻、中、重度。

（1）临床表现：各有不同，在原发病基础上多出现肝大、高脂血症。

（2）X 线表现：脂肪肝 X 线检查很少发现异常。

2. 肝硬化：是以肝细胞变性、坏死、再生、纤维组织增生及肝脏结构紊乱为特征的一种病理过程。肝炎是肝硬化的最常见病因。

（1）临床表现：常见病因为肝炎和酗酒。早期可无明显症状，后期可出现不同程度的腹胀、消化不良、消瘦、乏力、贫血、黄疸、低热。合并门静脉高压则出现腹壁静脉扩张、脾大、腹水。若合并门静脉主干或分支血栓形成，则门静脉周围出现大量迂曲增粗的侧支循环静脉，形成所谓的门静脉海绵样变。实验室检查血清转氨酶升高，白蛋白/球蛋白比例倒置。

（2）X 线表现：胃肠道钡餐造影可显示胃底、食管静脉曲张。血管造影可见肝动脉分支变小变少、扭曲，脾、门静脉扩张。

3. 肝囊肿：一般认为肝囊肿是由小胆管丛扩张演变而成，囊壁衬以分泌液体的上皮细胞，可分为孤立性和多囊性两类。

(1)临床表现：临床多见于 30~50 岁，症状轻微，常在体检时偶然发现。巨大囊肿可致肝大，上腹部胀痛，偶有囊肿破裂出血、合并感染等并发症。

(2)X 线表现：大的囊肿若行肝动脉造影，于动脉期显示血管受压移位。实质期可出现边缘光滑的无血管区，边缘可显示菲薄染色的囊壁。

4. 肝血管瘤：在组织学上可分为海绵状血管瘤、硬化性血管瘤、血管内皮细胞瘤和毛细血管瘤。以海绵状血管瘤最为多见，是肝脏的良性肿瘤。

(1)临床表现：可无任何症状，偶然在体检中发现。巨大肿瘤可出现上腹部胀痛不适。肿瘤破裂可引起出血。

(2)X 线表现：肝动脉造影结果如下。①供血动脉增粗，巨大肿瘤压迫周围血管弧形移位，呈"抱球征"。②早期动脉相肿瘤边缘出现斑点、棉花团状显影，形容为"树上挂果征"。③静脉期，肿瘤显影逐渐向中央扩散，表现密度均匀、轮廓清楚的肿瘤染色。④肿瘤染色持续到肝实质后期不退，表现所谓的"早出晚归"征象。

(二)胆囊

胆囊正常长径为 4~5 cm；胆囊壁厚薄均匀一致，正常厚度为 1~2 mm，若厚度超过 3.5 mm 为可疑异常，大于 5 mm 为病理性增厚；胆囊腔内密度均匀，0~20 个 CT 值单位(HU)。

1. 胆囊结石：为临床常见疾病，多见于成年人。胆囊结石根据其成分不同可分为胆固醇结石、胆色素结石、混合性结石，其中以胆固醇结石最为多见。

(1)临床表现：多见于中青年。主要为反复、突发性右上腹绞痛，疼痛为持续性，3~4 小时后缓解，并放射至后背和右肩胛下部，同时出现呕吐。若合并胆囊炎，则疼痛不缓解。检查右上腹压痛，有时可扪及肿大的胆囊。

(2)X 线表现：平片能发现胆囊阳性结石，约占全部胆囊结石的 10%~20%，表现为右上腹部大小不等、边缘高密度和中间低密度的环形、菱形、多角形，多发者聚集成堆形似石榴籽。80%~90% 的胆囊结石为阴性结石，平片不易显示。经皮肝胆管造影(PTC)或内窥镜逆行性胆胰管造影(ERCP)检查,可见胆管或胆囊内结石的充盈缺损或胆道狭窄、梗阻。

2. 胆囊癌:是胆系最常见的恶性肿瘤,好发于 50 岁以上的中年女性,男女之比为 1∶(3~5),多伴有胆囊结石,多数人认为结石的长期刺激及其引起的慢性炎症是诱发胆囊癌发生的重要原因。

(1)临床表现:进展期常表现为上腹部持续性疼痛、黄疸、消瘦、肝大和上腹部包块。合并胆囊炎可有发热、恶心、呕吐等。

(2)X 线表现:胆囊癌侵犯胆管,经皮肝胆管造影(PTC)出现胆管不规则狭窄、充盈缺损及梗阻。动脉造影时,1.5 cm 以下的早期胆囊癌动脉造影可无明显异常;进展期胆囊癌累及胆囊浆膜层,动脉造影可显示胆囊动脉增粗、受压移位,以及受侵后的血管不规则狭窄,甚至闭塞,肿瘤内可见肿瘤血管;后期可见肿瘤染色;肿瘤扩展至肝脏、胃十二指肠、胰腺等可出现相应部位的血管受侵犯改变。

(三)胰腺

胰腺位于腹膜后肾前间隙,为凸面向前的带状结构。胰头部最大直径3.0 cm,体部为 2.5 cm,尾部为 2.0 cm。形态光滑,无增大,密度均匀,胰管无扩张。

1. 急性胰腺炎:由胆结石、感染、酗酒、外伤等病因引起,可导致胰管梗阻,胰液释放入间质,激活胰酶,引起胰腺及周围组织的非特异性炎症。若腹腔及腹膜后液体潴留形成假性囊肿,可并发感染,形成脓肿。根据胰腺炎的轻重程度可分为水肿型和出血坏死型。

(1)临床表现:急性胰腺炎起病急骤,主要症状为发热、恶心、呕吐、腹胀等;上腹部持续性剧烈疼痛,常放射到胸背部,严重者可出现休克症状;上腹部压痛、反跳痛和腹肌紧张;实验室检查白细胞计数升高,血、尿淀粉酶升高。

(2)X 线表现:平片检查,肠管积气是最常见表现,但无特异性。

2. 胰腺癌:是常见的恶性肿瘤,好发于 40 岁以上的成年人,男性多于女性。根据发病部位可分为胰头癌、胰体癌、胰尾癌,以胰头癌最为多见。

(1)临床表现:主要为腹部胀痛不适、胃纳减少、体重减轻、黄疸和腰背部疼痛。胰腺癌发生以胰头部最多,占 60%~70%,其中依次为胰体癌和胰尾癌。胰头癌常因早期侵犯胆总管下端、引起梗阻性黄疸而发现较早；胰体、胰尾癌早期症状常不明显，多因肿块就诊，发现时已是晚期。

（2）X线表现：平片检查不易显示胰腺，在胰头癌肿块较大、侵犯十二指肠时，行低张十二指肠钡剂造影检查可见十二指肠内缘反3字形压迹，并有内缘肠黏膜破坏。胰体、胰尾癌进展期可侵犯十二指肠水平段，致局限性肠管狭窄、僵硬、肠黏膜破坏，使钡剂通过受阻。

（四）脾脏

正常脾脏轮廓光滑密度均匀，CT横断面以1根肋骨或肋间腺作为1个肋单元，在一个层面上脾的长度以5个肋单元作为标准，大于5个肋单元者可考虑脾大。

脾大最多见，见于各种原因的疾病，如感染、外伤、肝硬化、血液病等。

（1）临床表现：因病因不同而各异。

（2）X线表现：脾增大明显时可致左侧横膈升高、胃泡右移、结肠脾曲下移。胃肠造影可显示肿大的脾对胃肠道的压迫、推移情况。

（五）肾脏

正常肾外形光滑，肾实质密度均匀，肾上下径为10～12 cm，肾横径为5～6 cm，前后径为4 cm，肾实质厚度为1.5 cm。

1. 肾囊肿：病理基础尚不甚了解。有人认为是肾小管在发育过程中联合不佳，也有人认为是由于肾小管发生阻塞而引起的，还可因分泌管的外伤性扩大所致。有报道认为，50岁以上的成人，约半数以上有肾囊肿，囊肿可多发或单发。

（1）临床表现：多无症状，常偶然发现。较大的囊肿可有季肋部不适或可触及肿块。

（2）X线表现：平片可见较大囊肿致肾轮廓发生改变，囊壁偶可发生弧线状钙化。尿路造影检查可见单纯性囊肿的表现与囊肿的位置及大小有关；较小或主要向肾轮廓外突出的囊肿不造成肾盂肾盏改变；若囊肿较大或位置较深，可使相邻肾盏、肾盂受压变形，但不造成破坏。

2. 肾细胞癌：肾细胞癌为肾最常见的实质性恶性肿瘤。常见于40～60岁男性。

（1）临床表现：常见无痛性肉眼血尿、肋腹部痛和腹部肿块，但患者同时具有这3种表现者少见（不足，10%）；另有少数患者表现为副肿瘤综合征，如红细胞增多症或高血钙症等；具有遗传综合征的肾癌患者，还有其他相应的临床表现，如 vonHipple-Lindau 病的小脑血管细胞瘤所产生的症状。肾细胞癌患者的预后除与其组织学亚型有关外，主要取决于肿瘤的病理分期。

（2）X 线表现：平片上可见点状或弧线状钙化和肾轮廓局限性外突；尿路造影检查显示邻近肾盏拉长、狭窄和受压变形，也可表现为相邻肾盏聚集或分离。

三、消化道常见疾病

（一）食道、胃常见疾病的 X 线检查

了解消化道形态及功能情况。检查前：①检查当日早上禁食、禁水。②检查前日晚餐进清淡易消化的食物。③对于胃滞留液多的患者，检查前 3 天服胃液分泌抑制剂，并适当控制饮食。检查前患者取右侧卧位，以利胃液排空。④对胃酸高者，检查前 3 天服碱性药物。⑤便秘患者结肠内容物多，也会影响胃的双对比造影，应在检查前 1~2 天给予泄剂通便。

正常情况下，食道、胃钡剂通过顺利，黏膜皱襞光滑，延续性好，无中断、集中现象，无龛影及充盈缺损，食道壁、胃壁柔软无僵硬。先行常规胸腹部透视。于造影前 1~5 分钟做肌内注射山莨菪碱（654-2）15~20 mg；口服产气剂 3 g，用温开水 10 ml 送下；然后口服钡剂，透视或多种体位摄片。

1. 食道静脉曲张：食道任何部位的静脉回流障碍均可引起食道静脉曲张，根据病变发生的部位可分为两种，即位于食道下端的上行性食道静脉曲张和位于食道上段的下行性食道静脉曲张，前者多见。最常见的病因是肝硬化所致的肝内阻塞，还有由于脾门静脉系统所致的肝外阻塞。

（1）临床表现：患者食管黏膜下静脉由于曲张而变薄，易被粗糙的食物损伤或黏膜面发生溃疡或糜烂而破裂，导致呕血或柏油样大便；大多门静脉高压所致者可伴脾大、脾功能亢进；肝功能异常及腹腔积液等表现。严重出血者可致休克甚至死亡。

（2）X 线表现：①早期为食道下段黏膜增粗、迂曲，呈小串珠状充盈缺损，管壁边缘不规则，呈锯齿状改变。②中、晚期食道张力减低，蠕动性差，黏膜皱襞近乎消失，食道中下段呈蚯蚓或串珠状充盈缺损，管壁边缘呈高度不规则的锯齿状凹陷，深度可达 0.5~0.6 mm 以上。

2. 食管炎：分为化学性、机械性、感染性或损伤性多种，但其中以反

流性食管炎及吞食腐蚀剂的腐蚀性食管炎最为多见。

(1)临床表现:①反流性食管炎临床表现为餐后 1~2 小时胸骨后烧灼痛,心绞痛样疼痛、反酸、嗳气,甚至可引起吞咽困难、呕血等。实验室的辅助检查有食管内 pH 测定,食管压力测定等。②腐蚀性食管炎早期可出现中毒症状,患者有吞咽疼痛和吞咽困难,同时可伴有咳嗽、发热等感染症状,后期可再度出现吞咽困难并逐渐加重。

(2)X 线表现:①反流性食管炎常见。早期或轻度消化性食管炎的钡剂造影主要表现为食管下端痉挛收缩,吞钡时可见食管下端数厘米至十余厘米一段轻度狭窄,狭窄段一般边缘光滑,但也有呈高低不平或锯齿状不规则影;病变后期形成器质性管腔狭窄,狭窄段可呈漏斗状或管状,管壁拉紧变直,失去下端正常弧度,与正常段呈逐渐过渡,也可呈局限性狭窄,狭窄段以上的食管多有正常扩张。②腐蚀性食管炎。根据病变发展阶段和损伤程度不同,可有不同表现,早期食管下段痉挛,黏膜多属于正常,也可略粗或扭曲;后期可不留痕迹,也可遗留,轻度狭窄,狭窄段边缘光滑,与正常段逐渐过渡。

3. 食管良性肿瘤:比较少见,其中主要为平滑肌瘤,通常发生在黏膜下壁,大多数起源于管壁的平滑肌,偶尔来自黏膜下或血管的平滑肌。

(1)临床表现:病程较长,症状多不显著,为胸骨后不适,喉部异物感,偶有吞咽梗阻的症状。

(2)X 线表现:造影表现为肿瘤呈边缘完整、光滑、锐利的充盈缺损,呈圆形、椭圆形或分叶状,切线位观察显示为半圆形突向食管腔内之阴影,与食管壁呈钝角。当钡剂大部分通过后,肿瘤上、下方食管收缩,肿瘤处食管似被撑开,肿瘤周围钡剂环绕涂布,其上、下缘呈弓状或环形,称为环形征。肿瘤局部黏膜皱襞完整,但可变细变浅,甚至平坦消失。少部分病例因溃疡形成或糜烂而有龛影表现。较大或向壁外生长的肿瘤可借助 CT 检查了解其大小、形态、边缘、密度及与邻近脏器的关系。

4. 食管癌:为我国最常见的恶性肿瘤之一,也是食管最常见的疾病,其发病率北方高于南方,山西、河南为高发区,男性多于女性。多在 40 岁以上发生,50~70 岁之间占多数。

(1)临床表现:早期很少有症状,或仅有间歇性的食物通过滞留感或异物感等,常不易引起注意,肿瘤逐渐增大后才有明显的持续性与进行性吞咽困难。

(2)X 线表现:食管造影检查因分期和肿瘤病理类型不同而表现各异。

1）早期食管癌

平坦型：切线位可见管壁边缘欠规则，扩张性略差或钡剂涂布不连续，黏膜粗糙呈细颗粒状或大颗粒网状，提示癌性糜烂。病灶附近的黏膜粗细不均、扭曲或聚拢、中断。

隆起型：病变呈不规则扁平隆起，分叶或花边状改变，表面呈颗粒或结节状之充盈缺损，可有溃疡形成。

凹陷型：切线位可见管壁边缘轻微不规则，正位像可为单个或多个不规则浅钡斑，其外围见多数小颗粒隆起或黏膜皱襞集中现象。

2）中晚期食管癌

髓质型：范围较长的不规则充盈缺损，伴有表面大小不等的龛影，管腔变窄，病灶上下缘与正常食管分界欠清晰，呈移行性，病变处有软组织致密影。

蕈伞型：管腔内偏心性菜花样或蘑菇状充盈缺损，边缘锐利，有小溃疡形成为其特征，与正常食管分界清晰，上段食管轻度或中度扩张。

溃疡型：较大不规则的长形龛影，其长径与食管的纵轴一致，龛影位于食管轮廓内，管腔有轻或中度狭窄。

缩窄型（硬化型）：管腔呈环状狭窄，范围较局限，一般为 3～5 cm，边界与正常区分界清楚，钡餐通过受阻，其上段食管扩张。

（二）结肠常见疾病的 X 线检查

检查结肠有无炎症及肿瘤性病变。于造影前 1～5 分钟静脉注射山莨菪碱（654-2）15～20 mg。肛门内插管注入钡剂及气体，然后在透视下做各种体位摄片。检查前肠道清洁准备是造影成功最基本的保证，要求达到无粪便残渣、无多余水分、无过多黏液分泌。使用的措施可概括为限食、服泻药（检查前 1 天口服 33% 的硫酸镁 100 ml）、大量饮水（以清洁肠道）。

1. 结肠息肉：结肠息肉是结肠最常见的良性肿瘤，好发于直肠或乙状结肠，也可广泛分布于整个结肠，结肠息肉可在任何年龄发病。

（1）临床表现：最常见的症状是便血，多为无痛性鲜红色血液覆盖于粪便表面，不与粪便混合，有时伴有腹痛与大便次数增多。当息肉继发感染时，除便血外，还可有黏液、脓汁。也可因并发肠套叠而出现急腹症症状。有的息肉可自肛门脱出。

（2）X 线表现：结肠内大小不等的充盈缺损，可呈分叶状，带蒂的息肉可出现块影，悬挂在肠壁上，有一定的活动度。

2. 结肠癌：结肠癌是常见的消化道肿瘤，病理上大体分为4种，即增殖型、溃疡型、浸润型、混合型。

（1）临床表现：常见症状为腹部肿块、便血与腹泻或有顽固性便秘，亦可有脓血便与黏液样便。

（2）X线表现：①增殖型，早期在肠壁一侧出现不规则的圆形分叶状充盈缺损，病变处肠壁僵硬，结肠袋消失。②溃疡型，主要为肠腔内圆形或椭圆形的溃疡。③浸润型，主要表现为肠壁伛硬、肠腔狭窄、黏膜破坏消失。④混合型，兼有以上各型特征。

四、头颈部常见疾病

发现头颈部病变，确定病变的数目、大小、范围。一般选择 CT 和 MRI 检查头部，也可用 X 线片诊断部分颅内疾病。

（一）脑部

正常脑实质密度均匀，脑室系统形态正常，脑沟、脑裂不宽，大脑镰居中。

1. 颅内肿瘤：约占神经系统疾病的 1/4，以胶质细胞瘤最常见，其次为脑膜瘤、垂体瘤、颅咽管瘤、听神经瘤和血管性肿瘤。幕上肿瘤比幕下肿瘤多 1 倍以上。

（1）颅内胶质细胞瘤：最常见，约占颅内肿瘤的 40%，其中星形细胞瘤和多形性成胶质细胞瘤最多。

临床表现：星形胶质细胞瘤约占胶质细胞瘤的 45%，成人多见于大脑半球的颞叶、额叶、顶叶，小儿的多见于小脑。肿瘤可发生囊性变。多形性成胶质细胞瘤约占胶质细胞瘤的 20%，见于成人，多累及大脑。肿瘤细胞分化不良，生长迅速，具有广泛浸润性，周围常有明显的脑水肿。临床表现为肿瘤所致定位体征和颅内高压症状，主要包括偏瘫、头痛、呕吐、视神经盘水肿、视力视野改变、癫痫、复视和生命体征的改变。

X线表现：星形胶质细胞瘤因为肿瘤生长缓慢，易发生钙化。平片上可见线状或点状堆积的钙化影，发生在小脑的肿瘤很少钙化，可有颅内压增高的表现。造影可做定位检查，有时可见病理循环，范围较清楚，肿瘤血管分化较好，但无特征性；多形性成胶质细胞瘤，平片可见颅内压力增高，因肿瘤生长迅速，多不钙化。若有钙化，可为点状、条状或无结构状，无特征性。造影可见供血动脉由颈内动脉或椎动脉分支供血。肿瘤血管丰富则供血动脉可稍增大或较明显增粗。肿瘤循环多呈相互交错的细小网状血管，其中含有不等的窦样血管间隔，呈弹簧状或点状，排列不规则，肿瘤范围常不清楚。肿瘤血管也可粗大，呈窦样扩张和不规则表现，少数可呈边缘较清楚的密度均匀致密结节影。肿瘤循环导出静脉常提早显影，大小、多少不等，常引入脑深静脉，使其提早显影。肿瘤部位发生在脑实质内，邻近血管移位因肿瘤浸润生长于血管间，血管被牵直和变细，甚至不规则、中断，但局部移位不太明显。总之，多形性成胶质细胞瘤脑血管造影的诊断依据是肿瘤血管形成不良，排列杂乱，粗细不均，并有窦样血管间隙，导出静脉提早显影且常导入脑深静脉为其特征。

（2）脑膜瘤：起源于蛛网膜上皮细胞或硬脑膜内的上皮细胞，在颅内原发肿瘤中居第2位，好发于成年人。

临床表现：因肿瘤生长缓慢、病程长，因而颅压增高症状与局限性体征出现较晚，程度较轻。大脑凸面脑膜瘤常有癫痫发作，颅底某些特定部位的脑膜瘤可出现相应体征，位于功能区的脑膜瘤可有不同程度的神经功能障碍。

X线表现：①头颅平片，脑膜瘤常出现颅内高压综合征和松果体钙斑移位，对定位诊断有一定的帮助。具有定位乃至定性诊断价值的表现为骨质改变、肿瘤钙化和血管压迹增粗。骨质变化包括增生、破坏或两者同时存在。②脑血管造影，除不同部位肿瘤引起脑血管移位之外，肿瘤内的血管可显影，动脉期可见增粗的供血脑膜动脉及肿瘤内呈放射状排列的小动脉，毛细血管期或静脉期呈致密块影，边界清楚，但见代表囊变的低密度区。

（3）垂体瘤：较常见，占颅内肿瘤的8%～15%。其中垂体腺瘤最常见，而垂体癌和囊肿少见。

临床表现：垂体腺瘤起于垂体前叶不同细胞，可分为嗜酸细胞腺瘤、嗜碱细胞腺瘤、嫌色细胞腺瘤和混合腺瘤。按分泌功能又有促泌乳激素腺瘤等。垂体瘤生长过大可压迫视交叉，出现视力减退和双颞侧偏盲及原发视神经萎缩。嗜酸细胞腺瘤发生于青春期前表现为巨人症，有发育迅速、性功能低下或无性功能等表现；于成人则发生肢端肥大症，有下颌眉弓突出，手、脚、唇、舌及鼻窦发育增大，脊椎后突等表现。

X线表现：平片显示蝶鞍扩大，前后床突骨质吸收、破坏，鞍底下陷，罕见鞍内钙化。部分病例可见颅高压征象及颅骨增厚等。

2. 脑血管疾病

（1）颅内动脉瘤：是蛛网膜下腔出血的重要原因之一。动脉瘤的病因可为先天性、动脉硬化性、感染性和损伤性。先天性者最常见，约占80%；动脉硬化性者约占15%；其他少见。动脉瘤有10%～20%病例为多发。动脉瘤多见于颈内动脉系统，椎动脉系统为10%～20%，而椎动脉瘤又占颅内动脉瘤的5%。

X线表现：①平片，对诊断帮助不大。少数病例可见动脉瘤钙化，呈弧线状或环状。邻近颅骨者可引起骨吸收破坏，如海绵窦段动脉瘤可表现为鞍旁占位改变。少见的颈内动脉管内动脉瘤可致动脉管及岩骨或破裂孔区骨破坏。②动脉造影表现，可显示动脉瘤的大小、数量、形状、位置及与脑血管的关系。动脉瘤体内因造影剂充盈而呈致密影，可为囊状或浆果状，有蒂与动脉相连；也可呈局限性膨大，或为不整形或双囊状。小者为微小动脉瘤，可结合放大摄影、体层摄影观察，可疑者应摄斜位片，以除外血管曲影和重叠。囊状或浆果状动脉瘤应显示其蒂与动脉的关系，重叠者可再摄斜位片观察。动脉瘤好发部位多见于动脉分支处或与脑底动脉环吻合处。以颈内动脉虹吸、脑底动脉环、大脑前、中动脉分支及椎基底动脉系统多见。颈内动脉虹吸动脉瘤，以海绵窦段动脉瘤最常见，呈局限膨大。大者达几厘米，可使海绵窦封闭，多系先天性。脑底动脉环及其分支动脉瘤以后交通支动脉瘤最常见，早期为漏斗状，以后呈囊状或浆果状，有蒂与床突上段相连。动脉瘤亦可见于前交通支，或其他分支处，一般呈囊状。椎动脉系统动脉瘤可发生于椎动脉、基底动脉、小脑后下方动脉和小脑上动脉，多系先天性，造影表现一般为囊状。由于颅内动脉瘤可发生于各脑内血管，又可为多发，故常需全脑血管造影检查。造影检查应注意有无动脉瘤破裂出血征象。其直接征象为造影剂外溢，但少见。若有动脉瘤外形不规则或毛刺状突起或邻近出现与动脉瘤体不相称的占位征象，可提示为出血的间接表现。必须注意，约有5%的动脉瘤病例造影不能被显示，其原因是动脉瘤出血引起动脉痉挛、脑血循环变慢、动脉瘤开口过窄或血栓形成，或摄影位置不够。

（2）脑血管畸形：为先天性脑血管发育异常。一般分为4种基本类型，即动静脉畸形、毛细血管扩张症、海绵状血管瘤和静脉畸形，其中动静脉畸形最多见。毛细血管扩张症一般需要病理诊断，CT和MRI显示困难。

临床表现：动静脉畸形主要有出血、头痛和癫痫。此外，尚可见颅压增高、颅内血管杂音、突眼、精神症状和脑神经症状等。海绵状血管瘤可无任何症状和体征，或表现为癫痫、头痛等。静脉畸形也常无症状，偶因伴发的海绵状血管瘤出血引起癫痫症状等。

X 线表现：①动静脉畸形。脑血管造影是诊断动静脉畸形最可靠、最准确的方法，典型表现为在动脉期可见粗细不等、迂曲的血管团，有时可表现为网状或血窦状，供血动脉多增粗，引流静脉早期显现。有相当一部分动静脉畸形在脑血管造影上呈阴性，称为"隐匿性"动静脉畸形。有时病变以外的动脉由于循环血量减少，显影不良。部分体积小或栓塞的动静脉畸形常不能显示或仅表现为模糊、浅淡的引流静脉于早期显影，偶尔可见血流缓慢的供血动脉在动脉晚期或毛细血管期显影。在无出血的情况下，不出现血管受压、移位等占位征象。②海绵状血管瘤。脑血管造影常无异常发现，偶尔在毛细血管晚期或静脉早期病变有浅淡染色。③静脉畸形。脑血管造影检查，静脉性血管瘤在动脉期、毛细血管期均无异常表现，在静脉期可见畸形的静脉血管贯穿脑实质流入静脉窦、浅静脉或深静脉，许多髓静脉呈轮辐状集中，即呈所谓伞状或水母状表现，较具特征性。Galen 静脉瘤 X 线平片检查可显示颅压增高征象。脑血管造影表现为球形病灶，同时可见扩张的颈动脉或椎动脉分支直接与 Galen 静脉短路。

（3）脑动脉硬化：为脑动脉退行性变，可为动脉中层（弹力层）损害或为内层粥样硬化。脑实质小动脉硬化易破裂，引起脑出血，形成脑内血肿，可出现占位性改变，多见于脑深部。

X 线表现：平片上有的可见血管壁钙化。最常见于颈动脉虹吸段，在鞍区见弧形或双轨样致密影。血管造影粥样硬化表现为血管腔不规则，粥样斑可形成偏心性充盈缺损。动脉中层硬化表现为动脉伸长、迂曲和扩张。

（4）脑血管闭塞：是引起脑供血障碍和脑软化的常见原因，可因动脉粥样硬化继发血栓形成。由非特异性动脉炎和风湿性心脏瓣膜病栓子脱落引起。脑血管闭塞可引起脑梗死或伴有脑水肿。

临床表现：症状与血管闭塞的部位、范围、闭塞程度和侧支循环情况有关。

X 线表现：脑血管闭塞诊断直接征象为血管狭窄或中断。明显狭窄可导致不完全闭塞，使造影剂流动缓慢。完全性闭塞则造影剂于闭塞处中断，远处不充盈。脑动脉狭窄和闭塞，常为多发性，累及多血管，也可为节段性。

狭窄与闭塞常见部位在颈内动脉多于起始部和虹吸段。脑内分支多见于大脑中动脉起始部，表现为突然中断。大脑前动脉一侧不显影，多不意味有闭塞，可能为一侧发育不良而由对侧供血，故两侧造影均不显影才能为闭塞。椎动脉闭塞多见于起始部，也可发生于基底动脉和大脑中动脉。

根据不同部位闭塞，侧支循环可出现于脑底动脉环，大脑前、中、后动脉末梢侧支循环，同侧颈内、外动脉间交通，以及椎动脉肌支与颈外动脉枕支交通。侧支循环处见末梢血管显影而逆向使邻近动脉干显影。侧支循环出现有助于诊断，对解释临床表现、估计预后和手术计划有意义。侧支循环良好者症状常轻，预后较好。

其他表现有血流改道，即某血管闭塞血流受阻而改道流向其他血管，表现为血管增粗扩张。如颈内动脉闭塞则颈外动脉扩张，颈内动脉虹吸段远部闭塞则眼动脉扩张等。

(二)眼、耳部

1. 炎性假瘤：是引起单性突眼的常见原因，病因不清。其病理特征为病变内有多种细胞成分，如淋巴细胞、嗜酸性细胞、多形性细胞及浆细胞。该肿瘤可发生于任何年龄，根据其受累部位和范围可将其分为肌炎型、泪腺炎型、视神经周围炎型、弥漫型等。

临床表现：表现为急性、亚急性或慢性病程，可单侧或双侧交替发生。急性者起病急，有眼周不适或疼痛、眼球转动受限、眼球突出、球结膜充血水肿、眼睑皮肤红肿、复视和视力下降等。症状的出现与炎症累及的眼眶结构有关，亚急性者的症状和体征可于数周至数月内缓慢出现，慢性病例的症状或体征可持续数月或数年。

X线表现：早期多无明显征象，病程迁延者约半数病例可涉及眶骨，致骨质破坏或增生硬化。部分患者可有慢性鼻窦炎征象。

2. 泪腺混合瘤：泪腺混合瘤为肌锥外病变，一半为上皮源型，其余从淋巴起源为主。上皮源型肿瘤包括混合性腺瘤、囊腺癌等，淋巴起源肿瘤主要为恶性淋巴瘤。

临床表现：早期可无症状，其后可出现眼眶外上方无痛性肿块，眼球向鼻下方突出，上转及外转受限。

X线表现：早期无阳性发现，随肿瘤增大，可见泪腺窝扩大。

3. 胆脂瘤：是耳部最多见的病变，是一种内衬鳞状上皮并充满胶质碎屑的囊肿，多数为单侧，有慢性中耳炎病史。

临床表现：长期持续性耳道流脓，有特殊恶臭。多数为混合性耳聋，听力损失较重。

X线表现：平片表现与胆脂瘤位置和大小有关。①上鼓室胆脂瘤。正常椭圆的外耳孔变为长圆形，鼓前棘破坏，受压变直、变尖或消失，听小骨吸收破坏，扩大的鼓室边缘硬化。②乳突窦入口胆脂瘤。外耳道后壁上方出现透亮区，向前与扩大的上鼓室相连，构成一较大的略为弯曲的边缘光滑锐利的透亮区。③乳突窦胆脂瘤。外耳道后方略偏上有一边缘锐利的类圆形透亮腔影，与扩大的上鼓室和乳突窦入口后方相连，构成一马蹄形或肾形透亮腔影，外半规管外侧乳突窦区为边缘硬化的透亮腔影。④乳突巨大胆脂瘤。乳突窦腔的破坏向前上方发展，可达颞骨鳞部，向外下方发展可占据整个乳突。无并发症时，这些破坏的边缘都较锐利、完整而有硬化环。

（三）鼻窦与鼻咽

正常的鼻旁窦结构对称，窦腔气化良好，无异常软组织肿块及骨质破坏，鼻中隔居中，无偏曲，鼻甲不大。正常鼻咽腔大小形态正常，鼻咽壁无肿胀，咽鼓管隆突，表面光滑，咽隐窝形态正常，咽旁间隙双侧结构对称，颅底骨质无破坏。

1. 上颌窦炎：鼻窦炎为常见疾病。急性期为卡他性，继发为化脓性，窦腔积存黏液脓性分泌物。

临床表现：主要为鼻塞、流脓涕、头痛和感染鼻窦的压痛及全身症状。鼻镜检查见鼻甲肥大、中鼻道或嗅裂有分泌物或脓液。慢性期可见中鼻甲息肉样变和鼻息肉。

X线表现：急性期窦腔密度增高，坐位或立位水平投照可见窦腔内有液平面，借助腔内气体可显示黏膜增厚。慢期性黏膜肥厚更加明显，沿窦壁呈环形密度增高影，也可呈凹凸不平的息肉状；黏膜下皮质白线消失，邻近骨壁增厚硬化；也可为骨壁吸收，白线模糊不清。

2. 鼻息肉：是炎症性而非肿瘤性的病变，多见于中年男性。

临床表现：视息肉大小、部位不同而异，有持续鼻塞、嗅觉减退、闭塞性鼻音及头痛、分泌物增多等鼻窦炎症状。堵塞咽鼓管口部时，有耳鸣和听力障碍。鼻镜检查可见表面光滑、灰色或淡红色如荔枝肉样的半透明肿物，柔软无痛，一般无出血。

X线表现：鼻腔内可见软组织充塞，或窦腔混浊，密度增高。肿块多为膨胀性生长，引起鼻腔外侧壁向外变形移位，鼻甲骨质破坏，邻近组织受压。

3. 鼻咽癌：为鼻咽部最常见的疾病，占鼻咽部恶性肿瘤的98%。

临床表现：主要为血涕或痰中带血，颈部淋巴结肿大，鼻塞、头疼等。

X线表现：常用的检查有鼻咽侧位及颅底位摄片。鼻咽侧位片可见鼻咽顶后壁软组织增厚，气道变窄。颅底位可见鼻咽侧壁增厚，咽腔不对称，可同时观察颅底骨质的破坏，多为卵圆孔、棘孔开大，骨皮质白线消失。岩锥尖部骨质侵蚀破坏及破裂孔开大，有利于对鼻咽癌的分期、制订放射治疗计划、随访患者和评价预后。

（四）喉部

正常梨状隐窝双侧结构对称，喉前庭结构正常，咽旁间隙存在，真假声带无增厚，声门下区结构清晰。

1. 喉癌：为喉部最常见的恶性肿瘤，好发于50~70岁。

临床表现：早期出现乳头状结节，继而向黏膜下及周围组织浸润，使受累组织增厚、变形或发生溃疡；晚期可向喉外发展，破坏喉软骨。

X线表现：①声门上型癌。颈部侧位片可示会厌和杓会厌皱襞增厚、肿胀、僵硬、结节或肿块影，喉前庭不规则狭窄，会厌前间隙增大，密度增高。假声带区域软组织密度增高，喉室假声带缘增厚、不规则、结节状隆起，喉室变窄、消失。②声门型癌。表现为声带的喉室面局限性隆起、不平整，或喉室前端至甲状软骨板之间的距离增大，喉室影变短、细小，甚至完全不显示。

2. 喉气囊肿：为喉室小囊的病理性异常扩张。

临床表现：临床症状根据囊肿的部位和大小而不同，喉内型多表现为声音嘶哑、失声、呼吸困难与吞咽困难；喉外形多表现为颈部皮下柔软肿物，局部皮温正常，无压痛。

X线表现：喉内型者，颈部侧位片可见喉室内圆形或类圆形透光腔。喉外形者颈部侧位片显示为一个与喉室影相通的边缘光滑而清晰的类圆形透亮影。含气的囊腔，若行Valsalva试验气囊可增大，用手按压肿物则常可使之缩小。若为含液的囊肿，则显示有一定的困难，因而平片难以做到定性诊断。

五、骨与关节系统常见疾病

(一)脊柱

主要了解脊柱骨的形态，关节对位情况，有无骨质破坏，有无关节软组织肿胀。按需要分别拍摄颈椎、胸椎、胸腰椎段、腰椎、腰骶椎、低尾椎等正侧位X线片。一般不需要准备。成人的脊柱正常直立，侧位呈S形弯曲，颈椎、腰椎前凸，胸椎骶尾后凸，顺列对位正常，边缘光滑，骨小梁正常，关节间隙适当，椎间孔不小，椎弓根无破坏，关节面光滑，椎旁软组织无肿胀。有时脊柱X线平片无法解决所有问题，需要做不同部位的CT扫描。椎管前后径为1.5~2.5 cm，横径为2.0~3.0 cm，黄韧带厚度为0.2~0.5 cm。颈椎管前后径小于1.0 cm为椎管狭窄，腰椎椎管前后径为1.2 cm可视为比较狭窄，小于1.0 cm时为绝对狭窄。腰椎管横径小于1.6 cm考虑椎管狭窄。黄韧带厚度超过0.5 cm为异常。

1. 脊柱退行性改变：多为40岁以上年龄组的常见征象，且随年龄增加而增加，包括椎间盘膨出、突出，椎间关节和韧带的退行性改变。

临床表现：早期无明显症状。随着年龄增加，常有颈、腰背部僵硬或(和)疼痛。并发椎间盘突出、椎管狭窄和脊柱滑脱等病变时，常压迫脊髓、神经根和血管，引起相应症状和体征。

X线表现：平片显示脊柱生理曲度变直，椎间隙变窄，椎体骨质增生(骨质增生硬化是指一定单位体积内骨量的增多，组织学上可见骨皮质增厚、骨小梁增粗和增多。骨质增生硬化见于急慢性炎症、外伤和慢性劳损)，椎间盘真空现象、髓核钙化，退行性变，但不能直接显示椎间盘、韧带、小关节囊、硬膜囊及脊髓的改变，有可疑处进一步行CT、MRI检查。

2. 颈椎病：由于颈椎及其椎间盘退行性改变、颈部损伤而引起颈椎骨质增生、椎间盘脱出、韧带钙化，刺激或压迫颈部脊髓、神经根、血管等而产生一系列症状者，称为颈椎病。此病多发生于40以上人群，但近年来有年轻化的趋势。由于颈椎病常见、多发，且临床、病理及X线表现复杂多变，越来越多地影响到人们的工作和生活，因而引起了医学工作者的高度重视。

临床表现：是颈部脊髓、神经根、血管受到刺激或压迫而产生的一系列症状、体征。由于颈椎病产生的原因不同，其临床表现各不相同。①颈型。颈项强直、疼痛，可有整个肩背疼痛、发僵，也可出现头晕。②神经根型。开始多为颈肩痛，短期内加重，并向上肢放射。皮肤、上肢感觉和运动障碍，可见患者有头偏、肩部上耸的情况。病程长者上肢肌可有萎缩。③脊髓型。临床上以侧束、锥体束损害表现突出。此时颈痛不明显，而以四肢乏力、行走、持物不稳为最先出现的症状。随着病情加重，发生自下而上的上运动神经元性瘫痪。④椎动脉型。常见眩晕、头痛、视觉障碍、猝倒等。⑤其他型。食管型颈椎病压迫食道产生吞咽不适等。

X 线表现：①颈型。X 线表现为颈椎曲度变直，椎体不稳。②神经根型。X 线可见椎间孔变小，椎间隙狭窄，钩椎关节增生硬化。③脊髓型。椎体后缘增生，椎间盘钙化，椎体滑脱及项韧带钙化。④椎动脉型。钩椎关节增生，椎间孔狭小。⑤其他型。多数椎体前缘增生。

3. 椎体血管瘤：多发于脊椎和颅骨，四肢骨少见，生长缓慢，很少有恶变，任何年龄均可发生。

临床表现：患者一般症状轻微，只有局部肿胀和隐痛。椎体病变可有脊柱成角畸形，严重者可出现脊髓压迫症状，脊柱血管瘤可引起椎体压缩性骨折。

X 线表现：椎体骨小梁广泛吸收，但有部分骨小梁增生和变粗，正常骨纹理消失，出现垂直交叉的粗糙骨小梁，形成栅栏或网眼状改变。

（二）关节

X 线平片显示关节、骨骼和软组织的改变，并可指导选择检查方法。常规部位拍摄正侧位片，特殊部位可拍斜位、切线、过伸、过屈等位片。

正常关节，位置、组成骨质、骨小梁等正常，骨皮质完整，骨髓腔密度均匀，关节间隙适当，关节面光滑，关节面及关节边缘无增生和硬化，关节周围软组织正常。CT 可进一步明确某些 X 线平片无法显示和可疑的病变，从而能对疾病进行更准确的早期诊断。

1. 退行性骨关节病：又称肥大性骨关节病、骨关节炎或增生性关节炎等，是关节软骨发生变性或损伤后引起的关节病变，多见于 40 岁以上的成年人，因新陈代谢减退导致关节软骨退化变性。在病理上，关节软骨退行性改变首先表现为软骨表面不光滑、变薄或出现虫蚀状缺损，严重者碎裂或完全消失而露出骨端。关节囊和韧带附着处纤维软骨增生肥大，钙化或骨化形成骨赘，软骨损伤后软骨下骨承压增加，并发生反应性骨增生，软骨下骨也可发生坏死，关节囊内压力增高，在关节面可产生小洞穴，滑液从破口处注入关节面下和骨内，形成含滑液的假囊肿。关节面变形引起关节对应关系紊乱，促进了骨赘形成和碎裂。关节腔内的骨和软骨碎屑（关节游离体）可刺激关节囊，使滑膜充血肥厚。软骨损伤后，也可在裸露骨端形成纤维索样渗出，从而引起关节粘连，关节囊肥厚和关节粘连导致关节活动度下降。

临床表现：病程缓慢，好发于髋关节、膝关节等。以关节活动受限、疼痛为主要症状。

X线表现：①关节间隙不对称狭窄，早期改变可不明显。②关节骨质增生硬化，关节面受压变形可呈扁平或方形。③唇样骨刺或骨桥。骨质增生在关节韧带肌腱附着处多见，使关节边缘形成骨刺，关节间隙两端的骨质由于关节的伸屈、牵拉，可呈嘴唇样、鹰嘴样，进一步发展而形成骨桥。

2. 类风湿关节炎：是以关节病变为主的慢性全身性自身免疫性疾病，病变侵犯全身结缔组织，以关节滑膜为主，滑膜充血、水肿增厚，形成血管翳，覆盖关节软骨表面。由于软骨营养障碍，软骨可发生变性溶解。此外，软骨下也有肉芽组织增生，使软骨面受侵蚀破坏。肉芽组织还可向骨深部蔓延，由于关节腔内压力增加，滑膜血管翳可从破坏的关节软骨裂口处嵌入骨内，形成关节面囊性破坏区。病程发展，关节周围软组织肿胀，关节可发生纤维性粘连和骨性强直。

临床表现：大多发病隐匿，对称性侵犯周围关节，以手（足）小关节为主，中轴骨受累少见，表现为手指关节梭形肿胀、疼痛。少数病例可急性发病，有发热、乏力和肝脾肿大等症状与体征，多见于青少年类风湿关节炎（16岁以下）。晚期由于腕、指等关节的滑膜炎侵蚀骨质并使韧带拉长和撕裂，表现为多关节畸形，如手指"尺侧偏移"、指间关节屈曲和过伸畸形，并常伴有肌肉萎缩。

关节外表现：15%～25%的病例有类风湿结节，好发于肘关节附近。本病可累及动脉、心包、心肌、心内膜等，还可引起胸膜病变、肺间质性纤维化等。

X线表现：①骨质稀疏，早期出现并逐渐加重。②关节周围组织肿胀，常表现为手、足小关节处明显。③关节间隙变窄、关节面侵蚀。④骨内小囊状破坏。⑤关节畸形和骨性强直。

3. 股骨头缺血坏死：是由于股骨头骨骺血液循环障碍所致，其发生原因与血管壁异常、血栓形成、骨内血管受压等有关。部分与使用激素、酗酒及创伤有关，少数没有明确的病因。其病理过程可分为 3 个阶段，即坏死期、修复期和愈合期。

临床表现：主要症状和体征有髋部疼痛、压痛、活动受限、跛行及"4字"试验阳性。晚期表现为关节活动受限加重，同时还有肢体短缩、肌肉萎缩和屈曲、内收畸形。

X 线表现：①早期 X 线表现正常，以后可出现股骨头囊变或硬化改变。②软骨下透亮区和软骨下骨折，表现为新月征或软骨下骨塌陷。③股骨头变扁，髋关节间隙变窄。X 线检查是本疾病诊断和分期的主要方法，但难以显示早期病变。CT 发现股骨头坏死早于 X 线平片，但晚于 MRI。

第二节　磁共振(MRI)检查

磁共振成像检查以其多参数、多序列、多方位成像、组织分辨力高且无 X 线辐射损伤等特点，以及能够行 MRI 水成像、MRI 血管成像、MRI 功能成像和 MRI 波谱检查等独特优势，目前已广泛用于人体各系统、各部位疾病的检查和诊断，其中包括中枢神经系统、头颈部、纵隔、心脏和大血管、消化系统、泌尿生殖系统、肾上腺、腹腔和腹膜后，以及骨关节和软组织等的先天性异常、肿瘤和肿瘤样病变、炎性病变和外伤性病变等的诊断和鉴别诊断。总体而言，与其他成像检查比较，MRI 检查具有以下优势：第一，对病变的检出更为敏感，且可较早地发现病变，如对垂体微腺瘤、脊髓病变、早期小的肝细胞癌及软骨损伤的检出；第二，对病变的诊断更为准确，尤其是应用各种特定成像序列和成像方法，能进一步显示病变的特征，从而提高了对病变诊断和鉴别诊断能力，如应用同反相位检查对肾上腺腺瘤进行诊断及与非腺瘤进行鉴别，应用磁共振波谱对前列腺癌进行诊断及与良性前列腺增生进行鉴别，通过灌注加权成像检查灌注参数值的变化进行星形细胞肿瘤病理级别的评估等。基于这些优势，MRI 在临床上的应用已日趋广泛。

一、腹部常见疾病

被检者头部有金属异物、动脉瘤术后遗留银夹、安装了心脏起搏器者忌行 MRI 检查，其他同 CT 腹部检查前准备。被检者仰卧，平静呼吸时屏气用 MRI 仪扫描。

（一）肝脏

正常的肝脏实质信号均匀，在 T_1 加权（即磁共振纵向弛豫时间加权成像，简称 T_1 加权像，又称 T_1 加权）上肝脏信号较脾脏高，在质子密度加权上肝脏的信号略低于脾脏，在 T_2 加权（即磁共振横向弛豫时间加权成像）上肝脏的信号明显低于脾脏。

1. 脂肪肝：脂肪肝在 T_1 加权像上为低信号或等信号，在脂肪抑制的 T_2 加权像上为等信号；在正相位图像上脂肪肝为稍高或等信号，在反相位图像上为稍低或等信号，注射二乙烯三胺五乙酸钆（Gd-DTPA）后与 CT 强化方式相似。

2. 肝囊肿：T_1 加权像上为边界清楚的低信号（信号强度低于肝实质）。T_2 加权像上为高信号，注射 Gd-DTPA 后动脉期、门脉期和延迟期无强化。肝囊肿诊断明确，超声为首选检查方法，用超声定期复查即可。

3. 肝血管瘤：在 T_1 加权像上为低信号，在 T_2 加权像上为较均匀高信号，大的病灶（5 cm 以上）中心常出现条状、裂隙状或星芒状影。肝血管瘤的增强扫描方式与 CT 相似，动脉期、门脉期病灶周边结节状明显强化，对比剂逐步向中心弥散，延迟期多在 5 分钟之后病灶仍为高信号。

4. 肝硬化：再生结节在 T_1 加权像上为稍高或等信号，在 T_2 加权像上为稍低或低信号，纤维分隔在 T_1 加权像上为稍低信号，在 T_2 加权像上为稍高信号，注射 Gd-DTPA 后再生结节动脉期、门脉期和延迟期无强化。纤维分隔在动脉期和门脉期无强化，延迟期轻度或中度强化。

5. 肝癌：T_1 加权为低或稍低的信号，T_2 加权为不均匀高信号，多时相动态增强方式与 CT 相似，而延迟期大多数病灶出现轻度或中度强化。

（二）胆囊

1. 胆囊结石：在 T_1 加权像上，多数胆囊结石无论其成分如何，均显示为低信号或无信号影，与稀释后胆汁的低信号不形成对比，因此易漏诊。在 T_2 加权像上，胆汁呈高信号，而胆囊结石一般呈圆形斑块状、点状低信号或无信号影。影像学检查，尤其是超声对本疾病的诊断具有重要意义，MRI 很少单独用来诊断胆囊结石。

2. 胆囊癌：在 T_1 加权像上为低或等信号，在 T_2 加权像上为高信号，其境界不清楚，增强扫描早期 T_1 加权表现为不均匀强化，延迟期有助于显示肿瘤沿胆管蔓延的情况。超声、CT、MRI 对胆囊癌均可做出诊断，但腔内型则以超声检查最为敏感，尤其是在早期胆囊癌的诊断上具有一定的价值。

（三）胰腺

在 T_1 加权像上，胰腺信号强度与肝脏相似，在 T_2 加权像上信号强度与肝脏相似或略高。

1. 胰腺炎：胰腺增大，边界不清，炎症和坏死组织在 T_1 加权像上呈低信号，在 T_2 加权像上呈高信号。炎症扩散到腹膜后，可引起腹膜后脂肪组织水肿。

2. 胰腺癌：胰腺增大、胰管扩张，T_1 加权像上常为等信号或略低信号，在 T_2 加权像上为略低信号。在脂肪抑制 T_1 加权像上胰腺癌多为低信号，与正常胰腺组织分界清楚。平扫诊断胰腺癌有限度，须增强扫描，增强早期肿瘤强化程度低于周围的正常胰腺组织，表现为略低信号。中、后期肿瘤强化程度表现各异，多数情况下，大肿瘤为低信号，小肿瘤信号高低不等。

（四）肾脏

1. 肾囊肿：单纯囊肿在 T_1 加权像上呈极低信号，T_2 加权像上呈极高信号。

2. 肾细胞：癌典型表现为边界不清楚的肿块（与肾实质比较），肿瘤在 T_1 加权像上呈略低信号，T_2 加权像上呈较高信号，注射对比剂后，增强早期不均匀强化，以边缘强化更明显，延迟扫描强化程度减低。

（五）膀胱

1. 膀胱结石：结石在 T_1 加权像和 T_2 加权像上皆呈非常低的信号。

2. 膀胱癌：在膀胱癌的分期上有很大价值。应用 T_1 加权可观察膀胱周围脂肪和邻近器官的受侵、肿瘤的淋巴结转移和骨髓浸润，T_2 加权则用于评价膀胱肌层浸润的深度和前列腺受损的情况。

（六）前列腺

前列腺为倒锥形结构，底部贴膀胱下壁，左右对称，观察前列腺的最佳位置是横断位图像，成熟前列腺由腺体和非腺体 2 部分组成。腺体部分又分为周围带、中央带和移行带 3 个区域。多数前列腺癌发生在周围带，而良性前列腺增生通常发生在移行带。在 T_1 加权像上前列腺呈均匀中等信号，在 T_2 加权像上，前列腺结构显示得很清楚，中央带 MRI 的信号很低，移行带在 T_1 和 T_2 加权像上均为低信号。

1. 前列腺增生：显示前列腺均匀对称性增大。在 T_1 加权像上，增大的前列腺呈均匀低信号。T_1 加权像上，增大前列腺的周围带仍维持正常较高信号，并显示受压变薄，甚至近于消失；而中央带和移行带体积明显增大，当以腺体增生为主时，呈结节性不均匀高信号，若基质增生明显，则以中等信号为主。

2. 前列腺癌：T_2 加权显示前列腺癌的效果最佳，主要表现为周围带内有低信号缺损区，与正常高信号的周围带对比明显。正常前列腺包膜在 T_2 加权像上为线样低信号，前列腺癌时，病变侧包膜模糊或中断。MRI 检查还有助于前列腺癌的分期，能直接显示前列腺癌是否穿破包膜，精囊是否受侵，盆腔淋巴结是否转移。

（七）子宫

子宫肌层 MRI 信号因年龄、月经周期不同而有所不同。一般子宫肌层在 T_1 加权像上低信号，T_2 加权上为中高信号。随着月经周期的变化，子宫肌层的信号强度有一定的改变，例如，在 T_2 加权上分泌期的子宫肌层信号高于增殖期、青春期和绝经期的子宫肌层，表现为中等信号，生育期为高信号，子宫厚度为 1 ~ 3 cm。子宫内膜在矢状位 T_1 加权呈略高信号，子宫中央部在 T_2 加权呈长带样高信号，子宫肌层与内膜之间为结合带，表现为低信号。子宫内膜在修复期厚度为 1 ~ 3 mm，分泌期为 4 ~ 6 mm。

1. 子宫平滑肌瘤：可分为非退变型和退变型。MRI 信号也有所不同，非退变型肌瘤在 T_1 加权上常为均匀中等信号，在 T_2 加权均为低信号；退变型子宫平滑肌瘤的内部伴有钙化、透明样变性、脂肪变性、坏死等改变，导致其信号不均匀、钙化，无论在 T_1 加权还是 T_2 加权均呈低信号，脂肪变性为高信号，坏死灶在 T_1 加权上为低信号，T_2 加权上为高信号。

2. 子宫颈癌肿瘤：在 T_1 加权上呈等信号，与盆腔脂肪的高信号形成鲜明的对比，若肿瘤内部发生坏死，坏死灶呈低信号；在 T_2 加权上呈高信号，与宫颈壁、子宫、阴道对比鲜明。

（八）卵巢

MRI 能清楚显示大多数女性两侧的卵巢，约 85% 的育龄妇女卵巢较大，T_2 加权显示卵巢皮质为低信号，而髓质为高信号，增强扫描卵巢间质组织的强化明显低于子宫肌层，绝经后妇女的卵巢一般较小。

1. 卵巢囊肿：囊壁薄而光滑，囊内呈水样信号（即 T_1 加权低信号），MRI 不能区分浆液性、滤泡性或黄体样囊肿，但 MRI 根据信号特点可以确定是否为出血性囊肿。

2. 卵巢癌：盆腔内软组织肿块与子宫分界不清，T_1 加权为不均匀低信号，其内部有坏死时，坏死灶的信号强度更低，T_2 加权为高信号，增强扫描肿瘤实质部分不均匀强化，囊性部分的囊壁也不规则强化，显示壁的厚薄不一，有结节状或菜花状突起。

二、头颈部常见疾病

(一)脑部

1. 脑出血：脑出血按出血时间可分为 5 期，即超急期(<24 小时)、急性期(1~3 天)、亚急性早期(4~7 天)、亚急性晚期(8~14 天)和慢性期(2 周以后)。传统观念认为，MRI 只有在亚急性期才可检出病灶，对急性期尤其是对超急性期的脑出血检出不敏感。随着 MRI 技术的不断发展，MRI 完全可以在脑出血的早期发现病灶。

脑出血的 MRI 表现：①超急性期脑出血的 MRI 信号主要与血肿内的含水量、蛋白浓度、红细胞的状态、磁场强度等因素有关。典型表现是 T_1 加权等信号，T_2 加权稍低信号。②随着病程进展，血肿进入急性期和亚急性期，红细胞失去正常形态，氧结合血红蛋白脱氧，形成脱氧血红蛋白和正铁血红蛋白。与此同时，血肿周围出现水肿，亚急性脑出血信号突出特点是早期在自旋回波序列 T_1 加权血肿周边呈高信号，随时间推移这种高信号逐渐向中心部进展，在 T_2 加权上早期(红细胞未破裂)为低或等信号，亚急性晚期(红细胞破裂)为高信号。③慢性期血肿 T_1 和 T_2 加权均呈低信号，T_2 加权中央可见点状高信号。

2. 脑梗死：超急性期如做出有效治疗，可将梗死控制在最小范围内。急性期受阻血管阻塞，神经细胞破坏。亚急性期表现为受损部位肿胀、血脑屏障破坏、血管源性水肿及侧支循环建立等。慢性期梗死区逐渐形成脑软化灶，伴有角质增生等。脑梗死的 MRI 表现如下。①超急性期(6 小时内)。神经细胞肿胀但未破坏，属于细胞毒性水肿阶段，此期 MRI 诊断较困难，有时仅 T_1 加权像发现病变处脑回略有肿胀，脑沟模糊。T_2 加权不能显示异常信号，弥散加权像可以明确诊断。梗死在弥散加权呈明显高信号，其他脑组织、脑积液为低信号。②急性期(6~24 小时)。约 90% 的病灶可以在 T_1 加权上显示低信号，T_2 加权像上显示高信号。梗死区出现占位效应，约 10% 不能发现病灶。注射对比剂可见血管内及脑膜强化。③亚急性期（1～2周）。1～3天 T_1 加权低信号，T_2 加权高信号，开始出现脑实质增强，而血管内及脑膜强化开始减弱，4～7天脑回样强化达到最明显的阶段，水肿和占位效应开始减轻，1～2周时，T_2 加权高信号，脑回样强化仍很明显。④慢性期（2周后）。随着时间延长，硬化灶逐渐发展为软化，T_1、T_2 加权像上呈液体信号，血脑屏障恢复，病灶无强化。

3. 颅内肿瘤：胶质细胞瘤，是星形胶质细胞瘤由于细胞内外水分增多，造成 T_1 和 T_2 延长，表现 T_1 加权呈低信号，T_2 加权呈高信号；钙化在 T_1 加权和 T_2 加权上一般均为低信号，但其敏感性不如 CT；多形性成胶质细胞瘤在 T_1 加权呈以低信号为主的混杂信号，间以更低或高信号，体现了瘤内坏死或出血；T_2 加权呈不均匀高信号。肿瘤和水肿之间可见一低信号晕环绕为瘤周的神经胶质增生，恶性度高的肿瘤较为多见；增强扫描呈斑块状、线条状、花环状或结节状强化，坏死或出血区不强化。

4. 脑膜瘤：平扫即可显示绝大多数脑膜瘤，与附近的脑实质分界清楚，脑实质受压移位，局部蛛网膜下腔扩大，肿瘤周围被脑脊液信号或血管信号包绕，是脑膜瘤的特异性征象。大多数脑膜瘤 T_1 加权像上为等或略低信号，T_2 加权像上稍高或等信号，部分脑膜瘤 T_1 加权为低信号，T_2 加权呈高信号。增强扫描脑膜瘤明显均匀或不均匀强化，并常见脑膜尾征，瘤周可见水肿。

（二）眼、鼻咽及耳部

1. 海绵状血管瘤：典型的海绵状血管瘤表现为眼眶内圆形或椭圆形异常信号，其信号均匀，边界清楚，常位于肌锥内，T_1 加权为低信号，T_2 加权为高信号，增强扫描明显强化。

2. 炎性假瘤：表现为肌锥内软组织块影，其信号不均匀，多呈 T_1 加权为低信号，T_2 加权等或低信号，眼外肌增粗，视神经受累，眶尖脂肪消失。

3. 泪腺混合瘤：病变位于肌锥外，边界清楚，信号均匀。

4. 鼻咽癌：为鼻咽最常见的严重疾病。早期鼻咽癌 MRI 诊断困难，仅表现为咽隐窝轮廓改变，常引起咽鼓管咽口阻塞，患侧乳突气房呈 T_1 加权低信号，T_2 加权高信号。大多数鼻咽癌以浸润性生长为主，它们不仅向黏膜下生长，而且可以顺着肌束、视神经束及纤维脂肪组织界面蔓延，还可顺着骨膜生长，增强扫描肿瘤组织呈中等度强化。

（三）喉部

1. 喉癌：T_1 加权肿瘤表现为与肌肉相似的等或略低信号，坏死区信号更低；T_2 加权肿瘤为稍高信号，坏死的组织信号更高。增强后肿瘤呈不同程度强化。MRI 对鉴别软骨有无受侵有一定的帮助，喉软骨受侵时 T_1 加权为低信号，T_2 加权为中、高信号，应用脂肪抑制技术的增强 MRI 扫描有助于早期软骨受侵的发现。MRI 多平面成像可清楚显示各型肿块的范围及侵犯情况，不需增强即可发现颈部增大的淋巴结。

2. 喉气囊肿：MRI 诊断本疾病更容易，喉气囊肿在 T_1 加权和 T_2 加权上均无信号；含液体者，T_1 加权呈稍低信号，T_1 加权信号则呈高信号，信号强度均匀一致。感染时 T_1 加权信号可略升高。MRI 多平面成像，对囊肿推压舌骨、甲状软骨等结构显示较好，可对本疾病做出定位和定性诊断。

三、脊柱常见疾病

按需要做不同节段 MRI 扫描，一般不需要准备。正常情况下，椎体髓质在 T_1、T_2 加权像上呈中等信号。正常人随年龄增长，骨髓的脂肪成分增多，故 T_1 加权可见斑点状高信号，T_2 加权呈中等信号，而骨皮质呈低信号，前纵韧带呈低信号，椎间盘在 T_1 加权像上呈中等信号，在 T_2 加权像上椎间盘较椎体的信号强度高，呈夹心面包状。

（一）脊柱退行性改变

有椎间隙变窄，T_2 加权像上呈中等信号，失去正常夹层样结构，椎间盘内积气和钙化在 T_1 和 T_2 加权上均呈低信号。椎间盘膨出显示为纤维环，低信号影响四周膨隆，硬膜囊前缘及双侧椎间孔周围脂肪可见光滑对称的轻度压迹。

椎体骨质增生，T_1、T_2 加权均为低信号。

黄韧带、后纵韧带钙化或骨化，T_1、T_2 加权均为低信号。

椎间关节退行性改变，骨质增生部位 T_1、T_2 加权均为低信号。关节内"真空征"也呈低信号。

（二）颈椎病

矢状位 MRI 表现为 T_2 加权像椎管变细，呈串珠样改变，在椎间隙水平，硬膜囊和脊髓的前后缘有受压改变。骨质增生及肥厚的韧带均为低信号，椎间盘突出表现为相应水平硬膜囊、脊髓前缘或侧前缘有弧形或半圆形压迹。脱出的椎间盘可上下迁移，脊髓受压在急性期可引起脊髓的髓内水肿，长期压迫可导致脊髓软化，在 T_2 加权上若髓内出现灶性或线样高信号，则提示愈后较差。

（三）椎体血管瘤

血管瘤病灶在 T_1、T_2 加权像上均呈高信号，在高信号内部有低信号，为骨小梁结构，T_1 加权的高信号代表脂肪成分，T_2 加权的高信号则为血管成分。

四、关节常见疾病

检查目的同关节常见疾病的 CT 检查。使用关节专用线圈进行扫描检查。通常肌肉的信号强度为等信号，骨皮质、肌腱在各种序列图像上均为低信号，韧带和神经为低和等信号，关节软骨在 T_1 加权像上为等信号，在 T_2 加权像上信号强度稍低。

1. 退行性骨关节病：MRI 对关节软骨、软骨下骨和韧带的改变有较高的价值，且与病理、关节镜分级基本一致。关节软骨退变 MRI 表现如下。①软骨内局灶性低信号，软骨面不光滑或软骨变薄，重者发展为软骨碎裂缺损，软骨下组织裸露。②骨质增生在 T_1、T_2 加权均表现为低信号，软骨下骨囊肿 T_1 加权低信号，T_2 加权高信号。③关节游离体 T_1、T_2 加权均为低信号，MRI 显示关节游离体不如 X 线平片和 CT 清楚。

2. 类风湿关节炎：MRI 表现如下。①炎性血管翳。可见腕关节及掌指关节周围软组织信号影，急性期在 T_2 加权像上呈高信号，慢性期由于纤维化在 T_2 加权像上呈低信号。②关节积液。在 T_1 加权像上呈低信号，在 T_2 加权像上呈高信号。③滑膜增厚。关节内注入造影剂增强。④囊性骨侵蚀。表现为骨皮质下在 T_1 加权像上呈低信号，在 T_2 加权像上呈高信号的多发性小囊性变。

3. 肩袖撕裂：通常是指肩袖的冈上肌腱撕裂，可分为部分和完全撕裂。部分撕裂 MRI 表现为冈上肌腱连续性部分中断，关节面或滑膜面出现局限性积液信号；完全撕裂多在冈上肌腱的附着处，MRI 表现为冈上肌腱中断，中断处有液体信号充填。

4. 股骨头缺血坏死：股骨头前上部周围出现 T_1 加权低信号，T_2 加权低信号带，或 T_1 加权低信号，T_2 加权高信号，或 T_2 加权内外并行的高低信号带，即"线样征"，具有诊断意义。

第三节 核医学检查

核医学是将核技术应用于医学领域的科学，是用放射性核素诊断、治疗疾病和进行科学研究的医学学科。核医学是一门新兴的学科，是伴随放射性核素的发现和核技术在医学的应用中发展起来的，。目前，影像医学包括 X 线诊断学、超声影像诊断学、磁共振影像诊断学。这 3 种显像诊断方法主要根据人体器官的组织密度或其他物理特性的差异成像，反映人体器官组织的解剖结构；而核医学显像是显示放射性核素标记的放射性药物在体内的分布图。放射性药物根据自己的代谢和生物学特性，能特异地分布于体内特定的器官或病变组织中，并参与体内的代谢，标记在放射性药物分子上的放射性核素。由于放出的射线能在体外被探测，因而核医学显像主要显示器官及病变组织代谢、功能。由于放射性药物也能选择性地分布于某一脏器、组织中，因而核医学也能反映脏器、组织的解剖结构，但图像不如 CT 清晰。1896 年，Henri Becquerel 在铀盐中发现了类似于 X 射线的射线，这是人类首次发现和认识的放射性核素。1898 年 Mariccurie 和她的丈夫成功地提取放射性元素钋和镭。1934 年，Joliet 和 Curie 研制成功用人工合成的方法生产放射性核素，真正揭开了放射性核素临床应用的序幕，在此基础上，核医学迅速发展。1949 年，Cassen 发明了第 1 台闪烁扫描机，从此揭开了核医学显像诊断的序幕。放射性核素发射式计算机断层显像（ECT）、X 射线透射式计算机断层显像（TCT）、单光子发射式计算机断层显像（SPECT）、正电子发射型计算机断层显像（PET）等显像技术的发展，其伴随的示踪技术的发展，出现了器官功能测定、放射性核素治疗和体外分析法等技术，并应用于各行各业中。核医学显像有优于其他显像之处，在疾病的诊断和治疗中发挥着越来越重要的作用，是不能用其他显像方法所取代的。

一、脏器功能检查

（一）甲状腺功能检查

1. 甲状腺：摄碘率测定了解甲状腺功能，诊断甲状腺功能亢进或减退，评价两者的治疗效果。

方法：检查前严格禁碘 4~6 周（禁食海产品）；停用影响甲状腺功能

的药物；慎用中药；近期接受过 CT 或血管造影剂者不宜检查；检查当日早晨禁食；因地域、设备和受检查者年龄、性别对结果有影响，应参照检查单位相应的正常值。

口服或保证无菌条件下静脉注射^{131}I-碘化钠溶液（Na^{131}I 溶液）74～148 kBq（2～4 μCi）；服后 2 小时、4 小时、24 小时用甲状腺功能仪测定甲状腺及空气本底，按下式计算摄^{131}I 率：

甲状腺摄碘率（％）=（甲状腺计数−本底）/（标准源计数−本底）×100％

以各测量时间的摄碘率为纵坐标，时间为横坐标，绘出甲状腺摄碘率曲线。

结果判定：甲状腺摄取^{131}I 随时间渐升高，24 小时达最高值。

参考摄碘率正常值：2 小时 17.64％±6.84％，4 小时 26.34％±8.44％，24 小时 42.90％±9.97％。其中 2～4 小时的摄取率不超过 24 小时值的 50％。甲状腺功能亢进者摄碘率明显增高，伴有或不伴有摄碘高峰前移至 2 或 4 小时。甲状腺功能减退者摄碘率明显减低。亚急性甲状腺炎时，血液中 T_3、T_4 高，而摄碘率低下，呈功能分离状态，具有确定诊断意义。需用放射性碘治疗者（甲状腺功能亢进、甲状腺癌），通过摄碘率决定治疗剂量。

2. 甲状腺素抑制试验：诊断不典型甲状腺功能亢进；鉴别非甲状腺功能亢进性摄碘率增高；协助内分泌性突眼的诊断；预测甲状腺功能亢进用甲状腺药物治疗过程中能否停药，或已缓解的患者有无复发。

方法：①口服甲状腺素片 60 mg，每日 3 次，连用 2 周；或口服三碘甲状腺原氨酸 25 μg，每 6 小时 1 次，连用 1 周。②服药完后按前述方法测甲状腺摄碘率，服用^{131}I 的剂量一般应提高 3 倍。

必须按规定连续服完规定的药物，停药后立即行摄^{131}I 试验，不应延迟。有严重心脏病及不能耐受甲状腺制剂者慎用。其余同甲状腺摄^{131}I 试验。

结果判定：服药后 24 小时摄碘率<20％、抑制率>50％为阳性。①缺碘原因造成的甲状腺摄碘率高，垂体-甲状腺轴关系正常，可受外源性激素抑制，测定结果为阳性；②真性甲状腺功能亢进者因甲状腺组织处于功能自主状态，抑制试验为阴性；③甲状腺功能亢进治疗后，抑制试验结果为阳性，提示垂体-甲状腺轴功能恢复；如结果为阴性，说明轴功能失常，甲状腺功能亢进复发率高；④突眼患者抑制试验阳性，提示为局部疾病；若抑制试验为阴性，则提示内分泌性突眼。

(二)消化系统功能检测

1. 胃肠蛋白：丢失测定测定大便中的放射性，推算出血浆蛋白质的丢失量；用于低蛋白血症病因诊断；用于机体蛋白质平衡分析。

方法：①无须特殊准备，静脉注射$^{51}Cr-Cl_3$或$^{111}In-Cl_3$，剂量为 37 ~ 92.5 mBq(1 ~ 2.5 μCi)/kg，与转铁蛋白结合后，不再被肠道吸收。②注射后 10 分钟取静脉血，以后每天采血并收集 24 小时大便 1 次，共 3 ~ 5 天。③取每天相同容积的大便标本，测定放射性，根据注射总量算出排泄百分数。④测量每天血浆标本的放射性，按下式算出肠道每天丢失的血浆蛋白量(ml)。每天丢失量(ml)= 24 小时大便计数率/检查时血浆平均计数率(ml)。⑤正常值。4 天大便应排出给药量的 0.1% ~ 0.7%；胃肠道每天清除血浆蛋白量 5.6 ~ 35.3 ml(平均 16.3 ml)。

结果判定：许多疾病可伴随不同程度的胃肠蛋白丢失，丢失量相当于每天几十毫升至 1 升。出现低蛋白血症的程度取决于胃肠道蛋白丢失量、肝脏补偿丢失蛋白的能力以及能被利用的氨基酸量。

2. 胃排空试验：检测胃动力性消化不良症者胃排空情况，对机械性及功能性胃排出障碍做出鉴别，协助胃生理研究、胃排空障碍内、外科治疗后疗效监测、贲门功能障碍和胃-食道反流的诊断。

方法：检查前 6~8 小时内禁食水；检测混合性食物排空情况时，液、固态食物应用不同核素分别标记；①将^{99m}Tc-硫胶体，剂量为 18.5 ~ 37 mBq(0.5 ~ 1 mCi)，或^{113m}In-DTPA，剂量为 9.25 mBq(0.25 mCi)，溶于 300 ml 温水中用于液态食物排空测定；^{99m}Tc-或^{113m}In-胶体，放射性活度同上，混于鸡蛋中炒熟，用于固态食物排空测定。②食入放射性标记食品，先固体、后液体。要求固体食物在 5 分钟内吃完；液态食物尽快喝完。③食后立即仰卧于仪器探头下，胃肠部连续动态采集，频率为 0.5 ~ 1 分/帧，至少采集至 1.5 小时。必要时可延迟至 3 小时。④用计算机画出胃动态变化时间-放射性曲线，按下式计算。1 时胃排空率(%)= (胃最大计数-t 时胃计数)/胃最大计数；半排空时间=胃排空达 1/2 最大计数所需时间。

结果判定：①食物进胃后，在胃内保持一段时间后，很快随胃蠕动下行，排入十二指肠。放射性移动方向恒定，液态食物排空速度大于混合食物，固态食物排空最慢。

参考正常值：1 小时排空率，固体>20%，液体>65%，半排空时间，固体<120 分钟，液体<30 分钟。胃排空延迟，表现为各态食物排空时间均

延长，见于胃动力不足、胃炎、低钾及消耗性疾病；胃排空加快，见于胃泌索瘤；贲门失弛缓症，食道通过时间延长；胃食道反流，表现为在食道内重新有放射性出现；并可根据放射性反流到达高度，确定反流程度；加用灭吐灵 10 mg 静脉注射可鉴别机械性与功能性胃排空异常，功能性排空障碍在应用灭吐灵后排空延迟明显改善。

（三）心血管功能检测

1. 心室泵功能测定：观察心室舒缩功能、室壁运动，评定左右心室整体及局部功能，用于冠心病心肌缺血、心肌梗死、室壁瘤诊断，心肌病的辅助诊断，老年人手术前或化疗前心功能适应性评价，以及上述疾病的治疗监测。

方法：检查前最好停用影响心血管功能的药物（抗高血压、抗心律不齐、钙通道阻滞等）；严重心律不齐，数据采集中异常心搏达 10% 以上，可严重影响分析结果，因此在做各参数分析、判断时应格外注意。

首先体内标记^{99m}红细胞（Tc-RBC）。方法是静点锡焦磷酸盐 2 mg/10 kg，20 ~ 30 分钟后注射^{99m}TcO$_4$溶液 740 mBq（20 mCi），20 分钟达平衡后开始检查；或一次注射^{99m}Tc-HSA，剂量为 555 ~ 740 mBq（15 ~ 20 mCi）；被检者取仰卧位，接肢体导联心电图，与门控电路相连；以左-右心室最佳分隔位（左前斜位 30° ~ 55°），门控（24 ~ 32 帧/R - R 间期）采集，累积采集 400 次左右心跳；用计算机程序算出左（右）室射血分数（LVEF、RVEF）、局部射血分数（REF）、收缩末期时间（TES）、1/3 射血分数（1/3EF）、峰射血率（PER）、峰射血时间（TPER）、等容舒张期时间（IVT）、1/3 充盈分数（1/3FF）、峰充盈率（PFR）、峰充盈时间（TPFR）等分期参数；根据心室容积曲线得到时相、时相直方图、振幅图、时相电影等功能图。

结果判定：室壁运动均匀、有力，两心室舒缩同步，无局部收舒缩减弱或反向收缩；心内电传导（舒缩时序）有序。

2. 心室负荷试验：结合心功能检测，了解心脏储备功能；预测心力衰竭、心脏意外风险；检测和评估隐置型心肌缺血或损伤。

方法：同心室泵功能测定，但在检查中要利用踏车或使用心脏负荷药物（潘生丁、多巴酚丁胺）后再继续采集心跳一段时间。

注意事项：负荷试验，特别是运动负荷，有一定的风险，应连续监测血压和心电图，观察反应，检查时要有心内科医师在场，并备有急救装备和药品；其余同心室泵功能测定。

结果判定：达到负荷次极限量时无异常舒缩出现，左室射血分数（LVEF）增加>5%。负荷后 LVEF 的增加<5% 提示心脏储备力不正常；若出现异常舒缩或 LVEF 下降，提示有活动性缺血或损伤；异常改变明显者提示心脏意外危险度高。

二、单光子计算机断层扫描（SPECT）检查

基本成像原理：首先患者需要摄入含有半衰期适当的放射性同位素药物，在药物到达所需要成像的断层位置后，由于放射性衰变，将从断层处发出 γ 光子，位于外层的 γ 照相机探头的每个灵敏点探测沿 1 条投影线（ray）进来的 γ 光子，通过闪烁体将探测到的高能 γ 射线转化为能量较低但数量很大的光信号，通过光电倍增管将光信号转化为电信号，并进行放大，得到的测量值代表人体在该投影线上的放射性之和。在同一条直线上的灵敏点可探测人体 1 个断层上的放射性药物，它们的输出称作该断层的一维投影。图中各条投影线都垂直于探测器并互相平行，故称为平行束，探测器的法线与 X 轴的交角 θ 称为观测角。γ 照相机是二维探测器，安装了平行孔准直器后，可以同时获取多个断层的平行束投影，这就是平片。平片表现不出投影线上各点的前后关系。要想知道人体在纵深方向上的结构，就需要从不同的角度进行观测。可以证明，知道了某个断层在所有观测角的一维投影，就能计算出该断层的图像。从投影求解断层图像的过程，称作重建。这种断层成像术离不开计算机，因而称作计算机断层成像术（CT）。CT 设备的主要功能是获取投影数据和重建断层图像。简单地说，新技术将反映人体器官组织解剖结构的 X 线穿透性 CT 与主要显示器官及病变组织代谢、功能的核医学显像相结合，创建了 SPECT/CT、PET/CT、图像融合新技术和图像融合联机，这样有机的结合使影像学的发展步入新的里程。

1. 甲状腺显像：确定甲状腺形态、大小，诊断异位甲状腺，了解甲状腺结节部位、数量、性状及其功能状态，协助颈部肿块的鉴别诊断。

方法：^{131}I-碘化钠（$Na^{131}I$）溶液 1.11 ~ 3.7 mBq（30 ~ 100 μCi），口服 24 小时后显像。或 ^{99m}Tc-过锝酸钠（$^{99m}TcO_4$）111 ~ 185 mBq（3 ~ 5 mCi），口服 1 ~ 2 小时或静脉注射后 0.5 ~ 1 小时显像。用针孔准直器，前位和左、右侧位分别显像。

注意事项：同甲状腺摄碘率测定。

结果判定：甲状腺分左右两叶，每叶近似水滴状，位于颈前中线两

侧，甲状软骨前略偏下。两叶大小相近，下极通过峡部相连。腺内放射性分布均匀，上极及周边因组织较薄，放射性略低。部分人在两叶间、颈前正中、峡部向上有锥状叶存在。锥叶狭长，放射性低于两侧腺叶。

弥漫性甲状腺肿：腺体弥漫性增大，放射性稍有增强或正常，分布均匀。多见于青春期甲状腺肿、妊娠期间，也可见于长期发热、慢性感染等。

结节性甲状腺肿：根据病程、病情腺体肿大程度不同，腺内放射性多不均匀，出现部位、大小、数量不等的放射性摄取增高或减低灶；根据病灶摄取放射性与正常组织之比，可分为冷、凉、温、热4种结节。

甲状腺腺瘤或腺癌：多为单发凉或冷结节，病灶放射性减低甚至缺失。典型腺瘤伴有受累腺叶肿大，易发生退变而致病灶内放射性不均匀。甲状腺癌腺叶一般无明显肿大，病灶多为冷结节，但偶见温结节。单发冷、凉结节中，17%～20%可能是恶性病灶。

亚急性甲状腺炎和慢性甲状腺炎：影像学表现与结节性甲状腺肿类似。慢性甲状腺炎多伴有腺体硬化和普遍性放射性摄取低下。

2. **肺血流/通气显像**：了解肺动脉血流供应、肺通气、气道通畅情况；用于肺栓塞、肺肿瘤、弥漫性阻塞性肺疾病及肺分隔症等的诊断；协助其他肺、胸膜疾病，如哮喘、肺大泡、气道阻塞、狭窄、异物、肺肿瘤、肺结核、肺纤维化、矽肺、胸腔积液的诊断；协助肺上皮通透性与纤毛功能检测。

方法：肺血流/通气显像常配套进行。血流显像一般坐位缓慢静脉注射 ^{99m}Tc-巨聚白蛋白（MAA），或 ^{99m}Tc-微球体，剂量为 74～148 mBq（2～4 mCi），5分钟即可开始血流显像；通气显像多用 ^{99m}Tc-胶体或 DTPA 气溶胶 370 mBq（10 mCi），混合于氧气内，通过面罩或口含式吸管密闭方式吸入后显像。显像体位包括前位、后位、右侧及左侧位，必要时加斜位。注射药液应缓慢（1分钟以上）；穿刺入静脉后不抽回血，以防形成血凝块，影响分布；严重呼吸功能不全者慎用。

结果判定：肺内放射性分布均匀；坐位注射时，肺底到肺尖放射性逐渐减少；卧位注药时此种征象消失。前位相左肺内下心脏部位形成"放射性缺损"。肺外脏器，如脑、肝、肾区，无放射性分布。通气与血流显像基本一致（匹配），但上低下高表现不明显。肺内放射性随时间缓慢清除，放射性上行，集中于大气道，小粒胶体和"假气体"以肺内放射性分布为主，气道显像不明显。

慢性阻塞性肺疾病（COPD）、哮喘：肺内血流分布不均，伴局部通气异常；常见清除相明显异常。

肺肿瘤：血流/通气像局部放射性减少，与病灶的 X 光解剖位置一致；但无 COPD 全肺异常表现。

肺梗死：血流像为节段性缺损而通气显像多正常或接近正常，形成具有诊断价值的"通气-灌注不匹配"现象。

肺大泡：血流像近似肿瘤，但通气像可为"热"区，局部清除差。

支气管误吸、异物：通气表现与肺大泡相近；血流改变因病情而异，但肺内常无其他异常表现。

肺动脉高压：因血液向上肺叶再分布，导致肺上、下比例倒置；因多属于系统性疾病所致，一般没有具体病灶。

3. 心肌显像：检测心肌冠脉血流灌注情况，了解心肌活力状态，诊断心肌缺血、急性或陈旧性心肌梗死时心肌损伤的范围，检测其他心肌病损。

方法：安静休息状态下，静脉注射^{201}Tl-氯化铊，剂量为 111 ~ 185 mBq（3 ~ 5 mCi）后 5 ~ 10 分采集图像，或注射^{99m}Tc-MI-BI，剂量为 555 ~ 740 mBq（15 ~ 20 mCi）后 1 ~ 2 小时，行左前斜45°至右后斜45°断层采集，每6°采集 1 帧，或正位、左前斜位30°或70°及左侧位静态采集显像。断层显像时，通过计算机重建按左室长轴的横断、水平及矢状面断层像；或将心肌短轴断层像按同心圆方式排列成靶心图，将全部心肌显示于 1 帧图上；或生成运动-静息图或静息-运动图，以利于对缺血、再灌注等功能信息进行显示。

^{201}Tl 再分布显像：在注射^{201}Tl 后 2 ~ 24 小时延迟显像。

注意事项：静息状态灌注显像对可逆性心肌缺血不敏感，诊断冠心病须进行负荷显像。

结果判定：左心室壁厚度大于右室，故正常人一般仅见左室显影，呈马蹄形或圆环形，各节段放射性均匀；断层图上室间隔膜部不显影；正常心尖部因组织薄，放射性可低至20% ~ 40%。

冠心病心肌缺血：静息状态下可表现为正常或节段性放射性减低区；负荷试验可出现局部缺损加重或局部放射性清除变慢，导致静息-运动图不符，即填充性缺损，代表可逆性心肌灌注异常和缺血损伤。

急性或陈旧性心肌梗死：静息态显象显示病变区域放射性减低或缺损（急性期 6 ~ 24 小时内阳性率最高）；负荷-静息态显像表现一致，即不可逆性缺损；大部分急性心肌梗死常伴有梗死灶周边的可逆性缺血表现。无可逆性缺血带而呈灌注缺损提示陈旧心肌梗死。

有左束支传导阻滞者间隔部稀疏，在判断时应与缺血区分开。

心肌病：根据不同类型，表现为心肌各节段厚度、放射性分布异常；肥厚型心肌病心腔变小，室壁不对称性增厚，放射性高；充血性心肌病心腔明显扩张，室壁薄，放射性低而不均。

4. 负荷心肌显像：通过负荷诱发隐匿性心肌缺血，诊断亚临床心肌缺血，鉴别缺血与心肌梗死；测定冠状动脉储备力。

方法：通过药物或活动平板运动方式做心肌核素显像，负荷方法与心室负荷试验相同；要求在负荷结束前 1 分钟，或药物注射后 4 分钟内完成放射性示踪剂注射；用与静息态显像一致的方法和条件进行显像。为保证负荷试验结果的可靠性，应严格注意负荷量及示踪剂的注入时机；运动试验必须有心内科医师在场，并备有急救器材及药品。

结果判定：负荷条件下，冠脉血流增加 4 ~ 5 倍(冠脉储备力)；心肌显影与静息状态表现无明显差别；若使用^{201}Tl，其从心肌各部的清除应均匀、一致。

负荷心肌显像常与静态心肌灌注显像同步分析。常见异常：①负荷状态下心肌出现或加重放射性稀疏，或负荷态下心肌灌注增加<2 倍，提示可逆性缺血。②如静息-负荷显像表现不变，提示心肌瘢痕或坏死心肌。③逆向再分布(即静息像有稀疏而负荷像消失)意义不明确，一般认为其提示血管神经功能不正常。

三、正电子断层扫描(PET)检查

1. 8F-氟化脱氧葡萄糖(FDG)全身 PET 显像：早期诊断或排除肿瘤；怀疑肿瘤病灶的鉴别诊断；未知原发灶搜寻；确诊肿瘤的分期、分型、疗效监测；肿瘤复发与治疗后监测；隐匿型心肌缺血检测；冠心病患者的再评价，特别是梗死区心肌活性检测；为介入、支架置入、搭桥等治疗提供生物预测信息；脑血管疾病，特别是一过性脑缺血检测；脑血管病再评价，病变区神经细胞存活的检测；脑瘤及其他脑病治疗后监测。

方法：静脉注射^{18}F-FDG，剂量为 0. 13 ~ 0. 20 mCi/kg；给药后 20 ~ 30 分钟内避免各种活动，之后多饮水；50 分钟后(头部显像 20 分钟)排空膀胱后检查；全身显像时，应采取从足向头方向扫描，以减少膀胱内放射性的干扰。计算机重建按身体长轴的横断、矢状和冠状面断层成像，并按下式计算标准摄取值(SUV)。SUV=病灶内像素计数/(注射量/体重)。

注意事项：①检查前禁食4小时以上(可饮水)；②心肌检查时应保持血糖水平在120~150 mg/dl之间。③头颅检查时，给药前后要静卧休息，最好进行视听封闭。若需要镇静药时，应在示踪剂注入半小时后使用。④^{18}F-FDG只是细胞代谢显像剂，对病变显示的特异性不足；过小的病灶、生长缓慢或部分特殊肿瘤可能呈假阴性；而部分活动性炎症、感染、肉芽肿和良性腺瘤可能表现为假阳性结果；⑤标准摄取值(SUV)只是半定量指标，不能仅根据SUV值对病灶定性。⑥部分老年人肺门淋巴结高代谢为反应性淋巴结，可能代表肺内亚临床炎性病变，不宜误诊为转移。

正常结果：①脑。脑内^{18}F-FDG的分布受注射当时脑功能状态影响；脑灰质的^{18}F-FDG摄取明显高于白质；大脑皮层、尾状核、豆状核、丘脑、小脑皮层及部分周围组织如动眼肌显影清晰，两侧对应结构对称；丘脑、基底节和枕叶的浓聚程度较高，颞顶区、颞叶外侧皮层和小脑皮层的放射性较低；枕叶内侧、楔叶、矩状沟、舌叶部位(相当于初级视中枢处)的浓聚最明显。②全身。全身的很多组织可以摄取或贮存^{18}F-FDG，而且受各组织的生理、生化、功能状态的影响；咽部，特别是舌根部、扁桃体部有较强的放射性分布，部分人泪腺、唾液腺摄取^{18}F-FDG；肺内含气多，组织密度低，在经减校正的PET显像时表现为相对"空白"区；纵隔、肺门与胸壁的摄取强度相近，部分人特别是60岁以上的老年人，可见肺门、纵隔淋巴结有较高的^{18}F-FDG摄取；在禁食条件下，心肌不显影或显影不佳；正常人肝摄取比较恒定，脾内淋巴组织多，故也有一定的放射性摄取，正常胰腺一般不显影；胃肠道的PET、显像表现多变，30%~40%的正常人有胃底或全胃的^{18}F-FDG浓聚，小肠和结肠的摄取也很常见；肾盏、肾盂可见较多^{18}F-FDG存留；膀胱是^{18}F-FDG显像时体内放射性最高的器官；正常前列腺摄取FDG很低，而睾丸摄取较高，但均匀、对称；女性的子宫、卵巢对^{18}F-FDG的摄取受激素水平影响，在月经周期末期，局部充血和代谢改变可造成局部放射性浓聚；骨皮质一般无^{18}F-FDG摄取，肌肉摄取^{18}F-FDG的量取决于肌肉的功能状态；大血管壁的摄取较低，但很均匀，强度与血液相仿。③心脏。只有将血糖控制在特定范围或改用专门显像药物(见后)时，心脏才可能显影。PET显示的心脏与SPECT很相似，不过更清晰，能够显示很薄的右室、左室乳头肌，甚至部分心房壁。

异常结果判定：①恶性肿瘤。多呈圆形、类圆形；放射性摄取高，SUV>2.5；一般摄取高低与恶性程度成正比，并有预后提示意义；伴有引流淋巴结或远隔器官同时浓聚者提示转移；治疗有效时摄取降低或消失，SUV 下降；治疗区重新出现浓聚或 SUV 上升提示治疗后复发。②转移瘤。在肿瘤引流区或肺、肝、脑、肾上腺、骨等转移好发部位出现不好解释的大小不等、无规律分布、放射性一般较高的病灶；有时转移灶比原发灶大，且代谢高。③良性病变。一般无明显高摄取，SUV<2；个别腺瘤、结核瘤、肉芽肿及霉菌感染可出现高代谢表现。④脑瘤。根据病变大小、分级，可表现为低至极高不同水平的浓聚；浓聚程度有预后价值；有占位效应；转移性脑瘤有时可被正常脑影像掩盖，出现假阴性结果。⑤脑血管病。皮层或皮层下结构正常，放射性摄取减低或缺失，不伴占位效应；PET 显示缺血范围一般比 CT 或 MRI 显示的范围大；若 PET 显示范围小于CT/MRI，提示梗死区内有存活组织。⑥心肌缺血。早期、轻−中度缺血伴局部高浓聚；晚期或重症缺血可呈放射性缺损；一般代谢改变早于血流灌注改变；右室肌过度显影，提示右心肥厚；动脉壁灶状浓聚，提示动脉粥样硬化斑块。

2. 其他放射药物 PET 显像：主要作为应用^{18}F−FDG 录砣剂 PET 显像的补充手段，克服其假阴性或假阳性结果；与特异病变组织结合，提供进一步明确诊断的信息。目前常用于临床的放射药物包括^{13}N−NH$_3$（检测心、脑血流）、^{11}C−胆碱（检测脑瘤、肺癌、前列腺癌等）、^{11}C−乙酸盐（检测肝癌、肾癌）、^{11}C−蛋氨酸（检测脑瘤）、^{11}C−CFT（检测帕金森病）、^{11}C−racolpride（检测 D$_2$ 受体）、^{18}F−FDDNP（检测老年痴呆）等。

不同显像剂适用不同临床目的，有不同检查分析方法，须事先根据患者的具体情况确定检查方案。具体做法同^{18}F−FDG 全身 PET 显像。除个别情况外，多数检查应与^{18}F−FDG 检查配合，很少单独进行。

正常结果：符合不同显像剂的生物分布和代谢特性。

根据使用的特殊药物，并结合 FDG 显像表现，进一步鉴别肿瘤与非瘤病变，判断肿瘤类型，提高病灶检测效率；或进行特殊疾病类型的判断，如帕金森病、老年痴呆、癫痫等疾病的诊断与监测。

第五章 健康管理概论

第一节 健康管理相关概念

一、健康管理的概念

健康管理，严格定义上说，即对个人或人群的健康危险因素进行全面检测、分析、评估以及预测和预防的全过程。健康管理是通过有机地整合自身和医疗机构、保健机构、保险组织等医疗保健服务提供者的资源，为每一个社会成员即医疗保健服务消费者提供系统、连续的个性化医疗保健服务，使消费者能够以最合理的费用支出得到最全面而有效的服务，并且能有效地降低健康风险和医疗费用的支出。

健康管理是基于个人健康档案基础上的个性化健康事务管理服务，是建立在现代生物医学和信息化管理技术的模式上，从社会、心理、生物的角度来对每个人进行全面的健康保障服务，协助人们成功有效地把握与维护自身的健康。健康管理在西方发达国家早已形成一套完整的、较科学的服务体系。它将"医院—医师—保险公司"等与医疗有关的机构组成一个医疗资源网络，健康管理组织会为医院、医师等医疗提供者支付一定的酬金，使他们的医疗收费标准比平常至少低20%。而这些方面将通过健康管理组织的庞大用户群来保证患者的数量与相对固定，以及医疗资源的优化组合而得到补偿。

这种计划可以使人们的医疗费用得到节省，从而刺激人们加入健康管理组织，成为这个网络中的一部分。一些健康管理计划会要求用户选择初级保健医师（primary-care physician）。在健康维护组织（HMO）计划中，享受专业服务，必须经初级保健医师的同意。初级保健医师的功能还在于当用户需要更专业的医疗服务时，其可以推荐有信誉的专业医师。

欧美（主要指美国）的健康保障计划通常表现为赔付担保类计划和健康

管理类计划。这两类计划的相同之处在于，对于任何健康计划，都有一个基本的保证金，由个人或是其老板支付，通常是指每月所付的健康保障费用。另外，常还有其他个人必须支付的费用。在考虑任何计划时，都需要估算它对于个人及其家庭的总的开销，尤其是当家庭中某成员患有慢性疾病或严重疾病时，赔付担保类计划和健康管理类计划在某些出发点上就不同。

这两类计划主要区别在于对服务者的选择、额外支付项目、付款方式上的不同。通常，赔付担保类计划提供更多对于各科医师、医院及其他健康服务机构的选择，并且赔付担保类计划通常在收到客户付款后才会支付他们应付的部分。健康管理类计划通过和某些医师、医院或医疗服务机构达成某些协议来提供一定范围内的服务，同时达到为会员降低医疗成本的目的。

总的说来，如果客户选择健康管理类计划则会减少一些文书类工作，降低花费，而选择赔付担保类，则会多一些对医师及医院的选择范围。很多时候，当两类计划在竞争时，双方都会提供包含对方服务优势的服务。除了赔付担保类计划，还有三种类型的健康管理计划，即优选提供组织（PPO）、健康维护组织（HMO）、混合产品的服务计划（POS）。在赔付担保类计划中，如果患者能在任何一家医院或医疗机构就诊，由患者自己或医院把账单转给保险公司，他们会支付账单的一部分金额，通常在他们开始支付之前，患者还要每年支付一笔费用给他们。大多数赔付担保类计划会为患者支付一定比例的"日常保健费用"，一般是规定范围内的80%，若超出规定范围，则超出部分由患者自己支付。他们一般还会支付医疗化验及处方的费用，但一些预防性护理费用如体检费用，则不会支付。

二、健康管理的理论奠基

WHO明确公告，健康长寿遗传占15%，社会因素占10%，医疗条件占8%，气候条件占7%，而60%的成分取决于自己。也就是说，每个人的生命掌握在自己的手中。健康管理的新理念就是要变人类健康被动管理为主动管理，并帮助人们科学地恢复健康、维护健康、促进健康。

面向21世纪，WHO针对全人类的健康问题提出了响亮的口号："健康新地平线，从理想到实践"。它要求卫生工作由传统的以疾病治疗为中心转到以人为中心、以健康为中心、以人类发展为中心上来，其核心概念是维护健康和促进健康。

时下全球兴起的第四医学(健康保健医学),有别于第一医学(临床医学)、第二医学(预防医学)、第三医学(康复医学),其不仅以消除疾病、挽救生命为目的,而且强调健康维护、健康管理,以提高生命质量、生活质量为出发点,建立一套人性化的健康计划,以达到健身祛病、推迟衰老、延年益寿的理想目标。健康管理的内容不仅涵盖第一医学、第二医学、第三医学、第四医学的全部内容,而且把重点放在了第四医学上。

三、健康管理的意义

在最早诞生健康管理的美国,健康管理发展日益迅速。目前,有7700万美国人在约650个健康管理组织中享受医疗服务,超过9000万的美国人成为健康管理计划的享用者。21世纪是健康管理的世纪。

(一)降低了医疗费用的开支

健康管理参与者比未参与者平均每年人均少支出200美元,这表明健康管理参与者总共每年节约了440万美元的医疗费用。

(二)减少了住院的时间

在住院患者中,健康管理参与者住院时间比未参与者平均减少了2天,参与者的平均住院医疗费用比未参与者平均少了509美元。

(三)健康管理是一个慢性过程,但回报很快

健康管理参与者在两年或者少于两年的时间内的投资回报为:参与者总的医疗费用净支出平均每年减少了75美元。

(四)减少了被管理者的健康危险因素

有2个或者更少健康危险因素的参与者数量从24%增加至34%(随着年龄的增长,人的健康危险因素必然会增长)。有3~5个健康危险因素的参与者数量从56%减少至52%。有6个或者更多健康危险因素的参与者数量从21%减少至14%。

四、健康管理的现实基础

现代人要应付快节奏的学习、工作和生活,而且要处理好各种错综复杂的社会人际关系。面对竞争和挑战,人们的生理和心理都面临着压力。目前,冠心病、高血压、高血脂、高血糖、糖尿病等各种"文明病""富贵病"发病率连年上升,且越来越趋于年轻化。最新流行疾病调查显示,中

国城市人口有 70% 的人群处于亚健康状态，这个巨大人群将对健康管理产生迫切需求。

五、健康管理的迫切要求

随着我国人民整体生活质量的提升，人们越来越重视自身和家庭的健康问题。健康维护和健康促进的理念越来越深入人心。

面向 21 世纪，崭新的健康理念导向和医疗卫生保险制度的改革，必将对医疗保健市场的消费产生一系列重大影响；同时，由于社会各阶层收入的差异，健康消费也已呈现高、中、低档结构。随着中国社会经济的总体发展和持续增长，尤其是加入 WTO 以后，中国医疗界无论从管理体系、运作机制，还是从软硬件设施、服务质量各方面来看，都满足不了现代健康服务的需求。

健康是第一财富，也是高品质生活的基本保证。我们生活在社会大环境中，维护健康有三个要素，即足够的健康意识、医疗资源的充分保证、专业的健康管理。目前国民已经认识到健康的重要性，但由于医疗市场的需求远大于医疗资源的供给，很难达到人人享有优质医疗保健的服务。参加专业的健康管理，可使人们长期（终生）全面了解自己的健康状况，判断疾病指向，保证生活质量。

健康管理研究进入中国的时间还不长，但健康管理的思路和实践却可以追溯到 60 多年前的美国。如果说，20 世纪 60 年代美国政府在卫生领域的工作重点是让美国人获得体面的健康照顾，那么，不久他们就发现，由于慢性非传染性疾病发病率的上升，这种"体面的健康照顾"的代价是令美国政府难以承受的医疗费用的上涨。1960 年，美国的医疗卫生费用是 269 亿美元，可到了 1970 年，其医疗卫生费用增长到了 732 亿美元，增长了一倍多，其医疗卫生费用从 1970 年至 1990 年，年增长速度均超过了 10%，最高的 1985 年，增长速度达到了 13.6%。

在此形势下，美国的有关各方都认为健康照顾费用太多，其医疗卫生政策焦点从"应不应该控制费用"转移到"如何控制费用"。虽然当时美国每年国内生产总值的 17% 被用于医疗开支，但还有 4200 万人没有医疗保险，约占美国人口的 16%。于是，20 世纪 70 年代，美国卫生领域的工作重点转移到处理不断上扬的健康照顾费用上。1973 年，美国政府颁布了《健康维护组织法》。健康管理就是在这种形势下出现并发展起来的。

六、健康管理将给人们带来什么好处

1. 了解自己的生理年龄，判断自己的疾病指向：通过检测、咨询等手段，了解自己现在身体组织器官的健康状况所处的生理年龄与实际年龄的差异；了解自己身体、心理是否正处于健康和疾病之间的过渡阶段（35 岁以上有七成人处在第三状态），据此判断自己目前的身体状况在今后一段时间（1 年、2 年、3 年）内是否可能会患某种疾病，并及早提出预防措施。

2. 长期（终生）跟踪自己的健康：长期（终生）有一名固定的责任医师和一群临床经验丰富的医师跟踪自己每一次的体检过程和健康事项记录，比患一次病就看一次不同医师的模式对自己身体状况的判断更有预见性和准确性。

3. 及时指导就医，避免拖延病情：患者若发现身体不适，可及时请教自己的保健医师；若需治疗，保健医师可及时建议去医院就诊。对健康问题的及早处理，不但能避免贻误病情，更能释放压力、愉悦心情、远离疾病困扰。

4. 最大限度减少重大疾病的发生：科学、专业的健康管理服务，能不断排除困扰自己多年的不健康因素，从小事做起，防微杜渐，逐渐在自己的体内储蓄健康的能量，从而达到生理和心理的动态平衡。

5. 投资健康，收获无限：投资了健康就节省了因疾病的支出，健康管理为自己防患于未然，可节省大量的医疗费用。

6. 保持最佳工作状态和旺盛的精力：接受健康管理，会使自己精力充沛，体能强健，办事专注，效率倍增。同时，保健医师可以经常指导生活起居和饮食习惯，使自己身体永远保持最佳状态。

7. 节省维护健康的时间和金钱，提高保健效率：种类繁多的保健食品常使人莫衷一是，品种庞杂的健身器材令人无所适从，养生之道五花八门，多少人苦求苦索，自寻门径，却落得焦头烂额，或贻误时机，伤财伤身，而健康管理会为人们做出最合适的选择。

七、健康管理的科学基础

疾病特别是慢性非传染性疾病的发生发展过程及其危险因素具有可干预性，这是健康管理的科学基础。一个人经历从健康到疾病的发展过程，一般来说，是从健康到低危险状态，再到高危险状态，然后发生早期病变，出现临床症状，最后才形成疾病。这个过程可以很长，往往需要几年到十几年，甚至几十年的时间。而且和遗传因素、社会环境和自然环境因素、医疗条件以及个人的生活方式等都有高度的相关性。其间变化的过程多不易被人所察觉。但是，健康管理通过系统检测和评估可能发生疾病的危险因素，帮助人们在疾病形成之前进行有针对性的干预，可以成功地阻断、延缓，甚至逆转疾病的发生发展进程，实现维护健康的目的。

在西方，健康管理计划已经成为健康医疗体系中非常重要的一部分，并已证明能有效地降低个人的患病风险，同时降低医疗开支。美国的健康管理经验证明，通过有效的主动预防与干预，健康管理服务的参与者按照医嘱定期服药的概率提高了50%，其医师开出更为有效的药物的概率提高了60%，从而使健康管理服务参与者的综合风险降低了50%。

健康管理不仅是一套方法，更是一套完善、周密的程序。通过健康管理能达到以下目的：①一学，学会一套自我管理和日常保健的方法；②二改，改变不合理的饮食习惯和不良的生活方式；③三减，减少用药量、住院费、医疗费；④四降，降血脂、降血糖、降血压、降体重，即降低慢性病的风险因素。

具体而言，健康管理可以了解客户的身体年龄，判断患病倾向，由医师向客户提供健康生活处方及行动计划，长期（终生）跟踪客户的健康，最大限度地减少重大疾病的发生。同时，及时指导就医，降低个人医疗花费，提高保健效率，最终达到提高个人生命质量的目的。

存在于人生命中的患病危险性可分为以下3种：①相对危险性，与同年龄、同性别的人群平均水平相比，个人患病危险性的高低。②绝对危险性，个人在未来五年内患某些慢性疾病的可能性。③理想危险性，个人在完全健康的状态下得到的数值。

"绝对危险性"和"理想危险性"之间的差距就是个人可以改善而且应该努力摒弃的不良生活行为。

引起疾病的危险因素可以分为"可以改变的危险因素"与"不可改变的危险因素"。"可以改变的危险因素"是随着"行为和生活方式"的改变而改变的。通过有效地改善个人的"行为和生活方式"，个人的"可以改变的危险因素"的危险性就能得到控制并降低。这构成了健康管理最基本的科学依据。

"不可改变的危险因素"包括年龄、性别、家族史等。"可以改变的危险因素"包括身体质量指数（BMI）、腰围、血压、血糖、运动水平等。这些可以随着生活行为的改变（如合理膳食、增加运动、戒烟等）而改变。例如，增加运动量和合理膳食可以降低 BMI 和血压。这些危险因素的降低可降低患多种慢性疾病的风险，如糖尿病、冠心病、脑卒中和乳腺癌等。

第二节　健康管理的内容与服务

一、健康管理的内容

(一)健康管理的性质、内容、宗旨和特点

1. 性质：健康管理是针对健康需求对健康资源进行计划、组织、指挥、协调和控制的过程，也就是对个体和群体健康进行全面监测、分析和评估，提供健康咨询和指导以及对健康危险因素进行干预的过程。

2. 内容：对个体和群体健康进行全面监测、分析和评估，提供健康咨询和指导，以及对健康危险因素进行干预。

3. 宗旨：调动个体和群体及整个社会的积极性，有效利用有限的资源来达到理想的健康效果。

4. 特点：标准化、量化、个体化和系统化。健康管理的具体服务内容和工作流程必须依据循证医学、公共卫生的标准以及学术界已经公认的预防和控制指南、规范等来确定和实施。

(二)健康管理的基本步骤和常用服务流程

健康管理有以下三个基本步骤：①了解个人的健康状况；②进行健康及疾病风险性评估；③进行健康干预。

健康管理的常用服务流程由五个部分组成：健康管理体检、健康评估、个人健康管理咨询、个人健康管理后续服务、专项健康及疾病管理服务。

(三)健康管理的组成部分

健康管理由信息收集、健康体检、健康评估、健康报告、健康指导组成。按管理对象的不同，又分为个人健康管理和企业健康管理两部分。

1. 信息收集：收集接受健康管理者的个人基本资料、生活习惯、个人医学问题(现病况、既往史、家庭史等)，根据资料建立健康档案。

2. 健康体检：根据收集到的个人信息，从健康现状出发为其设计个性化的体检，详尽了解其身体健康状况。

3. 健康评估：分为疾病风险调查问卷评估及体检评估两个部分。疾病

风险调查问卷是根据每个疾病的高危因素、影响条件等流行病学因素而设定的科学、专业调查问卷。根据调查所得结果及体检结果进行评估，根据医学及流行病学的相关标准而做出判定，可通过人工评估及健康管理系统软件两个途径实现。

4. 健康报告：将体检结果、评估结果综合整理、分析，得出健康报告，个人可以由报告得知自身的健康现状、疾病状况、潜在的健康危险因素。

5. 健康指导：针对接受健康管理者所存在的健康问题，从生活习惯、营养膳食、运动、心理指导、中医养生等各方面给予全方位的健康指导，并帮助其实施这些指导措施。通过有效的生活干预措施、健康改善计划、指导就医、疾病管理等举措，使接受健康管理者达到身心健康的良好生活状态。

（四）健康管理的目标

健康管理的目标是让接受健康管理者了解自身的健康状况，通过监测、评估得知自身的疾病现状、潜在疾病危险因素，从而为其设计出个性化的健康维护计划，优化其生活方式，帮助其控制病情，降低疾病危险因素，避免和延缓疾病的发生发展，减少医疗保健费用，提升健康水平。总之，健康管理的最终目的是提高接受健康管理者生活质量，使其达到身心健康的生活状态。

（五）健康管理的作用

首先，通过健康管理可以有效降低患病风险；其次，通过健康管理可以有效降低医疗支出；最后，通过健康管理可以有效降低危险行为，培养良好的生活方式。

二、健康管理的技术

（一）健康信息采集

健康信息采集的途径包括日常生活调查、正常体检（健康体检）、因病检查等方式。采集的信息中既有患者的年龄、性别、身高、体重等基本情况，也有体检后身体各系统的功能状况、实验室检查后的血糖、血脂等一些重要指标，更包括家族史、膳食习惯（如谷类、肉类、干豆类以及咸菜、酒类等摄入情况）、生活方式（如吸烟、睡眠、体力活动、锻炼、精神及社会因素等）等。

通过健康信息采集，全面收集个人的健康状况信息，为被管理者建立健康档案，进行健康危险因素的分析和评价，及早发现健康危险因素，为制订健康促进计划提供基础资料。

1. 病史采集：对于病史的采集，可以通过以下几个方面来获取，主要是根据不同的病症和诊断需要，选择需要的一个或若干个方面来进行采集工作。

（1）基本信息：记录个体的一般资料，如姓名、性别、年龄、身高、体重等。

（2）现病史：记述个体患病后的全过程，即发生、发展、演变和诊治经过，包括如下内容。①起病情况与患病的时间；②主要症状，主要症状出现的部位、性质、持续时间和程度，缓解或加剧的因素；③病因与诱因，病因如外伤、中毒、感染等；④诱因如气候变化、环境变化、情绪等；⑤病情的发展与演变，包括患病过程中主要症状的变化或新症状的出现；⑥伴随病状，在主要症状的基础上又同时出现一系列其他症状；⑦阴性症状，是指按一般规律某一疾病应该出现而实际上没出现的伴随症状；⑧诊治经过；病程中的一般情况，如病后的精神、体力状态、食欲、睡眠、大小便等。

（3）既往史：个体既往的健康状况和过去曾经患过的疾病，包括如下内容。①既往健康情况，如体健、多病、虚弱；②急、慢性传染病史及传染病接触史，如肝炎、结核、伤寒、痢疾等；③预防接种史；④外伤手术史；⑤输血史；⑥局部病灶史，如扁桃体炎、齿龈炎、鼻窦炎；⑦药物过敏史，如青霉素（PNC）、磺胺药过敏等；⑧患过何种系统的疾病，如慢性支气管炎、胆石症等。

（4）系统回顾：最后一遍搜集病史资料，避免问诊过程中患者或医师所忽略或遗漏的内容，包括如下内容。①呼吸系统，咳嗽、咳痰、咯血、呼吸困难、胸痛；②循环系统，心悸、心前区疼痛、呼吸困难、水肿、头晕；③消化系统，腹痛、腹泻、食欲改变、嗳气、反酸、腹胀、呕吐、呕血、腹痛；④泌尿系统，尿频、尿急、尿痛、排尿困难、尿量改变、尿的颜色改变、尿失禁、水肿、腹痛；⑤造血系统，皮肤黏膜苍白、黄染、出血点、瘀斑、乏力、头晕、眼花等；⑥内分泌系统及代谢，怕热、多汗、乏力等；⑦神经精神系统，头痛、失眠、意识障碍、情绪状态、智能改变等；⑧肌肉骨骼系统，肢体肌肉麻木、疼痛、痉挛萎缩、关节肿痛等。

（5）个人史：如出生地、所到地方、职业、嗜好、毒物接触，有无重大精神创伤、性病治疗史。

（6）婚姻史：如结婚年龄、配偶健康情况。

（7）月经及生育史：如经期、初潮年龄、绝经年龄；周期，经量、经痛，白带（量、气味）、孕次、产次、人流状况、分娩（早产、难产），计划生育。

（8）家族史：家庭中有无遗传性疾病：血友病（女性遗传，男性患病）、哮喘、高血压病、肿瘤等；直系亲属死亡的原因。

2. 体格检查

（1）体格检查：对人体形态结构和功能发展水平进行检测和计量。其内容包括运动史和疾病史、形态指标测量、生理功能测试、身体成分测定、特殊检查。通过体格检查，获得被测对象的身体形态特点、发育程度、健康状况、功能水平的各种准确信息，对体质档案的建立、人类各种疾病的防治都具有极其重要的意义。

全身体格检查基本项目：一般检查及生命体征，头颈部，前侧胸部，背部，腹部，上肢，下肢，肛门直肠（仅必要时检查），外生殖器检查（仅必要时检查），共济运动、步态与腰椎运动。

（2）体格测量操作常规

1）身高测量方法：被检者脱鞋、帽、外衣，背对测量尺，取立正姿势，两眼直视前方、挺胸收腹、双臂自然下垂，双足并拢，脚跟、骶部、两肩胛、枕部同时紧贴测量尺。测量时将头发压平，测量板与颅顶部接触，然后准确读出测量数值（以 cm 为单位，计小数点后 1 位数）。

2）体重的测量方法：测量前应校正体重计。体重计放在硬地面上，并使其平衡。被检者脱鞋、帽、外衣（只穿单衣单裤）。体重计稳定后再读数，读数时双眼直对指针（以 kg 为单位，计小数点后 1 位数）。

3）腰围的测量方法：测量时被检者应穿贴身单衣裤，直立、双手下垂、双足并拢，保持平衡正常呼吸。于腰部肋下缘与髂骨上缘中点（近似于被测者做侧弯腰折线）处水平测量。使用服装软尺，量尺应松紧适宜，要特别注意保持测量时软尺前后在同一水平线上。重复测量两次，如果两次测量结果误差大于 2 cm，应再测量第三遍（以 cm 为单位，计小数点后 1 位数）。

4）臀围的测量方法：测量时，被检者应穿贴身单衣裤，直立、双手下垂、双足并拢。耻骨联合水平测量臀部最大径。测量时，使用软尺，量尺应松紧适宜，要特别注意保持测量时软尺前后在同一水平线上。重复测量两次，如果两次测量结果误差大于 2 cm，应再测量第三遍（以 cm 为单位，计小数点后 1 位数）。

5）血压测量方法：目前测量血压常用的血压计是台式水银柱血压计，它由血压计、气袖带、橡皮球囊组成，测量时需配用听诊器进行测量。测血压的部位，一般指测量人体两臂肱动脉的压力。

测量血压时要注意以下条件：被测量者至少安静休息 5 分钟，在测量前 30 分钟内禁止吸烟和饮咖啡，排空膀胱。被检者取坐位，最好坐靠椅背；裸露右上肩，肘部置于与心脏同一水平线。若已有外周血管病，首次就诊时，应测双臂血压。特殊情况下，测量血压可以取卧位或站立位；老人、糖尿病患者及常出现直立性低血压情况者，应测立位血压。立位血压测量血压计置于心脏水平。

原理：充气时，一旦袖带内压力超过动脉收缩压，血管被压闭，血流被阻断，血管的远端就听不到动脉的搏动音。放气后，当袖带内压力低于动脉收缩压时血管开放，血流恢复，产生动脉搏动音，听到第一声动脉搏动音（听诊音）时袖带内的压力即为收缩压。继续放气，当袖带内压力低于舒张压时，血管完全通畅，血流不再被阻断，动脉的搏动音消失，此时袖带内的压力即为舒张压。儿童舒张压以动脉搏动音突然变小时的压力来确定比较准确。

正确测量血压的方法应分以下步骤：①袖带缠于上臂应平服紧贴，气囊中间部位正好压住肱动脉，气囊下缘应在肘弯上 2.5 cm。②打开血压计开关，快速充气，待肱动脉脉搏消失后再加压 30 mmHg 柱（4 kPa）。③将听诊器胸件置于袖带下肘窝处肱动脉上，然后放松气阀，使压力以每秒 2~3 mmHg 柱的速度下降。④当水银柱在下降过程中，从听诊器中听到第一个心搏音时数值即为收缩压；当听诊器里心搏音消失时的数值即为舒张压。如果水银柱到零位心搏音仍不消失，则以变音时数值为舒张压。⑤放松气囊阀门，使水银柱回到零位，关闭血压计开关，将所测的收缩压/舒张压数值记录下来。

3. 体质测定

（1）年龄分组：通常，年龄计算方式如下。测定时已过生日者年龄（周岁）=测定年-出生年；测定时未过生日者年龄（周岁）=测定年-出生年-1。

《国民体质测定标准》（成年人部分）的适用对象为 20~59 周年的中国成年人，按年龄、性别分组，每 5 岁为一组。男女共计 16 个组别。

（2）测定指标：测试指标包括身体形态、功能和素质三类。

（3）评定标准：数据采集后，采用单项评分和综合评级进行评定。

单项测定采用5分制评分法，同一年龄段评分标准相同，身高、体重作为一个单项评定。

综合评级是根据被测者各单项得分之和确定，共分四个等级：一级（优秀）、二级（良好）、三级（合格）、四级（不合格）。任意一项指标无分者，不进行综合评级。被测者必须在1周之内完成全部项目测定。有单项未得分者不进行评定。

4. 实验室检查

（1）血常规：血常规是最一般、最基本的血液检验。主要是检查血液方面的问题，如身体是否有感染，是否贫血，是否有血液疾病的可能性。根据体检的情况，结合血常规检查判断。血常规的检查意义在于及早发现和诊断某些疾病，诊断是否贫血，是否有血液系统疾病，反映骨髓的造血功能等。

红细胞（RBC）：临床研究发现，RBC值的变化分为生理性和病理性两种。①生理性变化。增加，见于新生儿、高原居民；减少，生理性贫血，如妊娠后期和某些年老者。②病理性变化。相对增加，见于各种原因的脱水造成血液浓缩；绝对增加，见于先天性发绀性心脏病和肺心病代偿性红细胞增加；见于真性增加，真性红细胞增多症；减少，见于病理性贫血，如造血不良、过度破坏和各种原因的失血。

血红蛋白（Hb）：临床病例中，Hb值的变化多与以下诊断相关。血红蛋白减少多见于各种贫血，如急性、慢性再生障碍性贫血、缺铁性贫血等。血红蛋白增多常见于身体缺氧、血液浓缩、真性红细胞增多症、肺气肿等。

血细胞比容（HCT）：临床病例中，HCT值的变化多与以下诊断相关。增加，见于大面积烧伤和脱水患者；减少，见于贫血患者。

白细胞（WBC）：生理性白细胞增高多见于剧烈运动、进食后、妊娠、新生儿。另外，采血部位不同也可使白细胞数有差异，如耳垂血比手指血的白细胞数平均要高一些。病理性白细胞增高多见于急性化脓性感染、尿毒症、白血病、组织损伤、急性出血等。病理性白细胞减少多见于再生障碍性贫血、某些传染病、肝硬化、脾功能亢进、放疗化疗等。

白细胞分类计数（DC）：中性杆状核粒细胞增高见于急性化脓性感染、急性大出血、严重组织损伤、慢性粒细胞膜性白血病及安眠药中毒等。中性分叶核粒细胞减少多见于某些传染病、再生障碍性贫血、粒细胞缺乏症等。嗜酸性粒细胞增多见于牛皮癣、天疱疮、湿疹、支气管哮喘、食物过敏，以及一些血液病及肿瘤，如慢性粒细胞性白血病、鼻咽癌、肺癌及宫颈癌等。嗜酸性粒细胞减少见于伤寒、副伤寒早期、长期使用肾上腺皮质激素后。嗜碱性粒细胞增多见于嗜碱性粒细胞白血病（罕见）、骨髓纤维化症、慢性溶血及脾切除后。嗜碱性粒细胞减少见于荨麻疹、过敏性休克、促肾上腺皮质激素及糖皮质激素过量、甲状腺功能亢进症、库欣症、心肌梗死、严重感染、出血等。淋巴细胞增高见于传染性淋巴细胞增多症、结核病、疟疾、慢性淋巴细胞白血病、百日咳、某些病毒感染等。淋巴细胞减少见于淋巴细胞破坏过多，如长期化疗、X 射线照射后及免疫缺陷病等。单核细胞增高见于单核细胞白血病、结核病活动期、疟疾等。

血小板（PLT）：PLT 正常参考范围为 $(100 \sim 300) \times 10^9/L$ [（10 万 ~ 30 万）/ml]。血小板计数增高见于血小板增多症、脾切除后、急性感染、溶血、骨折等。血小板计数减少见于再生障碍性贫血、急性白血病、急性放射病、原发性或继发性血小板减少性紫癜、脾功能亢进、尿毒症等。

（2）尿常规：尿常规在临床上是不可忽视的一项初步检查，不少肾脏病变早期就可以出现蛋白尿或者尿沉渣中呈现有形成分。尿异常常是肾脏或尿路疾病的第一个指征，也常是提供病理过程本质的重要线索。尿常规对泌尿道感染、结石、胆道阻塞、急慢性肾炎、糖尿病、肾病变症状群等疾病有预报性作用。

酸碱度（pH）。pH 增高见于呼吸性碱中毒、胃酸丢失、服用重碳酸、尿路感染。pH 降低见于呼吸性酸中毒，代谢性酸中毒。

相对密度（SG）。增高见于高热和脱水等血浆浓缩情况、尿中含造影剂或葡萄糖。降低临床意义更明显，见于由于慢性肾炎或肾盂肾炎造成的肾小管浓缩功能障碍、尿崩症。糖尿病和尿崩症均有尿量增加，但前者尿相对密度升高，后者降低，以之区别。

尿蛋白（Pro）定性定量试验：正常尿常规检查一般无蛋白，或仅有微量。尿蛋白增多并持续出现多见于肾脏疾病。但发热、剧烈运动、妊娠期也会偶然出现尿蛋白。故尿液中有蛋白时需要追踪观察、明确原因。

葡萄糖（Glu）：血糖增高性尿糖包括饮食性尿糖（一次大量摄取糖类）、持续性尿糖（如糖尿病）及其他原因（如甲状腺功能亢进症、肢端肥大症、嗜铬细胞瘤），以及血糖正常性尿糖，如家族性尿糖。尿糖阳性多见于肾性糖尿、糖尿病及甲状腺功能亢进等疾病。

酮体（Ket）：下列情况下酮体阳性。糖尿病酮症酸中毒；非糖尿病酮症，如感染、饥饿、禁食过久；中毒；服用某些降糖药物，如苯乙双胍灵。需要注意的是，尿化学方法不能检测 β-羟丁酸，故糖尿病酮症酸中毒早期由于酮体主要以 β-羟丁酸为主，可能造成酮体估计不足。

胆红素（Bil）和尿胆原（Ubg）：下列情况下阳性。溶血性黄疸，Bil 阴性，Ubg 阳性；肝细胞性黄疸，Bil 和 Ubg 均为阳性；阻塞性黄疸，Bil 为阳性，Ubg 阴性。

亚硝酸盐（Nit）：阳性，见于膀胱炎、肾盂肾炎等。阴性不能排除，因为 Nit 阳性鉴定需要三个条件，即食物中有硝酸盐、尿液标本在膀胱停留时间超过 4 小时和感染的细菌有硝酸盐还原酶。

白细胞：尿液中有大量白细胞时，称脓尿，它表示尿路感染，如肾盂肾炎、膀胱炎、尿道炎等。

红细胞（Ery）或血红蛋白（Ob）（潜血试验）：尿液中有大量红细胞时，称"肉眼血尿"，可见于泌尿系统炎症、感染、结石、肿瘤等，应加强重视，并立即到泌尿专科进一步检查，以明确血尿的部位和原因。

尿沉渣镜检：可以作为诊断血尿的复诊断方案。

（3）粪常规：正常为黄色软便。颜色异常有以下几种情况。①黑色或柏油样，见于上消化道出血，如溃疡病出血、食道静脉曲张破裂、消化道肿瘤等，若服铁剂、铋剂活性炭或进食动物血及肝脏后，粪便也可呈黑色；②白陶土色样便，见于胆道完全梗阻时或服钡餐造影后；③果酱色样便，见于阿米巴痢疾或肠套叠时；④红色样便，见于下消化道出血，如痔疮、肛裂、肠息肉、结肠癌、放射性结肠炎等，或服用番茄、红辣椒、恩波吡维铵（扑蛲灵）、酚酞、保泰松、利福平、阿司匹林后；⑤绿色样便，因肠管蠕动过快，胆绿素在肠内尚未转变为粪胆素所致，多见于婴幼儿急性腹泻及空肠弯曲菌肠炎；⑥米油样便，常见于重症霍乱、副霍乱；⑦细条样便常见于直肠癌。

性状异常有以下几种情况：①稀粥样便，见于服用缓泻剂后；②水样便，见于急性肠炎、食物中毒等；③婴幼儿腹泻常见蛋花汤样便；④米泔水样便，见于霍乱、副霍乱；⑤赤豆汤样便，见于出血性小肠炎；⑥黏液便，见于结肠过敏症或慢性结肠炎；⑦黏液脓血便，见于急、慢性痢疾；⑧凝乳块样便，多见于婴儿粪便中，呈白色块状物，为脂肪或酪蛋白消化不良或饮食过多所致。

镜检：白细胞，正常粪便不见或偶见；红细胞，正常粪便无红细胞；细菌，主要为大肠杆菌和肠球菌；虫卵，见于肠道寄生虫病。

粪便潜血试验(occult blood test，OBT)：潜血是指消化道出血少，肉眼无法观察到红色，且被消化液分解又在显微镜下不能发现红细胞。目前OBT广泛使用单克隆抗体技术，不受动物血红蛋白的影响。正常粪便OBT阴性。健康人在忌食动物血和绿叶菜时，隐血试验为阴性(-)。若忌食上述食物仍持续阳性(+)，提示消化道慢性出血。

(4)肝功能检查

胆红素总量(STB)、直接胆红素(SDB)与间接胆红素(SIB)：胆红素总量增高、间接胆红素增高，临床常见于溶血性贫血、血型不合输血、恶性疾病、新生儿黄疸等。胆红素总量增高、直接与间接胆红素均增高，临床常见于急性黄疸型肝炎、慢性活动性肝炎、肝硬化、中毒性肝炎等；胆红素总量增高、直接胆红素增高，临床常见于肝内及肝外阻塞性黄疸、胰头癌、毛细胆管型肝炎及其他胆汁淤滞综合征等。

总蛋白(TP)：增加见于高渗性失水，多发性骨髓瘤、艾迪生病、某些急慢性感染所致高球蛋白血症等。减少见于慢性肝病、肝硬化、慢性感染、慢性消耗性疾病、长期腹泻、肾病综合征、营养不良等。

白蛋白(Alb)：增加见于偶见于脱水所致的血液浓缩。减低见于肝病、肾病、营养不良等。

球蛋白(G)：增高见于失水、结核病、黑热病、血吸虫病、疟疾、麻风、系统性红斑狼疮、硬皮病、风湿热、类风湿关节炎、肝硬化、骨髓瘤、淋巴瘤等。减少见于皮质醇增多症、长期应用糖皮质类固醇激素等。出生后至3岁，球蛋白呈生理性降低。

丙氨酸氨基转移酶(ALT、GPT)：增高见于急慢性肝病、胆道感染、胆石症、急性胰腺炎、急性心肌梗死、心肌炎、心力衰竭、肺梗死、流行性乙性脑炎、系统性红斑狼疮等。儿童、寒冷、过度劳累、剧烈运动、溶血反应也可升高。

门冬氨酸氨基转移酶(AST、GOT)：增加见于心肌梗死(发病后6小时明显升高，48小时达高峰，3~5天后恢复正常)，各种肝病、心肌炎、胸膜炎、肾炎、肺炎等也可轻度升高。GOT有两种同工酶，存在于细胞质内的称为s-GOT，存在于线粒体内的称为m-GOT。GOT同工酶测定有助于了解组织损伤程度，心肌、肝、肾病变时，s-GOT升高；组织损伤时m-GOT才能在血清中测得。心肌梗死时，m-GOT先于s-GOT而升高。

(二)健康档案的建立

其实建立健康档案不仅是简单的信息堆积，而是在信息梳理的过程中，不断对个人健康进行全面的了解，建立预防的意识，以便进一步管理好个人健康。

健康档案的具体内容主要包括每个人的生活习惯、既往病史、药物治疗史、过敏反应记录、诊断治疗情况、家族病史及历次体检结果等。它是一个动态、连续的记录过程，建立健康档案有利于发现导致慢性病发生发展的关键因素，在没有明显症状出现前的发病早期，可根据动态观察医学信息变化，做到对慢性病的早发现、早预防。

1. 建立健康档案前要做的"功课"——了解健康背景，所谓健康背景，包括父母的家族及个人的身体状况、所处的环境、生活方式等。这些因素共同形成一个人的健康大背景，它们会在一个人一生的不同时期，从不同方面对个体健康产生影响。

（1）遗传因素：先天遗传就好比是个人健康的"底版"，有些疾病是有遗传因素的，也就是说，有的人天生就成了这些疾病的高危人群。但也不必因此就有负担，只要在日常生活行为中多加注意就行。因此，了解家族，包括祖辈、父母和近亲的健康情况，对疾病预防有重要的作用。如需要搞清楚家里的什么人曾患什么病，一般是有无高血压、心脏病、糖尿病、肿瘤和青光眼等，如果父母患有糖尿病、青光眼等遗传性疾病，子女就要引起重视，有针对性地重点预防。

（2）自身体质：了解自己的生长经历，是否足月顺产，是否早产，是否母乳喂养，成长期的健康状况，如都接种过什么疫苗，多大接种的；曾患有哪些疾病等，若幼儿时患过腮腺炎，可能会对男性生殖有影响。记录个体目前所处的年龄段，是否处于生物节律的脆弱期，如青春期、经前期、更年期和老年期等，判断这个年龄段容易发生的疾病。

（3）生活方式记录：吸烟、喝酒、不运动、膳食不平衡、睡眠不足，这些都是导致疾病的罪魁。注意，必须清楚写下这些方式一一对应的危险因素，如久坐式的静态生活容易导致骨质疏松和其他疾病；紧张的脑力劳动可使神经体液调节失常，导致脂类代谢紊乱，血胆固醇升高；许多人学习工作压力大，锻炼的时间很少，因而导致肥胖，而肥胖会使心脑血管病、心脏病、高血压、糖尿病等主要慢性病的发病率大大增高。

（4）自我情绪：古人云，知足者常乐。那些精神上感到满足的人，常常也是最健康、最长寿的人。如果个体从事的是容易产生负面情绪的职业，如公安、消防、军队或司法、医疗、丧葬等，就要注意调整心态，保持乐观，克服焦虑、愤怒和压抑。

（5）生存环境：客观生存环境是个人健康的增色剂。众所周知，空气清新、饮食干净卫生有益于人的健康，噪声和污染等环境因素会对健康造成不利影响。在健康档案中，要记录个体所处的环境，对个人与环境的关系进行评估。不仅包括自然环境，也包括供养系统的关系，工作和私人关系，改善个人与环境的适应性。

2. 健康档案的内容：有了前面的基础，再把这些内容一一记录下来就是一份全面的健康档案了，可以做以下分类。

个人既往健康情况：从出生开始至今。

家族健康情况：包括祖辈父母、父母及近亲。

历次就医的门诊病历、体检报告、实验室检查和影像检查结果等。

除了生理健康检查外，如果可能的话，还应定期做体质测试、心理健康测试、生活方式测试和亚健康测试，将测试结果全部记录下来。

（三）医学统计学基础

1. 医学统计学和卫生统计学：统计学是研究数据的收集、整理、分析与推断的科学。医学统计学是用统计学的原理和方法研究生物医学现象的一门学科。卫生统计学则是把统计理论、方法应用于居民健康状况研究、医疗卫生实践、卫生事业管理和医学科研的一门应用学科。

2. 统计学中的基本概念

（1）随机变量：指取值不能事先确定的观察结果，通常简称为变量。随机变量有一个共同的特点，是不能用一个常数来表示，而且从理论上讲，每个变量的取值都服从特定的概率分布。

随机变量可分为两种类型：离散型变量和连续型变量。

（2）误差：指实际观察值与观察真值之差、样本指标与总体指标之差。误差可分为系统误差和随机误差。

系统误差：仪器未校正、测量者感官的某种偏差、医师掌握疗效标准偏高或偏低等，使观察值不是分散在真值的两侧，而是有方向性、系统性或周期性地偏离真值。可通过实验设计的完善和技术措施的改进来消除或减少。

随机误差：排除系统误差后，其他多种不确定因素，使观察值不按方向性、系统性而随机变化，误差变量一般服从正态分布。可通过统计处理估计随机误差。

（3）概率与频率：概率是度量某一随机事件 A 发生可能性大小的一个

数值，记为 $P(A)$。$0<P(A)<1$。

在相同的条件下，独立重复做 n 次试验，事件 A 出现了 m 次，则比值 m/n 称为随机事件 A 在 n 次试验中出现的频率。当试验重复很多次时 $P(A)=m/n$。

（4）总体与样本：总体是指特定研究对象中所有观察单位的测量值，可分为有限总体和无限总体。总体中的所有单位都能够标识者为有限总体，反之为无限总体。从总体中随机抽取部分观察单位，其测量结果的集合称为样本（sample）。样本应具有代表性，所谓有代表性的样本，是指用随机抽样方法获得的样本。

3. 资料类型：观察单位的某项特征的测量结果，按其性质可分为三种类型。

（1）计量资料：对每个观察单位用定量的方法测定某项指标量的大小，所得的资料称为计量资料。计量资料又称定量资料、测量资料。其变量值是定量的，表现为数值大小，一般有度量衡单位。如某一患者的身高（cm）、体重（kg）、红细胞计数（$10^{12}/L$）、脉搏（次/分钟）、血压（kPa）等。

（2）计数资料：将观察单位按某种属性或类别分组，所得的观察单位数称为计数资料。计数资料又称定性资料或分类资料。其观察值是定性的，表现为互不相容的类别或属性。如调查某地某时的男、女性人口数；治疗一批患者，其治疗效果为有效、无效的人数；调查一批少数民族居民的 A、B、AB、O 四种血型的人数等。

（3）等级资料：将观察单位按测量结果的某种属性的不同程度分组，所得各组的观察单位数，称为等级资料。等级资料又称有序变量，如患者的治疗结果可分为治愈、好转、有效、无效或死亡，各种结果既是分类结果，又有顺序和等级的差别，但这种差别却不能准确测量，如一批肾病患者尿蛋白含量的测定结果分为+、++、+++等。

等级资料与计数资料不同：属性分组有程度差别，各组按大小顺序排列。

等级资料与计量资料不同：每个观察单位未确切定量，故又称为半计量资料。

4. 统计工作的步骤：设计方案、收集资料、整理资料、分析资料。

（1）设计方案：设计内容包括资料收集、整理和分析全过程的设想和安排。设计是整个研究中最关键的一环，是今后工作应遵循的依据。

调查计划的制订包括如下内容。

1）明确调查目的并将其具体到指标，确定调查目的时应注意是要了解总体参数还是要研究相关联系。指标要精选，尽量用客观、灵敏、精确的定量指标。确定调查对象和调查单位，首先要确定调查总体及其同质范围，观察单位可为人、物、群体、地区等。

2）确定并选择调查方法：普查，对总体中所有的观察单位进行调查；抽样调查，从总体中随机抽取一定数量具代表性的观察单位组成的样本进行调查；典型调查，有目的地选择典型的人和单位进行调查。此外，流行病学中的病例对照研究和队列研究也属于调查研究的范畴。

3）确定资料的搜集方式：直接观察法，直接观察、检查、测量。采访法，调查者直接或间接与被调查者交谈，又分访谈、信访和开调查会三种。估计统计所需样本含量。拟定调查项目和调查表，根据调查目的拟定预期分析指标（项目），如上备查项目构成调查项目，按逻辑顺序列成表格即调查表。制订调查的组织计划，包括组织领导、时间进度、分工与联系、经费预算等。

（2）收集资料：应采取措施取得准确可靠的原始数据。

（3）整理资料：简化数据，使其系统化、条理化，便于进一步分析计算。

（4）分析资料：计算有关指标，反映事物的综合特征，阐明事物的内在联系和规律。分析资料包括统计描述和统计推断。

5. 医学研究中统计方法的应用：医学统计方法在医学研究中的应用主要有三个方面，即以正确的方式收集数据、描述数据的统计特征、统计分析得出正确结论。

6. 四种基本抽样方法

（1）单纯随机抽样：将调查总体全部观察单位编号，再用抽签法或随机数字表随机抽取部分观察单位组成样本。优点为操作简单，均数、比率及相应的标准误差计算简单。缺点为总体较大时，难以一一编号。

（2）机械抽样：又称系统抽样、等距抽样。随机选取第一个个体后，其余个体按一定数字规律来抽取。优点为易于理解、简便易行。缺点为总体有周期或增减趋势时，易产生偏性。

（3）整群抽样：总体分群，再随机抽取几个群组成样本，群内全部调查。优点为便于组织、节省经费。缺点为抽样误差大于单纯随机抽样。

（4）分层抽样：又称分类抽样，将总体按某项特征分层，再从每层内抽取观察单位组成样本。有按比例分配和最优分配之分。优点为样本代表性好，抽样误差减少。

以上四种基本抽样方法都属于单阶段抽样，实际应用中常根据具体情况将整个抽样过程分为若干阶段来进行，称为多阶段抽样。

（四）医学参考值范围制定

1. 概念和意义

（1）医学参考值的概念：医学参考值又称临床参考值或正常值，是指"正常"人体和动物的各种生理常数、体液、排泄物中各种成分含量及人体对各种试验的反应值。广义的医学参考值还包括各类"卫生标准"。应注意的是，医学参考值不是一个单一的数值，而是许多数值的集合或全体，即是一个范围。

（2）医学参考值的作用及意义：可用医学参考价值区分"正常"和"异常"个体，为临床诊断提供参考；也可用以反映不同时间、地区人群某项指标的生理变迁。

2. 制定参考值范围的基本步骤：确定"正常人"对象的范围，即确定的未患疾病的个体。

（1）统一测定标准：即检验用的试剂批号、仪器、人员、条件等应相同。

（2）确定分组：一般需用年龄、性别等对"正常人"对象进行分组，分组特征也可根据检验判断。

（3）样本含量确定：一般来讲，正态分布资料所需的样本含量应在100以上，偏态或未知分布时样本含量应更大。

（4）确定参考值范围的单双侧：一般生理物质指标多为双侧，毒物指标则多为单侧。

（5）确定百分位点：一般取95%或99%。

3. 参考值范围的制定方法

（1）正态分布法：正态分布又称高斯分布，是一个在数学、物理及工程等领域都非常重要的概率分布，在统计学的许多方面有着重大的影响力。若随机变量 X 服从一个数学期望为 μ、标准方差为 σ^2 的高斯分布，正态分布的期望值 μ 决定了其位置，其标准差 σ 决定了分布的幅度。因其曲线呈钟形，人们又经常称之为钟形曲线。

某些医学现象，如同质群体的身高、红细胞数、血红蛋白量，以及实验中的随机误差，呈现为正态或近似正态分布；有些指标（变量）虽服从偏态分布，但经数据转换后的新变量可服从正态或近似正态分布，可按正态分布规律处理。其中经对数转换后服从正态分布的指标，称之为服从对数正态分布。

（2）百分位数法：对于偏态分布或未知分布的资料，正常值范围的确定常用百分位数法，如95%可信度下的正常值范围双侧为 $P_{2.5} \sim P_{97.5}$，单侧上限为 P_{95}，单侧下限为 P_5。

4. 制定参考值范围时的注意事项：应注意参考值范围是基于一定可信度而建立的，即它最多能包含95%或99%的"正常"个体；临床应用中采用多指标联合诊断可提高判断的效率；③观察值的正常值范围要与均数的可信区间相区别。

（五）统计描述与统计推断

统计描述是指运用各种统计学手段（如统计表、统计图、统计指标等）对观测数据的数量特征进行客观如实的描述和表达。究竟采用哪种统计学手段，选用什么样的统计指标，应根据观测指标本身的性质来决定。例如，对定性观测得到的计数资料，可以用各种相对数来描述其数量特征；对定量测定获得的计量资料，则要同时用描述平均水平和集中趋势的平均指标，及描述离散程度和变异大小的变异指标，从两个不同角度去全面描述其数量特征。

1. 数量资料统计描述：对数值变量资料进行统计分析的一般步骤，是先对观察测量得到的变量值（即观察值）进行统计描述，再在此基础上进行深入的统计推断。统计描述的工作主要是在编制频数表的基础上描述资料的集中位置和离散程度。

（1）频数表（frequency table）的编制方法：找出观察值中的最大值、最小值和极差；极差大小确定组段和组距，将其分为10个左右的组段；列表记录落在各组段内的观察值个数即可得频数表；根据编制出的频数表即可了解该数值变量资料的频数分布特征。

（2）频数分布的特征及类型：两个特征，集中趋势和离散趋势；两种类型，对称分布和偏态分布，其中偏态分布又有正偏态和负偏态之分。

（3）频数表的用途：描述资料的分布特征和分布类型。进一步计算有关指标或进行统计分析。发现特大、特小的可疑值。据此绘制频数分布图。

2. 集中位置的描述：描述一组观察值集中位置或平均水平的指标称为平均数（average）。它能使人对资料有个简明概括的印象，并能进行资料间的比较。常用的平均数有算术均数、几何均数和中位数。

（1）算术均数（arithmetic mean）：简称均数（mean），有总体均数和样本均数之分。计算方法为不分组资料用直接法，即所有观察值的累积和除以观察值个数，相同观察值较多或分组资料常用加权法。均数适用于对称分布，特别是正态分布的资料，不适用于偏态分布的资料。如有数据3、4、5、6、17，可见数据多在3~6，但均数为7，显然不能代表这组数据的中心位置，此时应用几何均数或中位数描述其集中趋势。

（2）几何均数（geometric mean）：适用于呈倍数关系的等比资料或对数正态分布的资料，应用中应注意观察值不能同时有正有负，同一资料算得的几何均数小于算术均数。

（3）中位数（median）：中位数是一组观察值的位置平均数，直接由原始数据计算中位数时，若 n 为奇数，中位数为将观察值从小到大排序后中间位置那个观察值，若 n 为偶数，则中位数为将观察值从小到大排序后中间两个观察值的算术均数。用频数表计算中位数时，先根据频数表计算累计频数和累计频率，百分之五十分位数即为中位数。中位数用于描述偏态分布资料的集中位置，它不受两端特大、特小值的影响，当分布末端无确切数据时，也可计算。

（4）百分位数（percentile）：百分位数是资料分布数列的百等分分割值，百分位数用于描述样本或总体观察值序列某百分位置的水平，应用中应注意，样本例数不够多时，两端的百分位数不稳定。百分位数还可用于确定参考值范围。

3. 离散程度的描述：多组资料均数相同，只能说明其集中趋势相同，各组数据内部观察值参差不齐的程度可能不同。此时，常用极差、四分位数间距、方差、标准差和变异系数等指标来描述资料的离散程度。

（1）极差（R）：又称全距，即最大和最小观察值之间的间距，用极差描述资料的离散程度简单明了，但它不能反映观察值的整个变异度，样本的例数越多，极差越大，不够稳定。

（2）四分位数间距：四分位数（Q）是特定的百分位数，其中 P_{25} 为下四分位数 Q_u，P_{75} 为上四分位数 Q_l。四分位数间距即 Q_u-Q_l。四分位数间距比极差稳定，但仍未考虑每个观察值的变异度。

（3）方差（Var）：离均差的绝对值之和或离均差平方和（SS）可用来描述资料的变异度。SS 的均数（即方差）不受观察值个数的影响，用来描述资料的离散程度较离均差的绝对值之和或离均差平方和更好。方差也有总体方差和样本方差之分。

（4）标准差（standard deviation）：因方差的单位是原单位的平方，所以使用起来不方便。方差的算术平方根，即标准差，是一个更好的指标。相应地，标准差也有总体标准差和样本标准差之分，分别用希腊字母 σ 和英文 s 表示。标准差可用于描述变量值的离散程度，与均数结合还可描述资料的分布情况，此外，还可用于计算参考值范围和计算标准误差。

（5）变异系数（CV）：变异系数又称离散系数（coefficient of dispersion），当比较多组资料的变异度时，而这几组资料的单位不同或均数相差悬殊时，用标准差就不合适。此时需要用变异系数来比较，它实际上是标准差占均数的百分比例。

4. 分类资料统计描述：对分类变量资料进行统计描述的一般步骤是，先对观察测量得到的变量值（即观察值）进行分类汇总（即"计数"），得到分类资料频数表（属于绝对数指标），再在此基础上计算相对数指标（即两个指标之比）才能对分类变量资料进行正确的描述。

（1）常用的相对数指标

1）比：又称相对比。其基本计算公式为比 = A/B，说明 A 为 B 的若干倍或百分之几。A、B 可为绝对数、相对数或平均数。如某市某年 Ⅰ 区的急性传染病发病数为 2433 人，Ⅱ 区的急性传染病发病数为 3033 人，则 Ⅱ 区与 Ⅰ 区急性传染病发病数之比为 3033/2433 = 1.25。

2）构成比：又称构成指标。其计算公式为构成比 = （某一组成部分的观察单位数/同一事物各组成部分的观察单位总数）×100%。构成比用来说明事物内部各组成部分所占比重或分布。如上例中若全市的急性传染病发病数为 12 884 人，则 Ⅰ 区占全市急性传染病发病数的比重为 2433/12 884×100% = 18.9%。

3）率：又称频率指标。计算公式为率 = （发生某现象的观察单位数/可能发生某现象的观察单位数）×k，k 为 100%、万/万等。率用来说明某现象发生的频率或强度。如上例 Ⅰ 区的年平均人口数为 636 723 人，则 Ⅰ 区该年急性传染病发病率 = （2433/636 723）×100 000/10 万 = 382/10 万。

（2）应用相对数时应注意的问题：计算相对数时，分母不宜过小；构成比和率不能相互混淆；求平均数或总率时，分子、分母应分别相加；注意资料同质性、可比性；样本率或构成比的比较应建立在随机抽样的基础上，并要做假设检验。

5. 统计推断：指根据观测数据所提供的信息，对未知总体的情况做出具有一定概率保证的估计和推断，包括假设检验和参数估计两大内容。

假设检验是指根据观测数据提供的信息，对从推断目的出发而提出的某种假设进行检验，得出这一假设是应当拒绝还是尚不能加以拒绝的统计结论。假设检验在医学科研中有着广泛的用途，可供选择的假设检验方法也很多。在实际应用中，要根据推断目的、资料的性质、实验设计的类型及样本大小进行正确选择。

三、健康风险评估

科学家曾经做过调查，发现几乎不存在生理性的死亡，极少有人是真正因为衰老而死亡的。人到老年基本上至少可查出两三种疾病，能以高寿无疾而终的人，是活到了生命的极致，至今尚微乎其微。有部门统计，目前北京 95% 的人对自己心脑血管系统健康情况不清楚，90% 的人对自己的血压状况不了解，60% 的人缺乏定期检查和保养。据北京国际抗衰老医学中心公布，目前中国 45～60 岁人群的老化趋势已超过欧美国家水平。心脑血管疾病、癌症、糖尿病、慢性疲劳综合征、肝硬化等是危害中年人健康的最主要的慢性病，其发病率越来越呈年轻化的趋势。

慢性病的发生发展是一个缓慢的过程。如动脉硬化，一个人采取不良的生活方式，在 30 岁左右时就有动脉硬化的趋势。大中型主动脉壁内膜脂质斑块沉积、堵塞之后，血管弹性下降，管腔变狭窄，需要 8～10 年时间，这期间可能表现为高血压、冠心病的临床症状。癌症的发生也是很缓慢的。一个癌细胞要用 1 年的时间长到 12 个细胞，6 年的时间长成铅笔尖那样大，10 年时间才长成豌豆那么大，这时候医院才能检查出来，但已到中晚期。

我国古代医学界有这么一句话，上医治未病，下医治已病。最高明的医师通常能在疾病还没有显露之时就把疾病预防了，这时候对身体的损害小，花费的代价也小。既然慢性病的发生发展缓慢，能否有一种办法让我们及时发现疾病并及时预防和治疗呢？

风险评估完全可以做得到。风险评估可以通过对人体生物医学指标的搜集，对影响个人健康因素的遗传、性格、生活方式、生活环境、精神状态的证据搜集，运用和引进国际先进的科学的评估软件，进行综合整体分析，评估个人将可能发生某些慢性病和恶性病的危险性或趋势，为个人提供身体危险因素的警示，就像天气预报一样，预报人体未来的健康状况，让我们对疾病早做预防。

(一) 健康风险评估的定义与历史

风险不仅存在于人们所有的社会生产生活活动中，也存在于人类自身的生、老、病、死过程中，健康风险一旦发生，就会给个人、家庭和社会带来一定程度的损失。健康风险同样需要积极地管理和应对。健康风险评估是进行健康风险管理的基础和关键。

1. 健康风险评估的目的：就是将健康数据转变为健康信息。所谓数据和信息，它们之间的区别是，信息是处理后的数据所形成的一种形式，它可以用来辅助做决策或支持其他行为。健康信息是指与人的健康有关的信息，泛指一切有关的身体、心理、社会适应能力的知识、技术、观念和行为模式等，表达了人们对健康的判断、观点、态度及情感。具体来说，健康风险评估的目的主要有以下六种。

(1) 帮助个体综合认识健康危险因素：健康危险因素是指机体内外存在的疾病发生和死亡概率增加的诱发因素。包括个人特征、环境因素、生理因素、疾病或亚临床疾病状态等。健康危险因素在个人身上的发生和表现纷繁复杂，综合说来，可以是多元化的危险因素并存相互影响，可以出现病症，也可以不出现病症。健康风险评估对健康状态及未来患病危险性的全面考察和评估，有利于帮助个体综合、正确地认识自身健康危险因素及危害。

(2) 鼓励和帮助人们修正不健康的行为：健康风险评估通过个性化、量化的评估结果，帮助个人认识自身的健康危险因素及其危害与发展趋势，指出了个人应该努力改善的方向，有利于医师制订针对性强的系统教育方案，帮助人们有的放矢地修正不健康的行为。

(3) 制定个体化的健康干预措施：通过健康风险评估，可以明确个人或人群的主要健康问题及其危险因素，接下来应对评估结果进行仔细的分析和判断。由于健康问题及其危险因素往往是多重的，故健康干预的内容和手段也应该是多方位的。对健康风险评估结果的分析，有利于制定有效而节约成本的健康干预措施。

(4) 干预措施的有效性评价：是指对客观实际与预期结果进行的比较，而要进行评价，测量是必需而重要的手段。这里指的测量包括对健康干预依从性的测量、对健康评价指标及经济评价指标的定性定量测量、对参与者满意度的测量等。准确的信息是评价成功的保障，必须具备完善的信息系统，准确收集、分析和表达资料。健康风险评估通过自身的收集系统，收集、追踪和比较重点评价指标的变化，可对健康干预措施的有效性进行实时的评价和修正。

（5）健康管理人群分类：健康风险评估的一个重要用途是根据评估结果将人群分类。分类的主要标准有健康风险的高低和医疗花费的高低。分类后的各个人群，由于已经有效地鉴别了个人及群体的健康危险状态，故可以提高干预的针对性和有效性，通过对不同风险的人群采取不同等级的干预手段，可实现资源利用的最大化，达到良好的健康效果。

（6）其他：健康风险评估还可以满足其他目的的需求，如评估数据被广泛应用在保险的核保及服务管理中，根据评估数据进行健康保险费率的计算，以使保费的收取更加合理化，便是一个典型的例子。另外，将健康评估数据与健康费用支出联系起来，还可以进行健康保险费率的预测，帮助保险公司量化回报效果。

2. 健康风险评估的定义：健康风险评估是一种方法或工具，用于描述和估计某一个体未来发生某种特定疾病或因为某种疾病导致死亡的可能性。这种分析过程的目的在于估计特定事件发生的可能性，而不在于做出明确的诊断。作为定义，我们可以说，健康风险评估是对个人健康状态及未来患病和（或）死亡危险性的量化评估。健康风险评估的关键词包括健康状况、未来患病和（或）死亡危险、量化评估。

（1）健康状况：随着生理-心理-社会医学模式的产生和建立，人们对健康状况的认识和理解不断深入，简单地说，健康的多维性、阶段性与连续性成为人们对健康认识最重要的两个方面。健康的多维性是指健康包括躯体健康、心理健康以及良好的社会适应能力；健康的阶段性与连续性是指从绝对健康到绝对死亡，个体要经历疾病低危险状态、中危险状态、高危险状态、疾病产生、出现不同的预后等多个阶段，且各个阶段动态连续，逐渐演变。

（2）未来患病和（或）死亡危险：这是健康风险评估的核心，即依据循证医学、流行病、统计等原理和技术，预测未来一定时期内具有一定特征的人群的死亡率或患病率。究其根本，健康风险评估就是在概率论的基础上，对未来患病和（或）死亡危险的预测。

（3）量化评估：这是健康风险评估的一个重要特点，即评估结果是量化的、可对比的，常见的评估结果指标有患病危险性、健康年龄、健康分值等。

3. 健康风险评估的历史：健康风险评估主要经历了4个主要的阶段。

1940 年，Lewis C. Robbins 医师首先提出了健康风险评估的概念。他从当时进行的大量子宫颈癌和心脏疾病的预测实践工作中总结出这样的一个观点：医师应该记录患者的健康风险，用于指导疾病预防工作的有效开展。他创建了健康风险表，赋予了医疗检查结果更多的疾病预测性含义。

1950 年，Robbins 担任公共卫生部门研究癌症控制方面的主管，他主持制定了《10 年期死亡率风险表格》，并且在许多小型示范教学项目中，以健康风险评估作为医学课程的教材及运用模式。

20 世纪 60 年代后期，随着人寿保险精算方法在患者个体死亡风险概率的量化计算中的大量应用，所有产生量化健康风险评估的必要条件都已准备就绪。

1970 年，Robbins 医师和 JackHall 医师针对实习医师共同编写了《如何运用前瞻性医学》一书，阐述了目前健康风险因素与未来健康结局之间的量化关系，并提供了完整的健康风险评估工具包，包括问卷表、健康风险评估计算及反馈沟通方法等。至此，健康风险评估进入大规模应用和快速发展时期。

（二）健康风险评估的技术与方法

1. 健康风险评估的原理与技术：包括三个基本模块，即问卷、风险度计算和评估报告。

（1）问卷：是健康风险评估进行信息收集的一种重要手段。根据评估的重点与目的不同，所需要收集的信息也有所差别，一般来讲，问卷主要包括①生理、生化数据，如身高、体重、血压、血脂等；②生活方式数据，如吸烟，膳食与运动习惯等；③个人或家族健康史；④其他危险因素，如精神压力；⑤态度和知识方面的信息。

（2）风险度的计算：健康风险评估是估算具有一定健康特征的个人会不会在一定时间内发生某些疾病或健康的结果。常用的健康风险评估一般以死亡为结果，由于技术的发展及健康管理需要的改变，健康风险评估已逐步扩展到以疾病为基础的危险性评价，后者能够更有效地使个人理解危险因素的作用，并能更有效地实施控制措施和减少费用。

在疾病危险性评价及预测方面，一般有两种方法：第一种方法建立在单一危险因素与发病率的基础上，用这些单一因素与发病率的关系以及相对危险性来表示其强度，得出的各个相关的加权分数，即为患病的危险性。第二种方法建立在多种因素数理分析的基础上，即采用统计学概率论的方法得到危险性与危险因素之间的关系。

（3）评估报告：评估报告的种类和各种报告的组合千差万别，较好的情况是评估报告包括一份给受评者个人的报告和一份总结了所有受评者情况的报告。同时，与健康风险评估的目的相对应，个人报告一般包括健康风险评估的结果和健康教育信息，人群报告一般包括对受评估人群的人口学特征概述、健康危险因素总结、建议的干预措施和方法等。

2. 健康风险评估的种类与方法：从不同的角度出发，健康风险评估可进行多种分类。

（1）一般健康风险评估：一般健康风险评估，即前文所述的通过问卷、风险度计算和评估报告共三个基本模块组成的健康风险评估。

（2）疾病风险评估：每一种与健康相关的生物学信息都称为生物医学指标。它包括从身高、年龄到血糖和胆固醇水平，以及生活方式、对体育锻炼的态度和饮食行为等方面的信息。这些生物医学指标能对被检者的健康做出综合性的反映。

疾病评估模型（DASTM）参照美国国立健康医学中心（NIH）的疾病管理数据模型的构建原理，在充分考虑中国人群的独特性和地区差异性基础上，结合我国实情，确定疾病相关因素（包括危险因素和保护因素）的关系，采取数理手段，基于多元回归及模糊数学 BP 神经网络模型和 Monte Carlo 模型方法建立危险分数表，从而形成疾病个体危险因素评估模型。

危险因素的选择：与国内多个地区的大型医院合作，建立多个临床数据采集中心，从临床一线收集疾病的相关资料，确定疾病评估的相关因素（包括环境、生活方式及既往病史、家族病史等）及其与疾病发生风险的相关度。

在选择危险因素进入模型时的主要依据：临床资料显示，该危险因素与疾病有很强的相关度，在我国人群中是常见的因素。测量方法简单、费用小，控制、干预后可改变疾病风险个体危险因素评分与疾病风险的确定，根据每个危险因素的暴露情况确定疾病发生的风险点数，经加权评分处理后，计算评估个体的危险系数。

（3）健康风险评估及预防策略："健康风险评估"是健康管理的一部分。人类为求生存和发展，与危害健康和生命的各种因素进行了长期的斗争，逐渐认识了疾病发生的原因和规律，掌握了预防疾病、促进健康的知识和技能。并随着社会进步、科学发展形成了现代医学理论，疾病的发生要素除先天遗传因素外，不外乎职业和生活环境、生活方式（吸烟、饮食和锻炼等）、药品和心理因素的影响。为了主动干预这些因素，制定群体和个体预防策略，出现了多个新兴学科，健康管理是近期开发的领域。

"健康风险评估"目前对于大多数中国人而言还是一个全新的概念。其核心理念：全面研究个人的生活方式和行为对生理健康、心理健康、社会功能、保健就医情况产生的正面或负面影响，有的放矢地对不良生活习惯和行为方式进行干预，从而达到降低健康风险、提高生活质量、优化生存环境和合理配置医疗消费的目的。

通过健康风险评估，可以识别那些很快就需要利用保健服务的人，因而可向他们提供相应的干预措施。这是一种强有力的系统，可保持和改进人们的健康状态，维持低水平的保健消费。其内容如下：①评定人口的健康行为和健康风险因素；②利用运算法则推算未来利用保健服务的可能性和花费情况；③提供相应的干预措施，使低风险的人保持低风险状况；④提供相应的干预措施，使人们学会降低其高风险因素和改进健康行为；⑤评定保健计划的效果，推荐未来的保健战略。

（三）健康风险评估应用

1. 健康风险评估与控制在预防医学教学中的应用：在健康管理不断发展的过程中，建立和完善了多种健康风险评估技术，应用较多的有单因素加权法和多因素模型法两种。前者是以单一健康危险因素和发病概率为基础，以相对危险性表示强度，得出的各相关因素的加权分数即为患病危险性。该方法不需大量分析数据，简单实用，美国糖尿病协会（ADA）目前还在使用这种方法。后者是建立在多因素数理分析基础上，通过流行病学、数学和统计学概率理论方法确定患病危险性与健康危险因素之间的关系模型，如美国Framingham的冠心病模型。该方法评价结果按高危、中危和低危进行分级，并根据分级制订个体化的健康干预方案。

2. 孕前健康风险因素评估：孕前健康风险因素评估工作在国外已开展多年。最初这项工作的主要内容是遗传风险的评估，通过询问遗传病家族史进行遗传病的孕前筛查，并根据筛查和诊断结果评估单基因和多因子遗传病其后代疾病的再发风险。在此基础上，近年来逐步发展成为包括多类危险因素的孕前风险评估。例如，美国北卡罗大学开发的孕前风险评估工具，采用问卷收集包括社会、营养、医疗、传染性疾病、用药、生育史及家族史等7大类53个问题组成的可能对孕妇和胎儿健康造成影响的潜在风险因素，并由专业护士根据危险因素类型判定前来咨询的育龄妇女是否需要转诊到专业科室做进一步的体格检查和实验室诊断。目前国际上普遍采用上述方法，即采用量表初筛并与体格检查和实验室检查相结合的方式来开展孕前健康风险因素评估工作。

孕前健康风险因素评估是推广孕前保健模式的首要环节，风险评估的工具和方法直接决定评估的效果，孕前健康风险因素评估的内容、形式和有效性将决定孕前保健工作发展的方向和工作的重点。我国在这方面还处于起步阶段，结合我国的实际情况，基于疾病筛查和个体健康危险因素评价基本原理，发展我国自己的孕前健康风险因素评估工具和方法是一条可行的道路。

四、健康管理的服务对象

（一）健康人群——为健康的人管理健康

希望保持健康身心的健康群体，已认识到健康的重要性，但健康知识不足，希望得到科学、系统化、个性化的健康教育与指导，并拟通过定期的健康评估，保持低风险水平，尽享健康人生。

（二）亚健康人群——疾病预警

希望定期得到健康与疾病危险性评估及健康改善指导的亚健康群体，在健康顾问的指导下，随时监控自身的健康状态，有意识地参与健康改善计划，提高自身的健康水平。

（三）高危人群——降低风险

已有明显高危倾向并需要立即改善健康状况的群体，需要定期得到健康与疾病危险性评价，并在健康顾问的指导下，密切监控危险因素，降低风险，及时采取干预措施，预防疾病的发生。

（四）已病患者——专业服务

在治疗的同时希望积极参与自身健康改善的群体，需要在生活和行为方式上进行全面改善，监控危险因素，降低风险水平，延缓疾病的进程，提高生命质量。

五、健康管理的基本策略

健康管理的基本策略是通过评估和控制健康风险来达到维护健康的目的。健康信息收集、健康风险评估和健康干预三部分中，前两者旨在提供有针对性的个性化健康信息，以此来调动个体降低本身健康风险的积极性，而健康干预则是根据循证医学的研究结果指导个体维护自身的健康，降低已经存在的健康风险。研究发现，冠心病、脑卒中、糖尿病、肿瘤及慢性呼吸系统疾病等常见慢性非传染性疾病都与吸烟、饮酒、不健康饮食、缺少体力活动等健康危险因素有关。慢性病往往是"一因多果、一果多因、多因多果、互为因果"。各种危险因素之间及与慢性病之间的内在关系已基本明确。慢性病的发生，发展一般有从正常健康人→低危人群→高危人群（亚临床状态）→疾病→并发症的自然规律。从任何一个阶段实施干预，都将产生明显的健康效果，干预越早，效果越好。

健康管理的基本策略有：生活方式管理、需求管理、疾病管理、灾难性病伤管理、残疾管理和综合的群体健康管理。

（一）生活方式管理

生活方式与人们的健康和疾病休戚相关，这一点对于已被医师诊断为"病人"的人和健康的人来说，都是"真理"。国内外关于生活方式影响或改变人们健康状况的研究已有很多。研究发现，即使对于那些正在服用降压和降胆固醇药物的男性来说，健康的生活方式也能明显降低他们患心脏疾病的风险。这项研究从 1986 年开始，对 43 000 名 40～75 岁，没有糖尿病、心脏病和其他慢性疾病的男性进行跟踪调查，每年对他们进行两次问卷调查，然后根据长期积累的数据找出生活习惯与心脏疾病之间的关系。研究发现，正在服药的中年男性，如果饮食合理、不吸烟、适量饮酒、保持健康体重和定期运动，他们患心脏疾病的风险将降低 57%；不服药的男性，健康的生活方式可以将患心脏疾病的风险降低 87%；仅不吸烟 1 项就能降低 50% 的患病风险。如果健康生活方式包括所有 5 项内容（饮食合理、不吸烟、适量饮酒、保持健康体重和定期运动），男性患心脏疾病的风险指数最低。

研究同时发现，即使被调查者从前的生活方式不健康，生活方式改变后所带来的好处也是显而易见的。健康的生活方式不可能被药物和其他所替代。改变生活方式永远不会晚，即使到了中年或是晚年才开始采取健康的生活方式，都能从中受益。

1. 生活方式管理的概念：从卫生服务的角度来说，生活方式管理是指以个人为核心的卫生保健活动。该定义强调个人选择行为方式的重要性。生活方式管理通过行为来纠正和健康教育，保护人们远离不良行为，减少危险因素对健康的损害，预防疾病，改善健康。与危害的严重性相对应，膳食、体力活动、吸烟、适度饮酒、精神压力等是目前对国人进行生活方式管理的重点。

2. 生活方式管理的特点

（1）以个体为中心，强调个体的健康责任和作用：不难理解，选择什么样的生活方式纯属个人意愿或行为。我们可以告知人们什么样的生活方式是有利于健康应该坚持的，如不应吸烟，如果吸烟，则应该戒烟；不应挑食、偏食则应平衡饮食等。我们也可以通过多种方法和渠道帮助人们做出决策，如提供条件供大家进行健康生活方式的体验，指导人们掌握改善生活方式的技巧等，但这一切都不能替代个人做出选择何种生活方式的决策，即使一时替代性地做出，也很难长久坚持。

（2）以预防为主，有效整合三级预防：预防是生活方式管理的核心，其含义不仅仅是预防疾病的发生，还在于逆转或延缓疾病的发展历程（如果疾病已不可避免的话）。因此，旨在控制健康的危险因素，将疾病控制在尚未发生之时的一级预防，通过早发现、早诊断、早治疗而防止或减缓疾病发展的二级预防，以及防止伤残，促进功能恢复，提高生存质量，延长寿命，降低病死率的三级预防，在生活方式管理中都很重要，其中尤以一级预防最为重要。针对个体和群体的特点，有效地整合三级预防，而非支离破碎地采用三个级别的预防措施，是生活方式管理的真谛。

（3）通常与其他健康管理策略联合进行：许多医疗保健措施需要付出高昂的费用，相反，预防措施通常是便宜而有效的，它们可以节约了更多的成本，也可以收获了更多的边际效益。根据循证医学的研究结果，美国疾病预防控制中心已经确定乳腺癌、宫颈癌、直肠癌、心脏病、老人肺炎、与骑自行车有关的头部伤害、低出生体重、乙肝、结核等 19 种疾病或伤害是具有较好成本效果的预防领域，其中最典型的例子就是疫苗的应用，如在麻疹预防上花费 1 美元的疫苗可以节省 11.9 美元可能发生的医疗费用。

3. 健康行为改变的技术：生活方式管理可以说是其他群体健康管理策略的基础成分。生活方式的干预技术在生活方式管理中举足轻重。在实践中，4 种主要技术常用于促进人们改变生活方式如下。①教育，传递知识，确立态度，改变行为；②激励，通过正面强化、反面强化、反馈促进、惩罚等措施进行行为矫正；③训练，通过一系列的参与式训练与体验，培训个体掌握行为矫正的技术；④营销，利用社会营销的技术推广健康行为，营造健康的大环境，促进个体改变不健康的行为。单独应用或联合应用这些技术，都可以帮助人们朝着有利于健康的方向改变生活方式。

实践证明，行为改变绝非易事，形成习惯并终生坚持是健康行为改变的终极目标。在此过程中，亲朋好友、社区等社会支持系统的帮助非常重要，可以在传播信息、采取行动方面提供有利的环境和条件。

在实际应用中，生活方式管理可以以多种不同的形式出现，也可以融入健康管理的其他策略中。例如，生活方式管理可以纳入疾病管理项目，用于减少疾病的发生率，或降低疾病的损害；可以在需求管理项目中出现，帮助人们更好地选择食物，提醒人们进行预防性的医学检查等。不管应用了什么样的方法和技术，生活方式管理的目的都是相同的，即通过选择健康的生活方式，减少疾病的危险因素，预防疾病或伤害的发生。

(二)需求管理

1. 需求管理的概念：健康管理所采用的另一个常用策略是需求管理。需求管理包括自我保健服务和人群就诊分流服务，帮助人们更好地使用医疗服务和管理自己的小病。这一管理策略基于这样一个理念：如果人们在和自己有关的医疗保健决策中扮演积极作用，服务效果会更好。通过提供一些工具，如小病自助决策支持系统和行为支持，个体就可以更好地利用医疗保健服务，在正确的时间、正确的地点，利用正确的服务类型。

需求管理实质上是通过帮助健康消费者维护自身健康和寻求恰当的卫生服务，控制卫生成本，促进卫生服务的合理利用。需求管理的目标是减少昂贵的、临床并非必需的医疗服务，同时改善人群的健康状况。需求管理常用的手段包括寻找手术的替代疗法、帮助患者减少特定的危险因素并采纳健康的生活方式、鼓励自我保健或干预等。

2. 影响需求的主要因素：四种因素影响人们的卫生服务消费需求。

(1)患病率：患病率可以影响卫生服务需求，因为它反映了人群中疾病的发生水平。但这并不表明患病率与服务利用率之间有良好的相关关系。相当多的疾病是可以预防的。

(2)感知到的需要：个人感知到的卫生服务需要是影响卫生服务利用最重要的因素，它反映了个人对疾病重要性的看法，以及是否需要寻求卫生服务来处理该疾病。有很多因素影响着人们感知到的需要，主要包括个人关于疾病危险和卫生服务益处的知识、个人感知到的推荐疗法的疗效、个人评估疾病问题的能力、个人感知到的疾病的严重性、个人独立处理疾病问题的能力，以及个人对自己处理好疾病问题的信心等。

（3）患者偏好：患者偏好的概念强调患者在决定其医疗保健措施时的重要作用。与医师一起，患者对选择何种治疗方法负责，医师的职责是帮助患者了解这种治疗的益处和风险。关于患者教育水平的研究结果表明，如果患者被充分告知了治疗方法的利弊，患者就会选择那些创伤低、风险低、更便宜的治疗手段，甚至在医师给他们提供别的选择时也如此。

（4）健康因素以外的动机：事实表明，一些健康因素以外的因素，如个人请病假的能力、残疾补贴、疾病补助等，都能影响人们寻求医疗保健的决定。保险中的自付比例也是影响卫生服务利用水平的一个重要因素。

3. 需求预测方法与技术：目前已有多种方法和技术用于预测谁将是卫生服务的利用者。归纳起来主要有如下两种方法。

（1）以问卷为基础的健康评估：以健康和疾病风险评估为代表，通过综合性的问卷和一定的评估技术，预测在未来的一定时间内个人的患病风险，以及谁将是卫生服务的主要消耗者。

（2）以医疗卫生花费为基础的评估：该方法是通过分析已发生的医疗卫生费用，预测未来的医疗花费。与问卷法不同，医疗花费数据是已经客观存在的，不会出现个人自报数据对预测结果的影响。

4. 需求管理的主要工具与实施策略：需求管理通常通过一系列的服务手段和工具去影响和指导人们的卫生保健需求。常见的方法有 24 小时电话就诊分流服务、转诊服务、基于互联网的卫生信息数据库、健康课堂、服务预约等。有的时候，需求管理还会以"守门人"的身份出现在疾病管理项目中。

（三）疾病管理

疾病管理是健康管理的又一主要策略，其历史发展较长。美国疾病管理协会（Disease Management Association of America，DMAA）对疾病管理的定义："疾病管理是一个协调医疗保健干预和与患者沟通的系统，它强调患者自我保健的重要性。疾病管理支撑医患关系和保健计划，强调运用循证医学和增强个人能力的策略来预防疾病的恶化，它以持续性地改善个体或群体健康为基准来评估临床、人文和经济方面的效果。"该协会进一步表示，疾病管理必须包含"人群识别、循证医学的指导、医师与服务提供者协调运作、患者自我管理教育、过程与结果的预测和管理，以及定期的报告和反馈"。由此可以看出，疾病管理具有 3 个主要特点。

第一，目标人群是患有特定疾病的个体，如糖尿病管理项目的管理对象为已诊断患有 1 型或 2 型糖尿病患者。

第二，不以单个病例和（或）其单次就诊事件为中心，而关注个体或群体连续性的健康状况与生活质量，这也是疾病管理与传统的单个病例管理的区别。

第三，医疗卫生服务及干预措施的综合协调至关重要，疾病本身使得疾病管理关注健康状况的持续性改善过程，而大多数国家卫生服务系统的多样性与复杂性，使得协调来自多个服务提供者的医疗卫生服务与干预措施的一致性与有效性特别艰难。然而，正因为协调困难，才显示了疾病管理协调的重要性。

（四）灾难性病伤管理

灾难性病伤管理是疾病管理的一个特殊类型，顾名思义，它关注的是"灾难性"的疾病或伤害。这里的"灾难性"可以指对健康的危害十分严重，也可以指其造成的医疗卫生花费巨大，常见于肿瘤、肾衰竭、严重外伤等情形。

疾病管理的特点对灾难性病伤管理同样适用。因为灾难性病伤本身所具有的一些特点，如发生率低，需要长期复杂的医疗卫生服务，服务的可及性受家庭、经济、保险等各方面的影响较大等，注定了灾难性病伤管理的复杂性和艰难性。

一般来说，优秀的灾难性病伤管理项目具有以下一些特征：①转诊及时；②综合考虑各方面因素，制订适宜的医疗服务计划；③具备一支包含多种医学专科及综合业务能力的服务队伍，能够有效应对可能出现的多种医疗服务需要；④最大程度地帮助患者进行自我管理；⑤患者及其家人满意。

（五）残疾管理

残疾管理的目的是减少工作地点发生残疾事故的频率和费用代价。从雇主的角度出发，根据伤残程度分别处理，希望尽量减少因残疾造成的劳动和生活能力下降。对于雇主来说，残疾的真正代价包括失去生产力的损失。生产力损失的计算是以全部替代职员的所有花费来估算的，必须用这些职工替代那些由于短期残疾而缺勤的员工，造成残疾时间长短不同的原因包括医学因素和非医学因素。

1. 医学因素：疾病或损伤的严重程度；个人选择的治疗方案；康复过

程；疾病或损伤的发现和治疗时期（早、中、晚）；接受有效治疗的容易程度；药物治疗还是手术治疗；年龄影响治愈和康复需要的时间，也影响返回去工作的可能性（年龄大的时间更长）；并发症的存在，依赖于疾病或损伤的性质；药物效应，特别是不良反应（如镇静）。

2. 非医学因素：社会心理问题；职业因素；职工与同事、主管之间的关系；工作压力；工作任务的不满意程度；工作政策和程序；即时报告和管理受伤、事故、旷工和残疾的情况；诉讼；心理因素，包括压抑和焦虑；过渡性工作的信息通道不流畅。

3. 残疾管理的具体目标；防止残疾恶化；注重功能性能力，而不是疼痛；设定实际康复和返工的期望值；详细说明限制事项和可行事项；评估医学和社会心理学因素；与患者及家属进行有效沟通；有需要时要考虑复职情况；实行循环管理。

（六）综合的群体健康管理

综合的群体健康管理通过协调上述不同的健康管理策略来为个体提供更为全面的健康和福利管理。这些策略都是以人的健康需要为中心而发展起来的，有的放矢。健康管理实践中基本上都应该考虑采取综合的群体健康管理模式。

健康管理是对人类的身体从生理到心理状况，需要长期保持符合科学标准指数，并为此努力的一种现代化、精品化、多元化的服务过程，同时也是人类运用现代技术关注生命质量不断提升的研究过程。它大力提倡"健康消费"的新思维，并融合当代最先进的医学技术和信息技术，构建一体化的大区域性健康网络和健康信息交互平台，运用开放型市场经济模式，以最迅捷、最科学、最温馨、最人性化、最多元化的服务方式，为健康的需求者提供个性化的帮助。健康管理是一个概念，也是一种方法，更是一套完善、周密的服务程序，其目的在于使患者及健康人更好地恢复健康、维护健康、促进健康，并尽量节约经费开支，有效降低医疗支出。

健康管理的核心是健康计划。健康计划是帮助人们改变生活方式，向最理想的健康状态前进的科学和艺术。健康计划即生活行为方式、健康、工作效率的整体服务，目的是保障人们生理、心理和社会功能的整体健康，提供饮食、运动等生活方式和疾病的全面干预，是在人们健康档案的基础上，由健康学专家运用专业知识进行全面分析后设计出科学的、安全的、有效的从治疗、保健到恢复等一整套增进健康的方案，从而使人们在身体、精神、社交、生活等方面都能达到完美的状态。健康计划的任务是通过健康教育、预防和健康保护，帮助人们的生活方式（饮食、睡眠、嗜好等）向理想的健康状态转移。健康计划实施是帮助人们发展技能，加强健康保护，预防不健康的重要手段和方式。根据年龄、性别、生活、工作和社会环境的不同，健康计划的类型相应地也有所不同，如心理、生理、休闲、营养、运动、旅游等不同类型的健康计划。

第六章　健康教育与健康促进

第一节　健康教育与健康促进概述

一、健康教育的含义

健康教育的核心是教育人们树立健康意识，促使人们改变不健康的行为生活方式，以减少或消除影响健康的危险因素。通过健康教育，帮助人们了解哪些行为是影响健康的，并能自觉地选择有益于健康的行为生活方式。健康教育已被各国及地区政府、卫生行政部门和医学界作为改善和管理健康状况的主要手段。

世界各国的健康教育实践经验表明，行为改变是长期的、复杂的过程，许多不良行为生活方式仅凭个人的主观意愿是无法改变的，要改变行为必须依赖于支持性的健康政策、环境、卫生服务等相关因素。单纯的健康教育理论在许多方面已经满足不了社会进步与健康发展的新需要，在这种情况下，健康促进开始迅速发展。

健康教育计划设计的原则：①目标性原则，必须有明确的总体目标和切实可行的具体目标，保证以最小的投入取得最大的成功；②前瞻性原则，计划的制订和执行要考虑长远的发展和要求；③弹性原则，要预计到实施过程中可能发生的变故，制订应急预案，以确保计划顺利实施；④参与性原则，在制订过程中要求被教育对象也要积极参与。

二、健康促进的含义

WHO 给健康促进(health promotion)做了如下定义："健康促进是促进人们维护和提高他们自身健康的过程，是协调人类与他们环境之间的战略，规定个人与社会对健康各自所负的责任。"美国健康教育学家格林(Lawrence W. Green)指出："健康促进是指一切能促使行为和生活条件向有益于健康改变的教育与环境支持的综合体。"其中，环境包括社会、政治、经济和自然环境，而支持即指政策、立法、财政、组织、社会开发等各个系统。1995 年，WHO 西太区办事处发表《健康新视野》(New horizons in Health) 重要文献指出："健康促进是指个人与其家庭、社区和国家一起采取措施，鼓励健康的行为，增强人们改进和处理自身健康问题的能力。"健康促进的基本内涵包含了个人和群体行为改变，以及政府行为（社会环境）改变两个方面，并重视发挥个人、家庭、社会的健康潜能。

1986 年，在首届国际健康促进大会通过的《渥太华宣言》中明确指出，健康促进涉及 5 个主要的活动领域。

（一）建立促进健康的公共政策

健康促进的含义已超出卫生保健的范畴，各个部门、各级政府和组织的决策者都要将健康问题提到议事日程上来。明确要求非卫生行政部门建立和实行健康促进政策，其目的就是要使人们更容易地做出有利于健康的抉择。

（二）创造健康支持环境

健康促进必须为人们创造安全的、满意的和愉快的生活和工作环境。系统地评估快速变化的环境对健康的影响，以保证社会和自然环境有利于健康的发展。

（三）增强社区的能力

确定问题和需求是社区能力建设最佳的起点。社区人民有权、有能力决定他们需要什么，以及如何实现其目标。因此，提高社区人民生活质量的真正力量是他们自己。充分发动社区力量，积极有效地参与卫生保健计划的制订和执行，挖掘社区资源，帮助他们认识自己的健康问题，并提出解决问题的办法。

（四）发展个人技能

通过提供健康信息，教育并帮助人们提高做出健康选择的技能，来支持个人和社会的发展。这样，人们能够更好地控制自己的健康和环境，不断地从生活中学习健康知识，有准备地应付各个阶段可能出现的健康问题，并很好地应付慢性病和外伤。学校、家庭、工作单位和社区都要帮助人们做到这一点。

（五）调整卫生服务方向

健康促进中的卫生服务责任由个人、社会团体、卫生专业人员、卫生部门、工商机构和政府等共同承担。他们必须共同努力建立一个有助于健康的卫生保健系统。同时，调整卫生服务的类型与方向，将健康促进和预防作为提供卫生服务模式的组成部分，让最广大的人群受益。

三、健康教育与健康促进的联系

健康促进是一个综合调动教育、社会、经济和政治的广泛力量来改善人群健康的活动过程，它不仅包括一些旨在直接增强个体和群体知识技能的健康教育活动，更包括那些直接改变社会、经济和环境条件的活动，以减少它们对个体和大众健康的不利影响。健康教育是健康促进的基础和先导，一方面健康教育在促进行为改变中起重要作用，另一方面健康教育对激发领导者拓展健康促进的政治意愿，促进群众的积极参与，促成健康促进氛围的行为有着重要的作用。因此，离开了健康教育，健康促进就成了无源之水、无本之木。同时，政府的承诺、政策、法律、组织等社会支持条件和社会、自然环境的改善对健康教育是强有力的支撑，而健康教育若不向健康促进发展，其作用就会受到极大的限制。

四、健康教育在健康管理中的应用

（一）健康教育与健康管理的区别与联系

从健康教育和健康管理的内涵和基本操作步骤来看，两者都运用了基线资料收集—需求评估—干预实施—效果评价的管理过程，在计划前研究和评估中，都会采用定量的问卷调查和一些定性的方法来寻找问题的原因和可能的解决问题的办法，只不过健康教育主要侧重在知识、态度、信念、行为方面，而健康管理还重视从体格检查的资料中获得信息，强调对生活方式和行为的长期、连续管理。在制订计划中，健康教育更加重视目标人群的知识、态度和行为的改变，而健康管理的计划要在风险评估的基础上，提出针对个人的个性化措施。在实施的过程中，健康教育通常运用教育、传播乃至政策的策略，针对目标人群进行教育和干预，而健康管理通常运用对个体进行生活方式的干预和健康、疾病的咨询和指导的方法。在评价方面，健康教育会细分为过程评价、效应评价和结局评价，健康管理也类似，只是内容更侧重于行为的监测和健康指标的改善，以及健康风险的变化（表6-1）。

表6-1　健康教育与健康管理的区别与联系

项目	健康教育	健康管理
内涵	有计划、有组织、有评价的教育活动和过程	健康监测、健康维护以及生活方式管理、疾病管理的过程
侧重点	知识、信念和行为改变，提高人们的健康素养	健康风险评估、健康危险因素管理、改善人们的健康水平
对象	个体和群体，侧重群体	个体和群体，侧重个体
基本步骤	需求评估-计划制订-干预实施-效果评价	信息收集-风险评估-干预、咨询、指导-效果评估
干预方法	信息传播、行为干预	行为干预、健康和疾病的咨询与指导、生活方式管理、疾病管理
效果评价	活动实施、人群参与情况知识、信念、行为的变化健康指标的改善	健康相关行为、生活方式的改变 健康指标的改变 健康状况的提高、病情的改善 疾病或死亡风险的改变

（二）健康教育在健康管理中的作用

健康管理是把健康监测和维护、健康相关行为以及治疗和康复都纳入管理并实施干预，干预手段主要是非临床的方法，即教育和管理。因此，健康教育无论是针对个体的健康管理，还是针对群体的健康管理，都是一种非常基本和重要的方法和策略。

1. 在个体健康管理中的作用：针对个体的健康信息收集问卷的设计原理与健康教育常用的问卷相似，内容包含的行为和生活方式相关问题及健康教育需求等问题在健康教育的问卷中也经常问及。在对个体进行健康教育干预时，要应用健康教育中常用的人际传播和行为干预策略。因此，熟悉和掌握健康教育的理论和实践技能是实现有效的个体健康管理的基础。

2. 在群体健康管理中的作用：在健康管理领域，健康管理师除了要做个体化的健康管理外，还面临着社区、企事业单位、学校等以场所人群为基础的群体健康干预。健康教育和健康促进是群体健康管理工作的重要工具、方法和策略。健康教育计划设计、实施和评价的基本步骤与健康管理的信息收集—健康风险评估—教育、干预—效果评价基本一致。与个体信息收集相类似，群体信息收集的问卷内容也与健康教育常用的问卷相近。

在群体健康干预中，健康管理师要运用到比针对个体更加全方位、多样化的手段，创造有利于健康的社会/社区环境以及工作和家庭氛围，包括健康促进的社会动员策略、群体行为干预的理论与方法、大众传播和人际沟通的技巧与方法。

在制定健康的公共政策、创造支持性环境、强化社区行动和发展个人技能的策略下，健康教育与健康促进要达到以下目的：①促进人们生活、工作、学习和娱乐环境的健康；②预防在生命不同阶段中相关的危险因素；③促使个人和社区人群降低因不健康的生活方式、行为和环境所致的危险；④降低性别、种族、年龄和社会经济地位的不公平性，特别关注脆弱人群的健康。

健康教育与健康促进的工作特点是以行为改变为手段，最终达到健康的目的。

第二节 生活方式指导

生活方式是指在一定环境条件下形成的生活意识和生活行为习惯的总称。不良生活方式包括不合理的饮食、缺少锻炼、精神紧张、生活不规律等。我国常见慢性疾病如冠心病、脑卒中、糖尿病等都与吸烟、不健康饮食、体力活动不足、长期疲劳等生活方式有关，因此，生活方式的指导是预防管理慢性病和管理健康的基本内容，它的核心是饮食指导。

目前我国居民普遍存在膳食结构不合理的状况，畜肉类以及油脂消费过多，谷类食物消费偏低，铁、钙、维生素 A 等微量营养素缺乏，导致各种慢性非传染性疾病的患病率逐年攀升。鉴于此，2022 年我国颁布了《中国居民膳食指南（2022）》，一般人群膳食指南包括以下 8 条：①食物多样，合理搭配，每天的膳食应包括谷薯类、蔬菜水果、畜禽鱼蛋奶和豆类食物；②吃动平衡，健康体重，各年龄段人群都应天天进行身体活动，保持健康体重；③多吃蔬果、奶类、全谷、大豆，适量吃坚果；④适量吃鱼、禽、蛋、瘦肉，适量吃坚果；⑤少盐少油，控糖限酒，不喝或少喝含糖饮料；⑥规律进餐，足量饮水，不暴饮暴食、不偏食挑食、不过度节食。⑦会烹会选，会看标签，在外就餐，不忘适量与平衡；⑧公筷分餐，杜绝浪费，做可持续食物系统发展的践行者。基于上述原则，饮食指导的原则可分为以下七点。

一、食物多样化，以谷类为主

食物多样是平衡膳食模式的基本原则。谷物为主是平衡膳食的基础，谷类食物含有丰富的碳水化合物，它是提供人体所需能量的最经济、最重要的食物来源。每天的膳食应包括谷薯类、蔬菜水果类、畜禽鱼蛋奶类、大豆坚果类等食物。平均每天摄入 12 种以上食物，每周 25 种以上。每天摄入谷薯类食物 200～300 g，其中全谷物和杂豆类 50～150 g，薯类 50～100 g。全谷物富含 B 族维生素、脂肪酸，营养更丰富。食物多样、谷类为主是平衡膳食模式的重要特征。每一种食物都有不同的营养特点，只有食物多样才能满足平衡膳食模式的需要。

二、吃动平衡

吃动平衡才能保持健康，如何通过吃动平衡来达到健康体重呢？原则上是量出为入，但鼓励多动会吃，不提倡少动少吃，忌不动不吃，因为生命在于运动，吃是为了更好地"动"，一切生命活动和生活功能活动都离不开"吃"。对于成年人来说，轻体力劳动者每天的能量摄入量男性为 2250 kcal，女性为 1800 kcal；对于肥胖的人，饮食调整的原则是在控制总能量基础上的平衡膳食。一般情况下，建议能量摄入每天减少 300～500 kcal，严格控制油和脂肪摄入，适量控制精白米面和肉类，保证蔬菜、水果和牛奶的摄入充足。建议食物多样，平衡膳食，每餐食不过量；一日三餐，定时定量，重视早餐，不漏餐。坚持日常身体活动，每周至少进行 5 天中等强度身体活动，累计 150 分钟以上；主动身体活动最好每天 6000 步。

三、多进食蔬菜、水果、奶类、大豆，适量进食坚果

食物与人体健康关系的研究发现，蔬菜水果的摄入不足，是世界各国居民死亡的前十大高危因素之一。蔬菜和水果富含维生素、矿物质、膳食纤维，且能量低，对于满足人体微量营养素的需要：保持人体肠道正常功能以及降低慢性病的发生风险等具有重要作用。蔬果中还含有各种植物化合物、有机酸、芳香物质和色素等成分，能够增进食欲、帮助消化、促进人体健康。摄入蔬菜水果可降低脑卒中和冠心病的发病风险以及心血管疾病的死亡风险，降低胃肠道癌症、糖尿病等的发病风险。

奶类富含钙，是优质蛋白质和 B 族维生素的良好来源；奶类品种繁多，液态奶、酸奶、奶酪和奶粉等都可选用。我国居民长期钙摄入不足，

每天摄入 300 ml 液态奶或相当量乳制品可以较好地补充人体所需要的钙。增加奶类摄入有利于儿童和青少年的生长发育，也可以促进成年人的骨骼健康。

大豆富含优质蛋白质、必需脂肪酸、维生素 E，并含有大豆异黄酮、植物固醇等多种植物化合物。

坚果富含脂类、不饱和脂肪酸、蛋白质等营养素，是膳食的有益补充。

我国 18 岁以上成年人维生素 A（视黄醇）、维生素 B_1、维生素 B_2、维生素 C 和钙的摄入量普遍较低，建议多进食蔬果、全谷物、奶类和大豆制品，以增加 β—胡萝卜素、B 族维生素、维生素 C 和钙的摄入，是改善我国居民整体膳食微量营养素摄入水平不足、减少营养不良发生的有效举措和重要保障。

四、选择优质蛋白质

鱼、禽、蛋和瘦肉含有丰富的蛋白质、脂类、维生素 A、B 族维生素、铁、锌等营养素，是平衡膳食的重要组成部分，是人体营养需要的重要来源。

目前我国居民畜肉、禽肉、鱼和蛋类的食用比例不适当，畜肉摄入过高，鱼、禽肉摄入过低。鱼、畜禽肉和蛋类对人体的蛋白质、脂肪、维生素 A、维生素 B_2、维生素 B_{12}、烟酸、铁、锌、硒的贡献率高。增加鱼类摄入可降低全因死亡风险及脑卒中的发病风险。

相较之下，鱼类脂肪含量相对较低，且含有较多的不饱和脂肪酸，有些鱼类富含二十碳五烯酸（EPA）和二十二碳六烯酸（DHA），对预防血脂异常和心血管疾病等有一定的作用，可首选。禽类脂肪含量也相对较低，其脂肪酸组成优于畜类脂肪，应先于畜肉选择。蛋黄是蛋类中维生素和矿物质的主要来源，尤其富含磷脂和胆碱，对人体健康十分有益，尽管胆固醇含量较高，但若不过量摄入，对人体健康不会产生影响，因此，吃鸡蛋不要丢弃蛋黄。肥的畜肉，脂肪含量较多，能量密度高，摄入过多往往是肥胖、心血管疾病和某些肿瘤发生的危险因素，但瘦肉脂肪含量较低，矿物质含量丰富、利用率高，因此，应当多进食瘦肉，少进食肥肉。动物内脏如肝、肾等，含有丰富的脂溶性维生素、B 族维生素、铁、硒和锌等，适量摄入可弥补日常膳食的不足。可定期摄入，建议每月可食用动物内脏 2 ~ 3 次，每次 25 g 左右。

五、少盐少油，控糖限酒

培养清淡饮食习惯，少吃高盐和油炸食品。中国营养学会建议健康成年人一天食盐(包括酱油和其他食物中的食盐量)的摄入量不超过 6 g，烹调油 25～30 g。一般 20 ml 酱油中含有 3 g 食盐，10 g 蛋黄酱中含有 1.5 g 食盐，如果菜肴需要用酱油和酱类，应按比例减少食盐用量。

人类饮食离不开油，烹调油除了可以增加食物的风味外，还是人体必需脂肪酸和维生素 E 的重要来源，并且有助于人体对食物中脂溶性维生素的吸收利用。但是过多的脂肪摄入会增加慢性疾病发生的风险。动物油脂富含饱和脂肪酸，应特别注意限制加工零食和油炸香脆食品摄入。日常饱和脂肪酸的摄入量应控制在总脂肪摄入量的 10% 以下。此外，应当经常更换烹调油的种类，食用植物油，减少动物油的用量。

建议每天添加糖的摄入不超过 50 g，最好控制在 25 g 以下。尽量做到少喝或不喝含糖饮料，更不能用饮料替代饮用水；少吃甜味食品，如糕点、甜点、冷饮等；做饭炒菜少放糖；要学会查看食品标签中的营养成分表，选择碳水化合物或糖含量低的饮料，注意隐形糖；在外就餐或外出游玩时更要注意控制添加糖摄入。

儿童、少年、孕妇、乳母不应饮酒。提倡文明餐饮，成年人若饮酒应限量。饮酒可增加肝损伤、胎儿酒精综合征、痛风、结直肠癌、乳腺癌等的发生风险；过量饮酒还可增加心脑血管疾病等的发生风险。

六、足量饮水

成年人每天应饮 7～8 杯(1500～1700 ml)水，提倡饮用白开水和茶水，不喝或少喝含糖饮料。在温和的气候条件下，成年男性每日最少应饮用 1700 ml(约 8.5 杯)水，女性最少应饮用 1500 ml(约 7.5 杯)水。最好的饮水方式是少量多次，每次 1 杯(200 ml)，不鼓励一次大量饮水，尤其是在进餐前，大量饮水会冲淡胃液，影响食物的消化吸收。除了早、晚各 1 杯水外，在三餐前后可以饮用 1～2 杯水，分多次喝完；也可以饮用较淡的茶水替代一部分白开水，人体补充水分的最好方式是饮用白开水和淡茶水。此外，在炎热的夏天，饮水量也需要相应增加。建议饮水的适宜温度在 10～40 ℃。

七、选择新鲜卫生的食物和适宜的烹调方式

选择新鲜卫生的食物和适宜的烹调方式也很重要。食物制备生熟分开、熟食二次加热要热透。选择当地、当季食物，能最大限度地保障食物的新鲜度和营养，对于肉类和家禽、蛋类，应确保熟透。购买预包装食品要看食品标签。食品标签通常标注了食品的生产日期、保质期、配料、质量（品质）等级等，这些信息告诉消费者食物是否新鲜、产品特点、营养信息，另要注意过敏食物及食物中的过敏原信息。

第三节　身体活动指导

身体活动（physical activity）又称体力活动，主要指由骨骼肌收缩导致能量消耗明显增加的各种身体活动。运动主要包括在日常生活中进行的各种身体活动和在日常活动的基础上增加的能够产生健康效益的健身活动，而体力活动的范围大于运动，几乎涵盖了人体所有产生能量消耗的身体活动。体力活动包括休闲性体力活动和非休闲性体力活动（职业性、交通性、家务性）等。根据肌肉收缩的形式，体力活动分为静力性运动和动力性运动；根据运动供能的代谢方式，体力活动分为有氧运动和无氧运动；根据日常生活来源，体力活动分为职业性体力活动、交通性体力活动、家务性体力活动、休闲性体力活动。其中休闲性体力活动又分为竞技运动、娱乐性活动和体育锻炼。

运动锻炼是有计划、有组织、可重复的体力活动，是一种旨在促进或维持一种或多种体适能或健康水平的体力活动。根据这一定义，运动锻炼可作为体力活动的下属概念，是体力活动的组成部分，但不是体力活动的全部。身体活动指导则是对这些体力活动进行指导、评估和反馈。

一、身体活动强度

身体活动强度与获得的健康益处存在明确的量效关系。身体活动强度包括绝对强度和相对强度两种表示方法，绝对强度指体力活动实际能量消耗率，常以摄氧量（$L \cdot min^{-1}$）、摄氧量的体重相对值（$ml \cdot kg^{-1} \cdot min^{-1}$）及代谢当量（MET's）表示。然而，由于绝对强度无法兼顾个体体适能水平或健康水平的差异，有时也使用相对强度来表示体力活动的强度水平。通常情况下，相对强度可用最大摄氧量百分比（percentage of maximal oxygen uptake,% VO$_2$max）、摄氧量储备百分比（percentage of oxygen uptake reserve,% VO$_2$R）、心率储备百分比（percentage of heart rate reserve,% HRR）、最大心率百分比（percentage of maximal heart rate,% HRmax）、运动强度与运动自觉量表（rating of perceived exertion，RPE）来表示。而对于力量性活动，相对强度通常以1-RM（one-repitition maximum，指能够一次成功举起的最大重量）为参照进行标准化处理。

摄氧量是机体在单位时间内能够摄取并被利用的氧量，也称耗氧量。在一定的范围内，随着运动强度的增加，摄氧量和需氧量均成比例增加。

代谢当量（METs，为安静时人体平均耗氧量值，其大小为3.5 ml·kg^{-1}·min^{-1}或者1 kcal·kg^{-1}·h^{-1}）是一种有效、便捷、标准的描述多种体力活动强度的方法。一般认为，低强度体力活动<3 METs，中等强度体力活动为3~6 METs，较大强度以上体力活动≥6 METs。

谈话测试是另一种确定运动强度的方法。运动者在一定强度下运动，使其呼吸加快，但是仍然以完整的句子进行通畅谈话，当问及"你还能舒服地说话吗?"回答"yes"，通常表示强度为通气阈下强度。当运动者能够提供一个类似的答案，表示强度大约在通气阈强度。如果运动者回答"No"时，表示为通气阈上强度。

谈话测试还可以通过如下标准判断："可以讲话或唱歌"是低强度，"能讲话不能唱歌"是中等强度，"难以讲话"是较高强度。

二、身体活动的强度分级

由于不同个体的身体活动水平和最大摄氧量存在个体差异。因此，当从事绝对强度相同的运动时，不同个体的相对运动强度可能不同，对机体造成的影响也会不同。例如，最大摄氧量通常随年龄增长而下降。当年龄较大和年龄较小的个体在同一代谢当量水平运动时，相对运动强度（% VO$_2$max）是不同的。换句话说，年龄较大者较年龄较小者相对运动强度（% VO$_2$max）更高。同时，也可以发现，年龄较大且体力活动活跃的个体，其有氧能力可优于静坐少动的年龄较小的个体。因此，在制订运动强度时，需要先明确运动者自身的身体活动能力水平。

随着年龄的增长，人体各器官系统的机能及相应的生理指标如心肺功能、最大摄氧量和肌肉力量均发生变化。因此，针对不同年龄人群体力活动绝对强度的等级划分应有所区别。2017年8月，针对中国居民参加体育健身活动的实际情况，国家体育总局发布了《全面健身指南》，该指南提出体育健身活动强度的划分，见表6-2。

表6-2　体育健身活动强度划分及其监测标准

运动强度	心率（次/分）	呼吸	RPE
小强度	<100	平稳	轻松
中等强度	100～140	比较急促	稍累
大强度	>140	急促	累

三、身体活动的运动量

运动量是由运动的频率、强度和时间（持续时间）共同决定的。运动量对促进健康/体适能的重要作用已被证实，它对身体成分和体重管理的重要性尤为突出。因此，可用运动量来估算运动处方的总能量消耗。运动量的标准单位可以用 MET-min/wk 和 kcal/wk 表示。

MET（代谢当量）是运动时的代谢率与安静时代谢率的比值，是表示能量消耗的指标。1MET 相当于安静、坐位时的能量代谢率，换算成耗氧量的话，$1MET=3.5\ ml \cdot kg^{-1} \cdot min^{-1}$。

MET-min 也是衡量能量消耗的一个指标，它是对人们从事各种体力活动的总和进行标准的量化。计算方法是用一项或多项体力活动的 METs 乘以进行每项活动的时间（即 METs×min）。通常用每周或每天的 MET-min 来衡量运动量的大小。

千卡（kcal）指 1 kg 水温度升高 1 ℃所需要的热量。使用 METs 来计算 kcal/min 时，需要已知运动者的体重，即

$$\frac{kcal}{min}=(METs×3.5\ ml \cdot kg^{-1} \cdot min^{-1}×体重（kg）÷1000）×5$$

通常用每周或每天活动所消耗的千卡作为衡量运动量的标准。

流行病学和随机临床试验的研究结果显示，运动量与健康/体适能收益之间存在量效关系（即健康/体适能益处随着体力活动量的增加而增加）。虽然还不清楚是否存在获得健康/体适能益处的最大或最小的运动量，但是总能量消耗不少于 500～1000 METs-min/wk 与更低的 CVD 发病率和死亡率密切相关。因此，推荐给大多数成年人的合理运动量是 ≥500～1000 METs-min/wk。

需要注意的是，较小的运动量（即 4 kcal/kg 或 330 kcal/wk）也可为某些个体带来健康/体适能益处，尤其是对于那些低体适能者，甚至更小的

运动量也可能有益于健康，因而目前无法指定最小推荐量。

四、身体活动能量消耗的测量方法

直接观察法是指调查人员通过观察用表格或手提计算机设备记录调查对象的体力活动情况。观察者要记录观察对象的行为信息、活动类型、频率、活动时间。根据这些信息，对照各种活动的能量消耗量表，可以计算出观察对象在一段时间内的能量消耗。直接观察法得出的数据客观可靠，所以是研究体质与健康、体育课程的完善与监督的一个重要方法。由于它限制了观察的时间和地点，所以观察的地点一般在学校（操场、体育馆）或/和家里，该方法比较适用于没有认知或没有准确回忆细节能力的学龄前儿童。同时由于系统的观察是对行为的直接测量，不需要进行推算和解释，但是这需要观察者一对一地观察对象，且在观察时间比较长时精度会出现下降，费时且研究费用比较高，因此这种方法只能应用于短时间小样本研究。

DLW（doubly labeled water，双标水法）是目前测试体力活动能量消耗最可靠、最标准的方法，是国际上测量能量消耗的"金标准"。DLW方法的优点是结果精确度高，样品收集和测定过程简单、安全，无毒副作用，受试者的日常生活方式不受限制，适用范围广，可用于测量各种生理条件下的人群。其缺点是测试费用昂贵，且操作专业性较强，不适合大众的非研究性应用。

心率检测法应用心率与能量消耗密切相关的原理。体力活动可以通过心血管系统使得心率产生相应的变化，当已知心率和氧消耗量关系的情况下，可以通过心率计算氧消耗量，进而计算出能耗。

运动感应器是佩戴在人体腰部、手腕和上臂等处的用于定量测量体力活动量或估计能量消耗（energy expenditure，EE）的装置。具有客观、准确且携带和佩戴方便等优点，可以在大众健康中广泛应用。

加速度计能够有效检测体力活动的能量消耗、持续时间和活动强度，对测量日常生活中的能量消耗有一定的实用性，且客观、准确、易于接受。研究实验发现，采用三维加速度感应器预测体力活动能耗量与气体代谢法得出的结果有很好的一致性。

计步器以感受人在走、跑过程中脚步落地对身体的冲击或者身体摆动对平衡臂的作用，以步数/天的形式记录每天的体力活动量。与加速度计比较，计步器的优点是体积小、价格便宜。对于以步行为主要活动方式的人群，计步器可以为他们提供费用低廉的自我监控方法，以协助他们达到预定的运动目标。

问卷调查法主要形式有访谈法、日志、日记法、活动回顾、问卷填写法等。问卷调查法的优点在于价格较低、适合大样本人群调查、能够通过设计尽可能满足研究需要。弊端是信度和效度不高，测试对象填写时往往带有明显的主观性，只能粗略估计测试对象的能量消耗和体力活动水平。目前用得最多的是国际体力活动问卷、体力活动记录、体力活动日志和体力活动回顾。

第四节　运动的健康效益

一、身体活动与健康的量效关系

美国运动医学会（ACSM）曾经联合美国疾病控制和预防中心（CDC）、美国卫生总署和美国国立卫生研究院针对体力活动和健康发表了标志性的出版物，唤起人们关注与传统标准不同、能够改善体适能水平的规律体力活动（如每次运动时间<20分钟的中等强度体力活动而不是较大强度体力活动）的健康收益，告诉公共健康、健康/体适能、临床运动和健康管理人士，给予一定量和强度的体力活动是满足改善健康、降低疾病的易感性（发病率）和降低早期死亡率的需要。并提出了体力活动的量与健康之间的量效关系（如活动比不活动好，多活动比少活动好）。Williams对23项共涉及1 325 004例不同性别个体的体力活动或体适能的随访资料进行了Meta分析，结果显示，体力活动、体适能与冠状动脉疾病（coronary artery disease，CAD）及心血管疾病（cardiovascular disease，CVD）风险之间存在量效关系。大量研究证实了体力活动的健康促进效应。可见，增加体力活动或提高体适能水平可以获得更多的健康收益是显而易见的。

大量研究支持体力活动与早期死亡、心血管疾病/冠心病、高血压病、中风、骨质疏松、2型糖尿病、代谢综合征、肥胖、结肠癌、乳腺癌、抑郁、功能性健康、跌倒风险及认知功能的负相关关系。大量来自实验室研究及大规模基于人群的观察性研究发现，上述多种疾病及健康状况与体力活动存在强有力的量效关系。

美国2008年体力活动指南顾问委员会专家小组通过回顾自2006年起美国卫生总署报告中已发表的有关体力活动和健康的科学证据，指出了一些体力活动有益于健康以及多种疾病与健康状况量效关系的强有力的证据，其中两个重要的结论如下：①可通过每天或每周大多数天进行中等量的体力活动获得主要的健康收益；②增加体力活动量可获得更多的健康收益，进行规律的体力活动，并坚持更长时间和/或更剧烈的体力活动，将比体力活动较少者获得更为显著的健康收益。

早在 1995 年，美国 CDC 和 ACSM 就推荐所有美国成年人至少需要每天或每周大多数天进行 30 min/d 的中等强度体力活动。但是静坐少动的生活方式仍然是主要的公共健康问题。调查发现仅有 46% 的美国成年人达到了 CDC 和 ACSM 推荐的体力活动量最低标准，即每周至少 5 天，每天 30 分钟的中等强度有氧体力活动，或者每周至少 3 天，每天 20 分钟较大强度的体力活动。

此外，还有研究表明，能够降低慢性疾病的进展及低死亡率的体力活动量并不足以预防或逆转由生活方式引起的体重增加和/或肥胖。对于大多数人来说，可能需要超过最小推荐量的体力活动来管理和/或预防体重增加和肥胖。

二、体力活动的益处

经常参加运动锻炼能明显改善个体的健康水平。根据 ACSM 发布的权威总结报告，运动对于健康的益处主要表现：①增进心血管和呼吸系统的功能，包括增加最大摄氧量、降低非最大运动负荷的心肌耗氧、降低最大运动负荷时的心率和血压、减少乳酸生成、减少运动过程中的心绞痛现象；②减少冠状动脉疾病的危险，包括降低安静状态下的收缩压和舒张压、增加血液高密度脂蛋白含量、减少全身脂肪含量、增强葡萄糖耐受和减少胰岛素抵抗；③减少患病率和死亡率；④降低焦虑程度和精神沮丧、增强自我健康感觉、保持并改善人体工作能力和运动成绩。

坚持规律运动还能够在一定程度上改善机体的免疫功能，提高机体的抗病能力，减缓机体的衰老速度，改善糖尿病、骨质疏松、关节炎、精神紧张、焦虑和抑郁等身心疾病的病情，提高睡眠质量，预防骨质增生和恶性肿瘤生成，提高生活自我满意度和社会适应能力，对社会交往和认知功能也有一定的促进作用。

三、运动不足可能导致的疾病

对于积极参加运动锻炼的人群，每周的运动时间在 150 分钟左右或者每周消耗的能量在 1000 kcal 左右，采取中等强度的运动锻炼可使冠心病的发病风险降低 30%，并可使高血压、糖尿病、结肠癌发病率降低；同时对于女性采取 1.25 ~ 2.5 h/wk 的快走可使乳腺癌的发生率降低 18%。积极进行身体活动的成年人髋部或脊椎骨折的风险一般较低。增加运动训练还可以最大限度地减轻脊椎、髋部骨密度的降低程度，增加骨骼肌肉的体积、力量、功率和神经肌肉反应能力。负重的耐力和抗阻力形式的身体活动可以有效促进骨密度增加（如每周 3 ~ 5 天、每次 30 ~ 60 分钟中等到高强度身体活动）。

因此，ACSM、美国心脏协会 AHA、美国医学总监报告中对总运动量最低推荐：每周通过体力活动和运动至少消耗 1000 kcal 的能量；每周运动 150 分钟或每天运动 30 分钟；每天中等强度步行 3000 ~ 4000 步。每天中等强度步行 ≥10 000 步，为活跃体力活动的标准；每周 ≥2000 kcal/wk 的能量消耗，250 ~ 300 min/wk 或 50 ~ 60 min/d 的运动可获得更多益处，有助于减重。

心血管方面的疾病（高血压、血脂异常、心肌梗死、冠心病、动脉粥样硬化、充血性心力衰竭）：运动不足会增加患心肌梗死的危险性。长期缺乏运动可使得人体安静时心率加快，心脏每搏输出量减少。有研究证明，安静卧床休息 3 ~ 4 周，人体的血容量可以下降 17%。在这种情况下，一旦体力负荷增大，只能靠心率增加来满足机体的需氧量，从而导致心肌耗氧量相对增加，心肌缺血增加了冠心病患者心肌梗死的危险性。运动不足者血液中脂蛋白成分可发生改变，使得具有防止动脉粥样硬化作用的高密度脂蛋白水平下降，因而存在引起动脉粥样硬化的风险。

代谢性疾病（超重、肥胖、糖尿病、骨质疏松）：运动不足易形成肥胖。运动不足可以使体内能量消耗降低，过剩的能量以脂肪的形式存储在皮下、器官，易引起肥胖。而肥胖容易引起高血脂、高血压、高血糖。运动不足易导致骨质疏松。经常适当的运动能刺激成熟的骨细胞并抑制破骨细胞，如果运动量太少，骨承受机械应力不足，就容易导致骨膜下骨吸收的钙、磷等物质过度的丢失，进而引起骨质疏松。

呼吸系统疾病（肺气肿、哮喘病、慢性支气管炎）：运动不足会导致肺功能减退，长期不运动，可导致呼吸肌无力，肺泡弹性降低，影响肺的通气功能，肺最大通气量降低，肺内气体交换能力降低，血红蛋白携氧能力也会下降，较小负荷运动时即可出现胸闷、气急的症状。

肌肉骨骼紊乱性疾病（腰背痛、骨折、退行性关节炎）。运动不足会使关节结构产生一系列的变化，使得关节囊和韧带组织缺乏被动牵伸，弹性较差，容易导致关节活动幅度受限，内部纤维排列紊乱，韧带止点骨质薄弱，进而造成韧带强度不足。

运动不足还容易引起关节内滑膜纤维、脂肪组织增生，形成关节内粘连，同时还会妨碍关节滑液的分泌和流转，使得关节面软骨缺乏挤压，引起软骨营养障碍及萎缩，受压处软骨则由于弹性改变，易出现坏死和脱落。运动不足还易发生肌肉萎缩。运动不足会导致肌肉力量、耐力下降，严重者会发生失用性肌萎缩。通常健康成人安静卧床 1 周可使得肌力下降 20%，同时肌纤维会变细。另外，缺乏运动还会使肌肉组织内的无氧和有氧代谢酶活性下降。

另外，长期缺乏运动，大脑血流缓慢，神经细胞营养供应不足，工作能力降低，容易导致疲劳，出现头昏眼花、神思疲倦的症状。

四、运动的风险

适宜的运动能增进健康，而运动不当也存在一定的风险。运动锻炼，特别是强度较高的运动锻炼，对运动者的心血管系统功能要求极高，运动中既会增加心血管事件发生的风险，也会增加肌肉骨骼系统损伤的风险。运动的风险包括健康风险（指原有疾病或危险因素在运动中可能出现的问题，如心血管事件、脑卒中、低血糖等）及运动损伤风险（指运动中可能引起腰损伤、骨折、关节扭伤、肌肉拉伤等）。

一般来说，心血管系统正常的健康个体进行运动不会引起心血管事件的发生。健康个体进行中等强度体力活动引起心搏骤停或心肌梗死的风险很低。然而，对于已经诊断或隐匿性心血管疾病的个体，在较大强度体力活动时，可快速而短暂地增加心搏骤停（猝死）和/或心肌梗死的风险。因此，此类事件的风险取决于人群中心血管疾病的流行状况。为了避免运动中心血管事件发生，降低运动中的风险，在运动锻炼前应有针对性地进行医学检查和运动负荷试验。

（一）年轻人猝死

运动中主要存在的风险是由心血管疾病引起的猝死。30～40 岁年轻人群中心血管疾病的流行率很低，因此发生心源性猝死的风险极低。有数据显示年轻个体致死的常见原因是先天性遗传缺陷，包括肥厚型心肌病、冠状动脉异常和主动脉狭窄。美国的高中和大学生运动员中与运动相关的绝对年死亡率分别为男性 1/133 000，女性 1/769 000。这个比例包含了所有与运动相关的非创伤性死亡。虽然死亡率很低，但是仍值得注意，在可确定死亡原因的 136 例死亡者中，有 100 例是死于心血管疾病，心血管疾病占比很大。

（二）成年人运动相关心血管事件

由于成年人动脉粥样硬化性等心血管疾病比较多，成年人心脏猝死或急性心肌梗死的风险高于青少年。成年人进行较大强度体力活动时，心脏猝死的绝对风险是每年 15 000 ~ 18 000 人中有 1 例死亡。估计男性每 10 000 人每小时 0.3 ~ 2.7 次事件，女性 0.6 ~ 6.0 次事件。总体来看，与青少年比较，成年人参加较大强度的体力活动时，心源性猝死和急性心肌梗死的发生率是较高的。而且，多数静坐少动者参加不常进行的运动或强度较大的运动时，心源性猝死和急性心肌梗死比率异常增加。

尽管较大强度运动时心源性猝死和急性心肌梗死的发生率增加，但是，与体力活动不足者比较，体力活动积极者或者健康的成年人发生心血管疾病的风险降低了 30% ~ 40%。目前，健康无症状成年人在较大强度运动中发生心源性猝死的确切机制尚不明确，但是有证据显示，心脏收缩频率和冠状动脉波动幅度增加导致冠脉的扭曲，这可能会导致动脉粥样硬化斑块的破裂，引起血小板凝聚，或急性栓塞。这一过程已通过血管造影，在多个运动诱导的心脏事件中得到证实。

（三）运动测试中发生心血管事件的风险

运动测试中发生心血管事件的风险随人群中心血管疾病的流行率而变化。心脏事件的风险包括急性心肌梗死、室颤、住院治疗和死亡等。这些数据表明，在混合人群中运动测试的风险是很低的，每进行 10 000 次测试，约发生 6 次心脏事件，其中有一项研究的试验数据是非内科医师提供的。

（四）心脏康复中发生心血管事件的风险

显然，冠状动脉疾病患者在运动中发生心血管事件的风险最高。一项调查显示，心脏康复过程中非致死性心血管疾病并发症的发生率是每 34 673 小时 1 次，致死性心血管疾病并发症的发生率是每 116 402 小时 1 次。近期更多研究发现，这些事件的发生率更低，心搏骤停发生率是 1/116 906 人次/小时，心肌梗死发生率是 1/219 970 人次/小时，死亡率是 1/752 365 人次/小时，主要并发症的发生率是 1/81 670 人次/小时。尽管这些并发症的发生率很低，但要注意患者需要进行筛查，并在具备可进行医学心脏急救的设备支持下进行运动。当患者在缺乏有效心搏骤停处理措施的支持下运动时死亡率将增加 6 倍。有趣的是，在一篇关于家庭心脏康复项目的综述中发现，心血管并发症的发生率并未增加，这恰好与正规医疗中心运动项目的数据相反。

第五节　健康咨询

健康咨询指的是通过健康咨询的技术与方法，为求助者的健康问题提供咨询服务。相关专业人士必须运用营养学、医学及相关学科的专业知识，遵循健康的科学原则，通过健康咨询的技术与方法，为咨询者解答健康问题。目前，我国占人口总数 85% 的健康、亚健康人群长期被忽略，这与发达国家相比差距很大。但是，既懂得公众营养指导，又懂得公众运动健身指导、公众心理咨询指导、公众生活环境指导和整个人生经营指导的高素质综合性公众健康指导人才在我国十分稀缺。

一、健康咨询的基本模式

目前较多推荐进行健康行为指导的健康咨询模式为以评价为基础的模式，这种指导方式是帮助或者协助个人改变行为的一系列步骤，以个人健康为中心，指导健康管理双方"如何做"的一套程序。它指导工作者完成对个人的健康咨询和促进行为的改变。它包含五个基本的步骤。

1. 评估：评估个人行为的现状、相关知识、技能和自信心。
2. 劝告：提供有关健康危害的相关信息，行为改变的益处等。
3. 达成共识：指根据个人的兴趣、能力共同设定一个改善健康/行为的目标。
4. 协助：为个人找出行动可能遇到的障碍，帮助其确定正确的策略、解决问题的技巧以及获得社会支持。
5. 安排随访：明确随访的时间和方式(上门、电话、电子邮件)。

二、健康咨询的原则

健康咨询的基本原则包括如下内容。
1. 自愿原则：避免强制。
2. 保密原则：咨询服务提供者必须恪守的基本准则，也是与服务对象保持信任关系的基本条件。

3. 建立平等友好信赖关系原则：只有尊重对方、平等相待，才能提高咨询效果。

4. 鉴定需求原则：避免主动指出服务对象存在的问题。

5. 调动参与原则：着力调动对方的参与意识和主观能动性，促使对方主动思考，进行自我分析、自我批判，从而接受新的知识，树立新的理念。

6. 接触限制原则：接触只能限于咨询服务内。

7. 伦理原则：必须遵循普遍认同的伦理规范与价值观。

三、健康咨询的内容

健康咨询的内容如下：青少年的行为问题，如青少年的不良行为，吸烟、喝酒等问题；儿童的行为问题，如儿童的多动症、学习困难等；老年人的行为问题，如老年人的生活质量，空巢问题等；家庭行为问题，如家庭暴力、家庭关系不和等；职业工作行为问题，如劳动保护、高危职业行为问题、自杀等；致病行为问题，包括对不健康的致病行为的咨询。

注重健康理念的推广。在健康自知问题上，推广"全面健康"的理念，以亚健康群体为着手点，进行全方位、多角度的宣传，通过报刊宣传、网络宣传、公益讲座等多种形式进行。此外，政府相关部门应积极开展公益性活动，免费体检，并普及健康知识。同时还应促成健身房、养老院、医院三位一体的合作。制订更加良好的健身计划以及营养套餐，定期到各个养老院进行免费的健康检测，投身公共事业建设，发展全面健康服务的特色。

第七章　心理健康与干预

第一节　心理健康的基本知识

一、心理健康的概念

随着社会的发展和人类对自身认识的深化，人们对健康概念的认识不断丰富和完善。在现代社会中，健康不仅指生理健康，还包括心理健康、社会适应，三者的和谐统一构成了健康的基础。心理健康的标准是动态的，不同年龄、不同社会文化、不同时代具有不同的标准。

国内外许多学者从各自关注的不同角度对心理健康进行论述，迄今为止，对于什么是心理健康还没有一个统一的、公认的定义。有人从心理潜能的角度来理解心理健康，认为心理健康的人是能够充分发挥自己的潜能，并能妥善处理和适应人与人、人与环境之间相互关系的个体；有人认为，心理健康是一种持续、积极乐观、富有创造性的心理状态，在这种状态下，个体适应良好，具有旺盛的生命活力，在情绪与动机的自我控制等方面达到正常或良好水平。有学者认为，心理健康是指人的一种较稳定持久的心理功能状态。它是个体在与社会环境相互作用时，主要表现为在人际交往中能否使自己的心态保持平衡，使情绪、需要、认知保持一种稳定状态，并表现出一个真实自我的、相对稳定的人格特征。如果用简单的一个词来定义心理健康，就是"和谐"。个体不仅自我感觉良好，与社会发展和谐，发挥最佳的心理效能，而且能进行自我保健，自觉减少行为问题和精神疾病，因此，心理健康是指一种生活适应良好的状态。心理健康包括两层含义：①无心理疾病，这是心理健康最基本的条件，心理疾病包括各种心理与行为异常的情形；②具有一种积极发展的心理状态，即能够维持自己的心理健康，主动减少问题行为和解决心理困扰。

二、心理健康的标准

关于心理健康的标准，不同学者有不同的观点，并且随着社会文化和时代的不同，心理健康的标准也在不断地发展和变化。例如，在封建社会，安贫乐道可能是一种理想的保持心理平衡的观念，但是在现代社会，如果安于现状而不思进取，就可能在激烈的社会竞争中被淘汰。下面介绍一些学者对心理健康标准的看法。

（一）美国著名心理学家马斯洛（A. Maslow）等提出的标准

人本主义心理学家马斯洛等提出了心理健康的十条标准：①充分的安全感；②充分了解自己，并对自己的能力做适当的估价；③生活的目标能切合实际；④能与现实环境保持接触；⑤能保持人格的完整与和谐；⑥具有从经验中学习的能力；⑦能保持良好的人际关系；⑧适当的情绪表达及控制；⑨在不违背集体要求的前提下，能做有限度的个性发挥；⑩在不违背社会规范的前提下，对个人的需要能做恰如其分的满足。

（二）奥尔波特（G. Allport）提出的标准

心理健康与人格有着密切的关系，人格心理学家奥尔波特对心理健康提出了七条标准：①自我意识广延；②良好的人际关系；③情绪上的安全性；④知觉客观；⑤具有各种技能，并专注于工作；⑥现实的自我形象；⑦内在统一的人生观。

（三）林崇德提出的标准

我国著名心理学家林崇德认为，凡对一切有益于心理健康的事件或活动做出积极反应的人，其心理便是健康的。他认为心理健康主要有以下十条标准：①了解自我，对自己有充分的认识和了解，并能恰当地评价自己的能力；②信任自我，对自己有充分的信任感，能克服困难，面对挫折能坦然处之，并能正确地评价自己的失败；③悦纳自我，对自己的外形特征、人格、智力、能力等都能愉快地接纳认同；④控制自我，能适度地表达和控制自己的情绪和行为；⑤调节自我，对自己不切实际的行为目标、心理不平衡状态、与环境的不适应性，能做出及时的反馈、修正、选择、变革和调整；⑥完善自我，能不断地完善自己，保持人格的完整与和谐；⑦发展自我，具备从经验中学习的能力，充分发展自己的智力，能根据自身的特点，在集体允许的前提下，发展自己的人格；⑧调适自我，对环境有充分的安全感，能与环境保持良好的接触，理解他人，悦纳他人，能保持良好的人际关系；⑨设计自我，有自己的生活理想，理想与目标能切合实际；⑩满足自我，在社会规范的范围内，适度地满足个人的基本需求。

(四) 郭念锋提出的标准

郭念锋在其所著的《临床心理学概论》一书中提出从以下十个方面判断心理健康的水平。

1. 心理活动强度：这是指对于精神刺激的抵抗能力。不同的人对于同一类精神刺激的反应是各不相同的，这就能看出不同人对于精神刺激的抵抗力。抵抗力低的人往往容易遗留下后患，可以因为一次精神刺激而导致反应性精神病或癔症，而抵抗力强的人虽有反应但不致病。这种抵抗力主要是和人的认识水平有关，一个人对外部事件有充分理智的认识时，就能相对地减弱刺激的强度。另外，人的生活经验以及固有的性格特征和先天神经系统的素质也都会影响这种抵抗能力。

2. 心理活动耐受力：前面所说的是对突然的强大精神刺激的抵抗能力。但现实生活中还有另外一类精神刺激，这种刺激长期反复地在生活中出现，久久不消失，几乎每日每时都缠绕着人。这种慢性的、长期的精神刺激可以使一个人痛苦很久，甚至可以折磨一个人的一生。有的人在这种慢性精神折磨下会出现心理异常、人格改变、精神不振，甚至产生严重的躯体疾病。但是，也有人虽然被这些不良刺激缠绕，但不会在精神上出现严重问题，甚至把不断克服这种精神刺激当作生活的乐趣，当作一种标志自己是一个强者的象征，他们可以在别人无法忍受的逆境中做出成绩，可以把对长期精神刺激的抵抗能力看作一个人心理健康水平的指标。我们将这种能力称为心理活动耐受力。

3. 周期节律性：人的心理活动在形式和效率上都有着自己内在的节律性。例如，人的注意力水平就有一种自然的起伏。不只是注意状态，人的所有心理过程都有节律性。一般可以用心理活动的效率作指标去探查这种客观节律的变化。有的人白天工作效率不高，但一到晚上就很有效率，有的人则相反。如果一个人的心理活动的固有节律经常处在紊乱状态，不管是什么原因造成的，都可以说他的心理健康水平下降了。

4. 意识水平：意识水平的高低往往以注意力水平为客观指标。如果一个人不能专注于某种工作，不能专注于思考问题，思想经常开小差或者因注意力分散而出现工作上的差错，我们就要警惕他的心理健康问题了。因为注意力水平的降低会影响意识活动的有效水平。思想不能集中的程度越高，心理健康水平就越低，由此造成的其他后果，如记忆力下降等也越严重。

5. 受暗示性：易受暗示的人往往容易被周围环境的无关因素所影响，出现情绪的波动和思维的紊乱，有时表现为意志力薄弱，他们的情绪和思维很容易随环境的变化而变化，精神活动很不稳定。当然，受暗示这种特点在每个人身上都或多或少地存在着，但水平和程度差别较大。

6. 康复能力：人的一生不可避免会遭受精神创伤，在精神创伤之后，情绪的波动、行为的暂时改变，甚至某些躯体症状都可能出现。但是，由于人们各自的认识能力不同、经验不同，从一次打击中恢复过来所需要的时间也会有所不同，恢复的程度也有差别。这种从创伤刺激中恢复到往常水平的能力，称为心理康复能力。康复水平高的人恢复得较快，而且没有后遗症，每当再次回忆起创伤时，他们表现得较为平静，情绪色彩也很平淡。

7. 心理自控力：情绪的强度和表达、思维的方向和过程都是在人的自觉控制下实现的。所谓不随意的情绪和思维只是相对而言的，它们都有随意性，只是水平不高，以致难以察觉罢了。对情绪、思维和行为的自控程度与人的心理健康水平密切相关。当一个人身心十分健康时，他的心理活动十分自如，情绪的表达恰如其分，仪态大方，既不拘谨也不放肆。因此，精神活动的自控能力不失为心理健康的一个指标。

8. 自信心：当一个人面对某种生活事件或工作任务时，必然会首先估计一下自己的应付能力。这种自我评估有两种偏差，一种是估计过高，一种是估计过低，前者是盲目的自信，后者是盲目的不自信，这种自信心的偏差所导致的后果都是不好的。前者很可能由于自身力不从心导致失败，从而产生失落感或抑郁情绪；后者可因自觉力不从心，害怕失败而产生焦虑不安的情绪。为此，一个人是否有恰当的自信是衡量心理健康的标准之一，自信心反映的是一种自我认知和思维的分析综合能力，这种能力可以在生活实践中逐步提高。

9. 社会交往：人类的精神活动得以产生和维持，其重要的支柱是充分的社会交往。如果一个人的社会交往权利被剥夺，必然导致其精神崩溃，出现种种异常心理。因此，一个人与社会中其他人的交往也往往标志着他的心理健康水平。

当一个人毫无理由地与亲友和社会中其他成员断绝来往，或者变得十分冷漠时，这就构成了精神病症状，称为接触不良；反之，如果过分地进行社会交往，与素不相识的人也可以"一见如故"，这可能是一种躁狂状态。现实生活中比较多见的是心情抑郁，人处在抑郁状态下，社会交往困难则较为常见。

10. 环境适应能力：从某种意义上说，心理是适应环境的工具，人类为了保存个体和延续种族，为了自我发展和完善，就必须适应环境。因为，一个人从生到死，始终不能脱离自己的生存环境。环境条件是不断变化的，有时变动很大，这就需要采取主动性的或被动性的措施，使自身与环境达到新的平衡，这一过程称为适应。适应有积极适应和消极适应，前者是指积极地改变环境，后者是指躲避环境的冲击。有时，生存环境的变化十分剧烈，人对它无能为力，只能忍耐，即进行消极适应。消极适应只是形式，其内在意义也含有积极的一面，起码在某一时期或某一阶段上有现实意义。当生活环境突然变化时，一个人能否很快地采取各种办法去适应，并保持心理平衡，往往反映了一个人的心理健康水平。

第二节　常见心理疾病的干预

一、心理疾病概述

心理疾病是各种原因引起的心理异常的总称。医师通过对咨询者心理症状的分析，可首先做出医学诊断，进一步做心理学诊断，便于选择心理治疗的方法。常见的心理疾病包括精神病、神经症及其他心理障碍。

精神病是一类严重的心理疾病，需精神科专科医师来治疗，包括精神分裂症、躁狂、抑郁性精神病。

神经症是公认的心理因素引起的疾病，是心理治疗的主要对象。根据（国际疾病分类-9）ICD-9中规定，分为十类：焦虑神经症、歇斯底里（我国译为癔症）、恐怖症、强迫症、抑郁症、神经衰弱、人格障碍、疑病症、其他神经症性障碍、未定型。

其他心理疾病有性倒错、性变态（包括恋物症、异装症等），以上病症又称性偏移。

二、精神分裂症及其干预

（一）精神分裂症概述

精神分裂症是所有精神疾病中最复杂的一种，是脑的严重、慢性、致残性疾病。曾被认为是心理疾病，现划为大脑疾病。

1. 有关精神分裂症的一些统计资料：美国国立精神健康研究所统计的资料如下：美国每年有 200 万以上的成年人罹患精神分裂症，其中有 1/10 承认有过自杀行为；在美国，尽管仅 1% 的人群患有谨慎心理性疾病，然而，仅精神分裂症所占用的消耗费用就占所有精神心理性疾病费用的 22%；精神分裂症患者所占用的病床数占所有因精神心理性疾病住院的 22%。

2. 易患精神分裂症的人群：尽管男女均可发生精神分裂症，但男性起病比女性早，通常在 10 ~ 20 岁起病，而女性常在 20 岁以后起病。

3. 精神分裂症的症状：以下是精神分裂症最常见的症状，但每个患者表现有差异。对现实的歪曲知觉，意识混乱，多疑，错觉，幻觉，思维紊乱，情绪失控，感情平淡（情感表达），工作和学习困难，缺乏密切的人际关系/社交退缩，夸大自身价值和（或）不现实自我评价过高。

精神分裂症最突出、让人迷惑的特征是精神症状的突然出现。目前所知精神分裂症不是由单一病因引起，可能有许多因素，如遗传、行为和环境等在发病中均起作用。

（二）精神分裂症的干预

精神分裂症是一个病因未明的慢性精神疾病，多起病于青壮年，有三大主要症状：阳性症状、阴性症状和认知功能的损害。患者均有不同程度的社会功能损害，而且治疗效果及预后均不尽人意，给家庭和社会带来了极大的负担。因此，很多研究者都设想对精神分裂症进行早期干预会不会取得更好的疗效和预后。目前，已经有越来越多的相关证据支持这一假设。在临床上大部分患者都是在出现了明显的症状才到医院诊治。越来越多的证据发现在精神分裂症发作之前，绝大多数患者已经有一段时间的前驱症状，并且伴随着大脑神经生物学的变化及认知功能的下降，这段时间被称为"未经治疗的精神病阶段（the duration of untreated psychosis, DUP）"。DUP 是 Crow 于 1986 年对 120 例首发精神分裂症患者随访 2 年，发现治疗前期间超过 1 年的患者初次出院后的复发率明显增高，首次提出精神分裂症的预后与精神病治疗前期间有关。Bottlender 等对 58 例精神分裂症患者随访 15 年后发现：排除其他与长期预后有关的因素外，第 1 次住院前的 DUP 时间仍然与阴性症状、阳性症状和大部分精神病性症状呈负相关。另外，DUP 与认知功能的关系也有相关的报道，通过回顾了 21 个对照研究后发现在第一次或第二次住院治疗时，接受了抗精神病药物治疗的患者的预后要比在发病早期未接受治疗的患者要好。有人认为，精神分裂症的疾病过程特点是前几年认知功能进行性下降，2~5年后便进入一个稳定的、不可逆的阶段。因此，目前有很多研究者将焦点集中在早期治疗上。并且，现在有一种观点认为，精神分裂症认知功能的损害和阴性症状是在阳性症状之前出现的，而这正是影响预后的关键。因此，从理论上来讲早期干预将会对预后产生非常积极的作用。

（三）如何识别精神分裂症的高危人群

对于精神分裂症的高危人群，目前还没有一个很确定的识别方法，遗传学方法是众所周知的一种，但是遗传度仅有11%~37%，这样就会存在很大的假阳性率，而且会引起很多伦理学问题。选择临床学的方法灵敏度和特异度就相对高一些，但也只是疾病的过程已经开始，识别才有可能。目前大部分早期干预研究用的识别方法主要有两种标准：高危因素和基本症状。下面介绍一下这两个标准。

1. 高危因素标准：高危因素标准是指目前常用于发现高危人群的一种方法，尤其是用于药物干预研究中，它包括三个标准。

（1）轻微精神病性症状（attenuated positive symptoms，APS）：包括奇特的思维内容或者牵连观念，怀疑心，夸大，知觉障碍或者幻觉和怪异的行为或者打扮。最少要有上述一个症状并且每周出现多次或者在一个特定的时间内持续1周，这个特定的时间各研究中规定的时间不一样，在3个月至1年之间。

（2）短暂的精神病性症状（the brief limited intermittent psychotic symptoms，BLIP）：类似于DSM-Ⅳ中短暂性精神病中的定义（幻觉、妄想和思维形式障碍），症状在1周内自行缓解。

（3）状态和性状危险因子标准包括精神状态的改变或者是大体功能量表（GAF）最近减少至少30分，再加上一个以上的危险因子：一个以上的一级亲属被诊断为DSM-Ⅳ中任意一种精神障碍，或者是分裂型人格障碍。

高危因素标准已在很多早期干预研究中得到应用，41%符合该标准的人12个月后发展为急性精神病。这个术语的特点是，它并不意味着一定会患精神分裂症这样的疾病，而是提示他们现有的心理状态，使得他们有患精神分裂症的风险，这个术语比前驱症状更保守，这个概念肯定了我们对精神分裂症的理解存在局限性，而且避免了"假阳性"的病例导致的伦理学问题，而且参与高危人群模式的受试者是自愿的，他们意识到了自身精神方面的变化和功能方面的改变。因此，虽然存在假阳性，但他们也是需要得到帮助的"患者"。

2. 基本症状：基本症状是指轻微的，常能够自我感觉到的一些知觉或者是认知方面的一些缺陷。在波恩早期的认知研究中，在基线时，如果 66 项波恩基本症状评估量表中最少有 1 项症状存在的话，那最后患精神分裂症的概率是 78%。平均时间为 4 年。最后诊断为精神分裂症的患者中最少 25% 有这些症状，阳性率大于 70%。其中反映信息处理障碍的症状中，有 10 个基本症状的阳性率和特异性高，且假阳性率低（在 1.9% ~ 7.5%）。这一套症状构成了"早期前驱症状"的主要组成部分。

三、焦虑症及其干预

（一）焦虑症概述

1. 疾病概念：焦虑是最常见的一种情绪状态，如快考试了，如果你觉得自己没复习好，就会紧张担心，这就是焦虑。这时，通常会抓紧时间复习应考，积极去做能减轻焦虑的事情。这种焦虑是一种保护性反应，也称生理性焦虑。当焦虑的严重程度和客观事件或处境明显不符，或者持续时间过长时，就变成了病理性焦虑，称为焦虑症状，符合相关诊断标准的话，就会诊断为焦虑症（也称焦虑障碍）。

2. 病因：为什么会得焦虑症呢？目前病因尚不明确。研究表明，焦虑症与遗传因素、个性特点、不良事件、应激因素、躯体疾病等均有关系，这些因素会导致机体神经-内分泌系统出现紊乱，神经递质失衡，从而出现焦虑症状。焦虑症患者往往会有 5-羟色胺（5-HT）、去甲肾上腺素（NE）等多种神经递质的失衡，而抗焦虑药可使失衡的神经递质趋向正常，从而使焦虑症状消失，情绪恢复正常。

3. 疾病分类：焦虑症有很多种类型，按照患者的临床表现，焦虑症常分为以下三类。

（1）广泛性焦虑：在没有明显诱因的情况下，患者经常出现过分担心、紧张害怕，但紧张害怕常常没有明确的对象和内容。此外，患者还常伴有头晕、胸闷、心慌、呼吸急促、口干、尿频、尿急、出汗、震颤等躯体方面的症状，这种焦虑一般会持续数个月。

（2）急性焦虑发作：又称惊恐发作。在正常的日常生活环境中，并没有恐惧性情境时，患者突然出现极端恐惧的紧张心理，伴有濒死感或失控感，同时有明显的自主神经系统症状，如胸闷、心慌、呼吸困难、出汗、全身发抖等，一般持续几分钟到数小时。发作突然开始，迅速达到高峰，发作时意识清楚。这种类型焦虑的出现是发作性的，是无法预知的。由于急性焦虑症发作的临床表现和冠心病发作非常相似，患者往往拨打"120"急救电话，去看心内科的急诊。尽管患者看上去症状很重，但是相关检查结果大多正常，因此往往诊断不明确，使得急性焦虑发作的误诊率较高，既耽误了治疗也造成了医疗资源的浪费。

（3）恐怖症：包括社交恐怖、场所恐怖、特定的恐怖。恐怖症的核心表现和急性焦虑发作一样，都是惊恐发作。不同点在于恐怖症的焦虑发作是由某些特定的场所或者情境引起的，患者不处于这些特定场所或情境时是不会引起焦虑的。例如，害怕社交场合或者人际交往，或者害怕某些特定的环境如飞机、广场、拥挤的场所。恐怖症的焦虑发生往往可以预知，患者多采取回避行为来避免焦虑发作。

4. 临床表现

（1）多发人群：焦虑症可以说是人群中最常见的情绪障碍了，WHO 的研究表明，人群中焦虑症的终身患病率为 13.6% ~ 28.8%，90% 的焦虑症患者在 35 岁以前发病，女性往往多于男性。我国缺乏全国性的焦虑症调查资料，河北、浙江等几个省的调查显示，焦虑症的患病率在 5% ~ 7%，据此估计全国有 5000 万以上的焦虑症患者。

（2）疾病症状：首先说一下焦虑症的定义。焦虑是一种不愉快的、痛苦的情绪状态，同时伴有躯体方面的不舒服体验。而焦虑症就是一组以焦虑症状为主要临床表现的情绪障碍，往往包含两组症状。

第一，情绪症状，患者感觉自己处于一种紧张不安、提心吊胆、恐惧、害怕、忧虑的内心体验中。紧张害怕什么呢？有些人可能会明确说出害怕的对象，也有些人可能说不清楚害怕什么，但就是觉得害怕。

第二，躯体症状，患者紧张的同时往往会伴有自主神经功能亢进的表现，如心慌、气短、口干、出汗、颤抖、面色潮红等，有时还会有濒死感，心里难受极了，觉得自己就要死掉了，严重时还会有失控感。

5. 疾病危害：如果得不到及时正确的诊断和治疗，焦虑症患者就会反复就医，严重影响患者正常的生活和工作，同时也会造成巨大的医疗资源浪费，有研究表明焦虑症患者的医疗费用是一般人口的 9 倍。很多急性焦虑症发作的患者，会多次拨打"120"急救；由于焦虑症发作时的表现和冠心病极其相似，还有焦虑症发作的患者被误以为是冠心病发作，而进行心脏造影检查。可以说，焦虑症给个人及家庭都带来了巨大的痛苦和负担。

（二）焦虑症干预

1. 增加自信：自信是治愈神经性焦虑症的必要前提。一些对自己没有自信的人，对自己完成和应付事物的能力是怀疑的，夸大自己失败的可能性，从而忧虑、紧张和恐惧。因此，作为一个神经性焦虑症患者，首先必须自信，减少自卑感，相信自己每增加一次自信，焦虑程度就会降低一点，恢复自信，最终也能驱逐焦虑。

2. 自我松弛：也就是从紧张情绪中解脱出来。例如，一个人在精神稍好的情况下，去想象种种可能的危险情景，让最弱的情景首先出现，并重复出现，他慢慢便会想到任何危险情景或整个过程都不再体验到焦虑，此时便算终止。

3. 自我反省：有些神经性焦虑是由于患者对某些情绪体验或欲望进行了压抑，但它并没有消失，仍潜伏于无意识中，因此便产生了病症。发病时只知道痛苦焦虑，而不知其因。因此，在此种情况下，必须进行自我反省，把潜意识中引起痛苦的事情找出来，必要时可以发泄，发泄后症状一般可消失。

4. 自我刺激：焦虑性神经症患者发病后，总是会胡思乱想，坐立不安，百思不得其解，痛苦异常。此时，患者可采用自我刺激法，转移自己的注意力。如在胡思乱想时，找一本有趣的、能吸引人的书读，或从事紧张的体力劳动，忘却痛苦的事情。这样就可以防止胡思乱想再产生其他病症，同时也可增强自身的适应能力。

5. 自我催眠：焦虑症患者大多数有睡眠障碍，很难入睡或经常突然从梦中惊醒，此时患者可以进行自我催眠。可以数数，或用手举书本读等促使自己入睡。

在自我采取以上方法的同时，还必须使用抗焦虑药。常用的有安定、氯氮（利眠宁）等，可以口服，也可以肌内注射或静脉注射。如果焦虑伴有抑郁，服用多塞平（多虑平）、阿米替林等三环类抗抑郁药有良好的效果。焦虑性神经症患者如果能够严格遵照医嘱，并进行密切配合性的自我治疗，在短时间内即可痊愈。

四、抑郁症及其干预

（一）抑郁症概述

1. 概念：抑郁症是一种常见的心境障碍，可由各种原因引起，以显著而持久的心境低落为主要临床特征，且心境低落与其处境不相称，严重者可出现自杀念头和行为。多数病例有反复发作的倾向，每次发作大多数可以缓解，部分可有残留症状或转为慢性。

2. 抑郁症分类：按照中国精神障碍分类与诊断标准第三版（CCMD-3），根据对社会功能损害的程度，抑郁症可分为轻性抑郁症或者重度抑郁症；根据有无幻觉、妄想，或紧张综合征等精神病性症状，抑郁症又可分为无精神病性症状的抑郁症和有精神病性症状的抑郁症；根据之前（间隔至少2个月前）是否有过抑郁发作，抑郁症又分为首发抑郁症和复发性抑郁症。

3. 抑郁症症状：抑郁症临床症状典型的表现包括三个维度活动的降低，即情绪低落、思维迟缓、意志活动减退，还有一些患者会以躯体症状的表现为主。

抑郁症具体可表现为显著而持久的抑郁悲观，与现实环境不相称。程度较轻的患者感到闷闷不乐，无愉快感，凡事缺乏兴趣，感到心里有压抑感、高兴不起来；程度重的可悲观绝望，有度日如年、生不如死之感，患者常诉说"活着没有意思""心里难受"等。更年期和老年抑郁症患者可伴有烦躁不安、心神不宁、浑身燥热、潮红多汗等，而儿童和少年可以表现为易激惹（如不耐烦、为一点小事发怒）。典型的抑郁心境还具有晨重夜轻的节律特点，即情绪低落在早晨较为严重，而傍晚时可有所减轻。

患者本人可能会反馈大脑反应迟钝，或者记忆力、注意力减退，学习或者工作能力下降或者犹豫不决，缺乏动力，什么也不想干，以往可以胜任的工作生活现在感到无法应付；患者不仅开始自我评价降低，有时还会将所有的过错归咎于自己，常产生无用感、无希望感、无助感和无价值感，甚至开始自责自罪，严重时可出现罪恶妄想（反复纠结于自己一些小的过失，认为自己犯了大错，即将受到惩罚），反复出现消极观念或者行为。很多患者没有节食时会伴有食欲下降或者亢进、体重减轻或者增加（如1个月内体重变化超过5%），几乎每天都有失眠或睡眠过多，还有一些患者会出现性欲减退，女性患者会出现月经紊乱。

值得注意的是，由于中国文化的特点，一些患者的情感症状可能并不明显，突出的会表现为各种身体不适，以消化道症状较为常见，如食欲减退、腹胀、便秘等，还会有头痛、胸闷等症状，患者常会纠缠于某一躯体主诉，并容易产生疑病观念，进而发展为疑病、虚无和罪恶妄想，但内科检查却没有什么问题，相应的治疗效果也不明显。

4. 抑郁症治疗：诊断一旦确立，即应制订合理的整体治疗方案。在急性期时，首要的是采取有力措施，尽早减轻患者的痛苦，缓解症状，控制发作；在急性发作期控制症状达到康复后，应长程治疗，预防复发，改善预后。

抑郁症的治疗方式包括药物治疗、心理治疗、物理治疗。

药物治疗的特点是起效相对较快，疗效比较确定，适合于中度、重度抑郁症患者。抗抑郁药是当前治疗各种抑郁障碍的主要药物，能有效解除抑郁心境及伴随的焦虑、紧张和躯体症状，有效率为60%～80%。

目前一线的抗抑郁药包括以下四种。

（1）SSRI类药物：如帕罗西汀、舍曲林、氟西汀、西酞普兰、氟伏沙明等，俗称"五朵金花"，SSRI类不良反应较少而轻微，尤其是抗胆碱能及心脏的不良反应少。常见的不良反应有恶心、呕吐、厌食、便秘、腹泻、口干、震颤、失眠、焦虑及性功能障碍等。

（2）SNRI类药物：如文拉法辛、度洛西汀，SNRI疗效肯定，起效较快，有明显的抗抑郁及抗焦虑作用。对难治性病例也有效。常见不良反应有恶心、口干、出汗、乏力、焦虑、震颤、阳痿和射精障碍，大剂量服用时部分患者血压可能会轻度升高。

（3）NaSSAs类药物［去甲肾上腺素（NE）和特异性5-HT能抗抑郁药］：如米氮平，有良好的抗抑郁、抗焦虑及改善睡眠的作用，口服吸收快，起效快，抗胆碱能作用小，有镇静作用，对性功能几乎没有影响，常见不良反应为镇静、嗜睡、头晕、疲乏、食欲和体重增加。

（4）安非他酮、去甲肾上腺素、5-羟色胺、多巴胺再摄取的弱抑制剂：对单胺氧化酶没有抑制作用，适用于抑郁症以及双相抑郁，优势为对体重以及性功能影响小。常见的不良反应有激动、口干、失眠、头痛或偏头痛、恶心、呕吐、便秘、震颤、多汗。

对于一些焦虑明显、伴有睡眠障碍的患者，可以短期使用一些苯二氮卓类（安定类）药物或者一些新型的助眠药物，如唑吡坦、佐匹克隆。对于一些症状严重，甚至伴有精神病症状的患者，可以合并抗精神病药物治疗。

（二）抑郁症的干预

虽然抑郁症的病因未完全清楚，但其发生发展及转归均与生物、心理及社会因素有关。随着社会发展步伐的加快，工作和生活的节奏也不断增加，越来越多的人承受不住来自各方的压力而出现抑郁症，如产前抑郁、产后抑郁、青少年抑郁、老年抑郁及各种疾病原因引起的抑郁症。抑郁症不仅影响患者自身的生活及身心健康，也间接影响其家人的生活及身心健康。应该重视抑郁症的治疗，而心理干预在抑郁症的治疗过程中占有重要的地位，心理干预的方法如下。

1. 工娱治疗：除了抗抑郁的药物治疗外，联合采用辅助治疗方法会使疗效事半功倍，工娱治疗就起着显著作用。工娱治疗不仅可以转移患者的注意力，还可以使患者很快融入集体活动中，从而改善情绪，保持良好的心态。常用的工娱治疗有下围棋、打羽毛球、打乒乓球、打牌、跑步等，如果患者不喜欢这些活动，还可以让患者参加一些有意义的活动，培养患者的兴趣爱好。在运动过程中，可以使患者消耗大量的体力，对改善夜间睡眠也有相当的作用。然而，不要让患者参加过于激烈的活动，如蹦极、跳伞等，以免引起不良后果。

2. 音乐治疗：音乐治疗可以让患者在休闲时间多欣赏一些轻快、和谐、柔和的音乐，让患者的情感融入音乐的情境中，受到音乐情境感染，保持愉快的情绪，缓解心理压力，患者的心理状况就不会维持在较低落的状态。采用音乐治疗的过程中，不要让患者听一些悲伤的或慷慨激昂的音乐，以免情绪发生大幅度波动，使效果适得其反。

3. 写日志：指导患者通过写日志的形式记下一天发生的事和感受，这既是发泄情绪的一种形式。护士也可以通过日志了解患者的心理动态，从而对患者进行有针对性的心理疏导。这样不仅可以促进康复，也可以降低患者回归社会后疾病复发的概率。

4. 加强健康教育：加强健康教育是为了让患者更加了解疾病的相关知识、抑郁症的发病机制、饮食、疾病转归，以及如何配合医护人员进行治疗和护理，了解疾病的注意事项，避免生活中引发疾病的一些不良因素，让患者朝着积极的方向发展。除了对患者本人进行健康宣教，还要对患者的家属进行同样的健康宣教，因为有了家人的支持、帮助和鼓励，才会让患者树立与疾病抗争到底的坚定信心。

　　5. 定期召开座谈会：可以将同是抑郁症的患者召集起来，定期召开座谈会，让患者自由表达心里的想法和感受，以产生共鸣，然后彼此帮助对方解决问题，彼此开导。护士也可以参加，给予患者一些合理的建议。在患者充分的交流和互动中，产生思想碰撞，获得内心感悟，从而达到澄清观念、提高认识、改变行为、促进人格健康发展的目的。

　　6. 有效心理沟通：护士要经常到病房与患者面对面地进行有效的心理沟通，与患者零距离接触，了解患者的心理动态，倾听患者的烦恼。在此过程中，要尊重患者，不可中途打断患者的话语，应给予患者尽可能多的鼓励，让患者感到温暖，逐渐恢复对生活的信心。

参 考 文 献

[1]（美）斯坦利·霍本菲尔德，裴斌，曾宪涛，等主译．脊柱和四肢体格检查［M］．北京：北京科学技术出版社，2018．

[2]陈丽云，曾菊萍，刘琼．舒适护理在输卵管通液术患者术后的应用效果［J］．中国当代医药，2019，26（24）：211-213．

[3]崔迎春．眼科检查与诊断治疗技巧［M］．长春：吉林科学技术出版社，2019．

[4]高平进，孙宁玲．中国医师协会组织编写．高血压临床技术规范［M］．北京：中国医药科技出版社，2016．

[5]胡作为，周燕萍，王兵，等．乳腺肿瘤的诊断与治疗［M］．郑州：河南科学技术出版社，2018．

[6]姜蕾．口腔科疾病诊治［M］．长春：吉林科学技术出版社，2019．

[7]李玲．探讨健康体检流程的优化［J］．临床医药文献电子杂志，2017，4（12）：2356-2357．

[8]李小林，蒋均远，邓东．健康体检指南第2版［M］．北京：军事医学科学出版社，2013．

[9]邵明亮．肺部疾病最新诊疗与护理［M］．青岛：中国海洋大学出版社，2014．

[10]孙豪娴，孙贵香，邓琳蓉，等．基于中医色诊理论探讨面色诊与人体健康风险评估的关系［J］．湖南中医杂志，2020，36（04）：116-119．

[11]王淑云．现代妇科疾病临床诊治［M］．北京：科学技术文献出版社，2013．

[12]魏保生．全身体格检查操作图解［M］．北京：中国医药科技出版社，2014．

[13]肖华．腹部触诊教学模拟人的设计与研究［D］．广东工业大学，2015．

[14]杨秉辉，张晓萍．健康检查［M］．上海：上海文化出版社，2013．

[15]杨剑．健康体检后续服务质量的探讨［J］．兵团医学，2022，20（02）：77-78．

[16]杨仕明．北京医师协会组织．耳鼻咽喉科［M］．北京：中国医药科技出版社，2014．